药物治疗学

主　编　翟所迪　刘　芳

编　者　翟所迪（北京大学第三医院）

　　　　刘　芳（北京大学第三医院）

　　　　纪立伟（北京医院）

　　　　段京莉（北京大学国际医院）

国家开放大学出版社·北京

图书在版编目（CIP）数据

药物治疗学／翟所迪，刘芳主编．—北京：国家
开放大学出版社，2021.1（2021.11重印）
ISBN 978－7－304－10591－4

Ⅰ.①药… Ⅱ.①翟… ②刘… Ⅲ.①药物疗法—开
放教育—教材 Ⅳ.①R453

中国版本图书馆 CIP 数据核字（2020）第 270849 号

药物治疗学

YAOWU ZHILIAOXUE

主 编 翟所迪 刘 芳

出版·发行：国家开放大学出版社
电话：营销中心 010－68180820　　　总编室 010－68182524
网址：http://www.crtvup.com.cn
地址：北京市海淀区西四环中路45号　　邮编：100039
经销：新华书店北京发行所

策划编辑：王 普　　　　　　　　版式设计：何智杰
责任编辑：秦 莹　　　　　　　　责任校对：冯 欢
责任印制：武 鹏 陈 路

印刷：北京京华铭诚工贸有限公司
版本：2021 年 1 月第 1 版　　　　2021 年 11 月第 3 次印刷
开本：787 mm×1092 mm　1/16　　印张：17.5　字数：404 千字

书号：ISBN 978－7－304－10591－4
定价：39.00 元

　　"药物治疗学"是药学专业的一门必修专业课。本书是为教育部批准的国家开放大学"人才培养模式改革和开放教育试点"项目中的药学专业编写的教材。

　　课程组根据专科药学的培养目标，结合国家开放大学专科药学专业的要求和远程教育的特点，借鉴国内外药物治疗学教材在教学内容方面的改革成果，将与药物治疗相关的基本概念和基本理论与常见病的临床表现、病因及药物治疗有机联系起来，系统阐述药物治疗的概念和方法，并对现代药物的临床应用动态及最新药物进行介绍，体现了科学性、先进性和实用性的结合。

　　全书共十一章。第一章为药物治疗学概论，介绍药物治疗学的任务和主要内容、循证医学的基本概念和方法、药学服务的概念和流程；第二章介绍影响药物治疗的因素，包括特殊人群和特殊病理状态、药物不良反应和相互作用；第三章至第九章介绍各系统常见疾病的药物治疗；第十章介绍疼痛的药物治疗；第十一章介绍中毒解救。

　　为了方便学习者学习，各章内容前均列有学习目标，学习者可在学习目标的指导下阅读本书，有侧重地理解、掌握有关知识。在各系统疾病治疗的章节中，列出了一些常见的处方分析和用药咨询案例，目的是在实际场景中加深学习者对所学内容的理解。学完一章的内容后，学习者可通过做自测题来检测对所学知识的掌握情况。与这本文字教材配套的资源还有视频教材。视频教材主要对各章中的重点和难点问题进行讲授。观看视频教材不仅有助于学习者更好地理解和掌握药物治疗学的基本知识理论，而且有助于学习者学习主讲教师分析问题、解决问题的思路和方法。另外，国家开放大学学习网上还有实时与非实时的辅导与答疑，为学习者提供学习支持服务。

　　本书也适合不同层次药学、护理学及其他相关专业的网络教育、成人教育、高等职业教育的学生使用，同时适用于希望对药物治疗知识有所了解的其他人员。

　　本书编者为北京大学第三医院翟所迪教授（编写第一章、第二章、第十一章）、刘芳主任药师（编写第三章、第四章、第五章、第六章、第十章），北京医院纪立伟主任药师（编写第七章），北京大学国际医院段京莉主任药师（编写第八章、第九章）。全书由翟所迪、刘芳统稿并担任主编。

感谢杨会霞副主任药师、葛晓利主管药师的协助和支持。特别感谢孙忠实教授、王大猷教授和徐小薇主任药师，他们对本书进行了审定，这对保证本书质量起了非常重要的作用。

尽管本书经过了自审、互审以及专家审定，但限于编者水平和时间，书中难免存在不当之处，恳请读者批评指正。

编者
2020 年 9 月

第十一章　中毒解救

第一章

药物治疗学概论

药物治疗学是研究药物治疗疾病的理论和方法的一门学科，是药学学科的重要组成部分。药物治疗学着重研究在疾病防治中如何选择药物和用药方法以及制订药物治疗方案等实际问题。药师学习药物治疗学对协助医师、指导患者合理用药具有重要意义。

第一节　药物治疗学的任务和主要内容

药物治疗是通过应用药物的手段，达到消除、控制、预防疾病和提高生活质量的目的。药物治疗是临床治疗疾病的基本手段。药物治疗包括选择药物，确定剂量、剂型和给药途径，直至纠正疾病状态的全过程。该过程可以分为以下几个阶段。

1. 药剂学阶段

药剂学阶段是药物治疗的最初阶段，指药物以不同制剂的形式，通过不同给药途径，从给药部位进入患者体内的过程。

2. 药代动力学（药动学）阶段

进入体内的药物随血液分布到各器官组织，到达病变部位，使该部位的药物浓度达到能发挥治疗作用的水平并能维持一定的作用时间。

3. 药效动力学（药效学）阶段

药物到达靶器官或组织后，通过与靶器官或组织细胞内的受体结合或其他作用途径，发挥药理作用。

4. 药物治疗学阶段

药物通过药理作用对病变部位或疾病的病理生理过程产生影响，从而产生治疗作用。

现代药物治疗学是以患者为中心，运用医药相关学科的基础理论知识，包括生理学、病理学、遗传学、免疫学、诊断学、药动学、药效学、药物经济学及临床各专科知识等，并结合疾病的临床发展过程，制订和实施合理的个体化药物治疗方案，以获得最佳的治疗效果，并使治疗风险最低。可以说，药物治疗学是一门以合理用药为核心的学科。该学科主要研究药物—机体—疾病相互作用（图1–1）的结果。另外，药物治疗学还包括药物临床评价、药物不良反应监测、药物相互作用等内容。

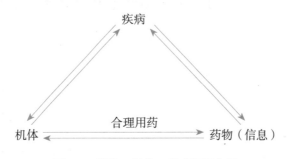

图1–1　药物—机体—疾病相互作用

在药物治疗中，药师与医生、护士相互协作，相互配合，共同为患者的药物治疗结果负责。药师应成为患者的朋友、医生的助手。要达到这一目的，必须改变药学教育以化学为主的教学模式，增强医学和人文方面的内容。药师在工作实践中要不断深入临床，增加实践经验，这样才能获得参与临床药物治疗的能力。

第二节　循证医学与合理用药

循证医学意为"遵循证据的医学"，又称实证医学，其核心思想是医疗决策（疾病的临床诊治及预防、治疗指南和医疗政策的制定等）应在现有的最好的临床研究依据基础上做出，同时应重视结合个人的临床经验。合理用药是指根据疾病种类、患者状况和药理学理论选择最佳的药物及其制剂，制订或调整给药方案。从二者的定义可以看出，合理用药需要运用循证医学的思想和方法；而提倡循证医学的目的之一就是促进合理用药。作为药师，应在工作中将二者有机地结合起来。20世纪90年代，循证医学理念被引入药学领域，催生了循证药学的发展。循证药学被定义为"慎重、准确和明智地将当前所得最佳证据运用于患者的治疗决策"，此处"明智"意为药师必须考虑患者的自身情况、价值观和所处环境。当前，循证医学已经成为开展临床药学的常用工具，在药学临床服务中，应及时掌握循证的思想和方法，并正确地将其应用到临床服务中，解决用药咨询、合理用药方案制订、个体化给药、药物经济学评价、药物基因组学及不良反应评价等方面的问题。

一、循证医学的几个基本概念

1. 随机对照试验

在药物治疗领域，随机对照试验（randomized controlled trials，RCT）是对药物治疗的疗效、安全性和经济性等进行评估的研究方法。它是指将研究对象随机分组，对不同组实施不同的药物治疗，观察、比较治疗效果的不同。RCT通过随机、分配隐藏、盲法等实验设计，能够最大限度地避免临床试验设计、实施中可能出现的各种偏倚，平衡混杂因素，提高统计学检验的有效性，被公认为是评价干预措施的金标准。例如，要评价某种新降压药（A 药）的疗效，可将一组高血压患者随机分为干预组和对照组；干预组用 A 药加一种已上市的经典降压药（B 药），对照组用安慰剂加 B 药；经过一段时间的随访观察，收集两组结局指标，如血压降低程度、远期心血管疾病发生率、相关死亡发生率、不良反应发生率等，比较其是否有差异，从而对 A 药的有效性和安全性做出评价。

2. 观察性研究

观察性研究包括队列研究、病例对照研究、横断面研究等。在研究中，不向研究对象施加任何试验因素（干预因素），可以将研究对象按某种特征分组而不需随机分组。因此，观察性研究在分组和实施过程中可能产生一定的偏倚和混杂，难以判定干预措施与结局之间的因果关系。由于随机对照试验往往需要大量人力、物力和财力支撑，对于小概率事件，并不能通过随机对照试验来确认，此时观察性研究就起了重要作用。观察性研究和随机对照试验二者互相补充，可以更加有效地评价某种干预措施的有效性和安全性。

3. 系统评价

系统评价也称为系统综述或荟萃分析。系统评价是针对某一具体的临床问题系统全面地收集全世界所有已发表或未发表的相关临床研究文章，用统一的科学评价标准，筛选出符合标准、质量较高的文献，用统计方法进行综合，进而得到定量的结果，并加以说明，得出可靠的结论，同时，随着新的临床研究结果的出现及时对结论进行更新。系统评价是在随机对照研究、队列研究和病例对照研究等一次研究的基础上做出的，但它属于二次研究，与文献综述有本质的差别。系统评价与传统评价的区别见表 1-1。

表 1-1　系统评价与传统评价的区别

特征	传统评价	系统评价
提出的问题	涉及面较广	常集中于一个临床问题
资料来源及搜索	常常没有专一方法，可能存在偏倚	资料来源全面，搜索资料措施清晰
选择	常为非特异性，有偏倚存在	在批判、评价的基础上收集证据
评估	方法变化较大	严格的批判性评估方法
资料综合	常为定性总结	定量总结
推论	有时在证据基础上	常常在证据基础上

引自：王吉耀. 循证医学与临床实践. 北京：科学出版社，2002.

提到系统评价，就不能不提到 Cochrane collaboration，它是一个国际性的非营利民间学术团体，专门制作、保存并传播医疗卫生领域干预效果的系统评价。很多学术期刊也发表系统评价类的文章。如果我们想了解某种药品在某一治疗领域的临床研究现状、目前的有效性和安全性，可以在考科蓝协作网（http://www.cochrane.org）或其他数据库检索相关的系统评价。阅读系统评价可以迅速掌握相关知识，达到事半功倍的效果。

4. 证据及其分级

循证医学定义中的关键词是证据，循证医学中的证据主要指临床人体研究的证据，包括病因、诊断、预防、治疗、康复和预后等方面的研究。循证医学中的证据按质量和可靠程度可分为五级（可靠性依次降低）。

一级：所有 RTC 的系统评价 / 荟萃分析。

二级：单个样本量足够的 RTC 结果。

三级：设有对照组但未用随机方法分组的试验。

四级：无对照的病例观察。

五级：专家意见。

以上分级只是一个示例，实际工作中应根据需要评价的临床问题进行证据分级。

5. 替代指标和临床预后指标

循证医学对于临床诊疗措施的评价指标可以分为中间指标和终点指标。

中间指标，也称替代指标，在评价药物的临床研究中，是指与药物作用直接有关的指标，表现为症状或检测指标的改善。中间指标简便易行，在较短时间内即可显示，如降血压药的降血压效果、降血糖药的降血糖效果等，但它不能真正反映治疗对患者最终结局的影响，有时会造成误导。当今新药研发、申报、评价等大多采用中间指标，故对其真实度应审慎。

终点指标，也称临床预后指标，如病死率、病残率、各种严重事件等，需要长期的观察随访才能获得，并且往往需要较大规模人群。终点指标与患者的切身利益密切相关，因此循证医学更强调终点指标，特别是对慢性病。终点指标是新药研发、申报、评价的金指标。

6. 标准治疗指南

标准治疗指南是由特定医疗系统的专家，依据已明确的循证医学证据，结合当前的知识水平和经验，对某一常见健康问题优先推荐疗效好、经济适用的药物及非药物治疗方案。标准治疗指南可以引导医务工作者采取费用 / 效果比最好的治疗方案。标准治疗指南可用于培训医务工作者、检查工作质量，也可辅助药学部门遴选新药、制定药物目录、保障药品供应。目前国内外各专业学会均对本领域的常见疾病制定了循证诊疗指南，药师可通过网络或文献数据库检索获得这些指南并加以学习。

二、应用循证医学促进合理用药

1. 合理用药的概念和原则

合理用药是以当代药物学和疾病的系统知识与理论为基础，安全、有效、经济、适当地使用药物。

安全是合理用药的首要条件，是药物治疗中必须贯彻的人道主义原则。安全用药的内涵不是完全规避不良反应，而是强调要通过效益 / 风险的衡量选择药物，以最小治疗风险获得最大治疗效益。

有效性是指确定合适的治疗目标及相应的药物，如根除致病源、延缓疾病进程、缓解临床症状、预防疾病发生、避免某种不良反应、调节人的生理机能，以及避孕、减肥、美容等。

经济性是指获得单位用药效果所投入成本（成本 / 效果）应尽可能低，也就是以最低的治疗成本获得最大的治疗效益。

适当性是指将适当的药物以适当的剂量、在适当的时间通过适当的途径给药，并确定适当的疗程及治疗目标。

从合理用药的这四个原则可以看出，只有在药物治疗中充分运用循证医学的理念和方法，才能达到合理用药的目的。

2. 根据循证医学进行合理用药的步骤

（1）确定一个需要解决的临床问题：找准患者存在的、需要回答和解决的临床问题，是实践循证医学的首要环节。构建临床问题时，可采用 PICOS 格式。

P 指患病人群（population/participants），即药物治疗问题是针对哪些患者的。

I 指干预（intervention/exposure），即所需评价的药物治疗。

C 指对照组或另一种可用于比较的干预措施（comparator/control）。

O 指结局指标（outcome），如有效率、心血管事件的发生率、病死率等。

S 指研究类型（study）。评价药物疗效，多采用随机对照试验及其系统评价作为证据，而评价药物安全性，可能更需要以队列研究或病例对照研究等观察性研究作为证据。

（2）寻找上述问题的最佳证据：根据第一步提出的临床问题，确定有关"关键词"，应用电子检索系统或期刊检索系统，检索相关文献并找出符合 PICOS 的研究，作为回答临床问题的循证医学证据。在信息时代，大数据、真实世界研究、真实世界数据和真实世界证据与循证医学相辅相成，使循"证"更为充实可靠，并颠覆了我们对传统药物评审的认知。目前仅仅根据"三真"即可批准新药械。

（3）对证据质量进行评价：在第二步中收集到的文献不能直接应用，而应根据循证医学质量评价标准，从证据的真实性、重要性及实用性等方面进行评价，为下一步的证据应用打下基础。

（4）将所获得的最佳证据用于解答临床问题：将评价后认为真实可靠并有临床应用价值的最佳证据，结合临床经验和患者意愿，用于指导临床决策。

（5）总结经验：对应用证据进行治疗后的结果进行回访和总结，达到提高认识、促进学术水平提升和提高医疗质量的目的。

循证医学方法除了用于单个患者的药物治疗选择外，还可以从相对宏观的角度促进合理用药，如帮助医院制订具体的药品采购计划；医院新药品种筛选；招标品种选择；国家基本药品目录、基本医疗保险药品目录和非处方药品目录制定；标准治疗指南制定；淘汰药品；卫生经济政策制定等。

总之，循证医学已成为开展临床药学工作、促进合理用药的重要工具。药师应该及时地掌握循证医学的思想和方法，并在工作中积极实践，以提高自身参与药物治疗的能力。

第三节　临床药学与药学服务

一、临床药学的概念和发展

临床药学是一门以患者为中心，以提供安全、有效、价格合理的药物治疗为目的的药学学科，是医院药学的重要内容。临床药学始于 20 世纪 60 年代，美国加州大学旧金山分校首先开设了临床药学课程，并在临床开展了临床药学工作，继而全美各地兴起了临床药学工作。我国在 20 世纪 60 年代初开始临床药学工作，各临床医疗机构的药师努力学习，勇于实践，克服种种困难，经过自强不息的奋斗，由管理供应型转为药学服务型，取得很大的成绩。我国各级领导部门对临床药学工作也逐渐重视起来，卫生管理部门先后出台多项文件以明确临床药师的职责和地位。医疗改革对临床药学工作有了更迫切的需要，临床药学目前正处于快速发展时期。

二、临床药学的工作内容

2002 年 1 月，卫生部联合国家中医药管理局印发《医疗机构药事管理暂行规定》，2011 年修订为《医疗机构药事管理规定》，其规定医疗机构药师的工作职责包括：

（1）负责药品采购供应、处方或者用药医嘱审核、药品调剂、静脉用药集中调配和医院制剂配制，指导病房（区）护士请领、使用与药品管理。

（2）参与临床药物治疗，进行个体化药物治疗方案的设计与实施，开展药学查房，为患者提供药学专业技术服务。

（3）参加查房、会诊、病例讨论和疑难、危重患者的医疗救治，协同医师做好药物使用遴选，对临床药物治疗提出意见或调整建议，与医生共同对药物治疗负责。

（4）开展抗菌药物临床应用监测，实施处方点评与超常预警，促进药物合理使用。

（5）开展药品质量监测，药品严重不良反应和药品损害的收集、整理、报告等工作。

（6）掌握与临床用药相关的药物信息，提供用药信息与药学咨询服务，向公众宣传合理用药知识。

（7）结合临床药物治疗实践，进行药学临床应用研究；开展药物利用评价和药物临床应用研究；参与新药临床试验和新药上市后安全性与有效性监测。

（8）其他与医院药学相关的专业技术工作。

以上各条中，除了第一条是传统的药品采购、保管和管理工作，其他均属于广义上的临床药学工作。

三、药学服务

（一）药学服务的概念和内容

药学服务（pharmaceutical care，PC，也有的译为药学监护等其他名称）是更高层次的临床药学工作。药学服务是美国药学家于 1988 年提出的，并于 1993 年在国际药学会议上得到了肯定。中国医院协会药事管理专业委员会于 2019 年制定了《医疗机构药学服务规范》，指出医疗机构药学服务是指为优化患者的治疗效果由医疗机构药师进行的一系列个体化服务，旨在发现和解决与用药相关的各种问题，包括药学门诊、处方审核、药物重整、用药咨询、用药教育、药学查房、用药监护、居家药学服务等（图 1-2）。

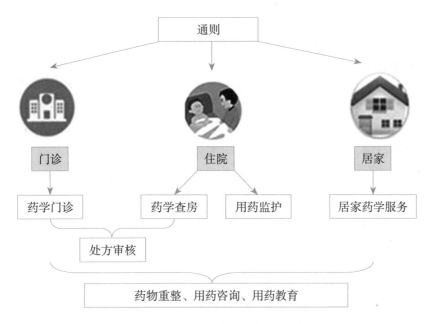

图 1-2　药学服务内容

（二）药学服务的对象

以药学门诊为例，药学服务的对象包括：同时接受不同医生处方的患者；服用 5 种及 5 种以上慢性疾病治疗药物的患者；正在服用高风险药物，包括治疗窗狭窄或需进行监测的药物，如华法林、苯妥英钠、氨甲蝶呤、环孢素等的患者；如果不进行监测有出血、药物中毒等风险的患者；服用药物导致实验室检查异常的患者，如肝肾功能异常；药物治疗依从性不好的患者；近期在接受治疗时经历了药物不良反应的患者；老年人、儿童、妊娠期和哺乳期妇女等特殊人群。

（三）药学服务的流程

药学服务的流程包括接案、信息收集、分析评估、制订计划、执行计划、跟踪随访、结案等（图 1-3）。下面主要介绍信息收集、分析评估、制订计划、执行计划和跟踪随访。

1. 信息收集

信息收集的目的是充分了解患者，建立患者信息档案。信息收集包括药品、疾病、患者三个层面，从患者主观提供信息和客观获取信息两个角度展开，以确保所获取信息的系统性、全面性、客观性。

2. 分析评估

分析评估是将收集到的信息进行综合评估分析，发现患者目前存在或潜在的药物治疗相关问题。分析评估依次从适应证、有效性、安全性和依从性四个维度展开，逐一评估四个维度所涵盖的八个方向：药物治疗不足、药物治疗过度、无效药物、剂量不足、药物不良事件、剂量过高、用药依从性差以及药物相互作用，并列出优先解决的问题清单。

3. 制订计划

制订计划是药学管理的核心，应由药师和患者，必要时增加医生合作制订，完成后交给患者。干预计划的内容应紧密围绕评估发现的药物治疗相关问题，进行适当干预，如生活方式干预、药物处方重整、药物治疗方案调整、用药教育等。

4. 执行计划

执行计划的过程可分为药师干预、医生干预、转诊。如果药师干预在协议处方范围内，患者可直接执行；如果患者需求比较复杂，超出了协议处方范围，应将患者转诊至其他医生或专业医疗机构进行治疗。

5. 跟踪随访

药物治疗管理是一个长期的过程，需要对患者的药物治疗进行持续监护及随访。药师应制订随访计划表，拟定监测项目和时间，评估干预方案的实施情况，监测药物治疗的疗效，并询问患者是否发生过药物相关不良事件，必要时进行干预方案的调整。

在药学服务中，药物治疗管理（medication therapy management，MTM）贯穿始终，核心是具有药学专业技术优势的药师对患者提供用药教育、咨询、指导等一系列专业化服务，从而提高用药依从性，预防患者用药错误，最终培训患者进行自我用药管理，以提高疗效。目前我国已有行业协会和大学与美国药师协会合作引进药物治疗管理项目，后改良为中国药物治疗管理服务药师培训班，为我国培养药物治疗管理药师。

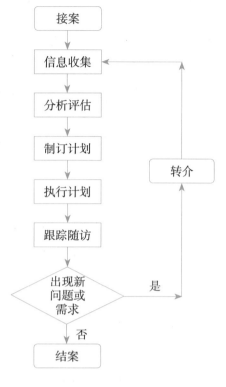

图 1-3　药学服务的流程

处方分析和用药咨询

患者，男，65岁，因车祸导致肝破裂，卧床数月，现恢复良好，复查发现骨质疏松，无其他基础疾病，服用维生素 D 和碳酸钙，咨询是否需要服用其他抗骨质疏松药物。面对这个问题，该如何解决呢？

药师解答

（1）将患者的用药咨询问题转化为临床问题，即 PICOS 问题。

P：老年患者，骨质疏松。

I：服用抗骨质疏松症药物。

C：不服用抗骨质疏松症药物。

O：干预后是否能改善骨密度检查结果，降低骨折发生率。

S：依次检索临床诊疗指南、系统评价、随机对照研究和观察性研究。

（2）根据以上临床问题，建立相应文献检索策略，依次检索相关文献。

首先以骨质疏松为检索词，检索医脉通指南数据库，获得《中国老年骨质疏松症诊疗指南》。该指南推荐，对于老年骨质疏松症患者或老年低骨量，伴有骨折高风险的人群，建议补充钙剂和（或）维生素 D 作为基础措施之一，与抗老年骨质疏松症药物联合应用。患者无基础疾病，考虑为骨折低风险，可在饮食调节、日照、锻炼、补充维生素 D 和碳酸钙的基础上，给予双膦酸盐类治疗。待骨密度恢复正常后，可考虑停药。

自测题

单项选择题

1. 药物治疗过程不包括（　　）。

A. 药剂学阶段　　　　　　　　　　B. 药动学阶段

C. 药效学阶段　　　　　　　　　　D. 药物化学阶段

2. 关于药物治疗过程中的药物治疗学阶段，正确的说法是（　　）。

A. 指药物以不同制剂的形式，通过不同给药途径，从给药部位进入患者体内

B. 进入体内的药物随血液分布到各器官组织，到达病变部位，使该部位的药物浓度达到能发挥治疗作用的水平并能维持一定的作用时间

C. 药物到达靶器官或组织后，通过与靶器官或组织细胞内受体结合或其他作用途径，发挥药理作用

D. 药物通过药理作用对病变部位或疾病的病理生理过程产生影响

3. 药物治疗学的核心是（　　）。

A. 合理用药　　　　　　　　　　　B. 药物临床评价

C. 药物安全性监测　　　　　　　　D. 药学服务

4. 合理用药的基本原则不包括（　　）。

A. 安全　　　　　　　　　　　　　B. 有效

C. 经济　　　　　　　　　　　　　D. 质量合格

5. 循证医学的核心思想是（　　）。

A. 谨慎、明确、明智地根据最佳临床证据，为个别患者做出合适的治疗策略

B. 大规模、多中心、随机对照试验结果

C. 在批判、评价的基础上收集证据

D. 定量总结，系统评价

6. 以下不属于循证医学定义的核心内容的是（　　）。

A. 规章制度　　　　　　　　　　　B. 临床医生个人经验

C. 患者意愿　　　　　　　　　　　D. 系统评价和综合的研究证据

7. RCT 的含义是（　　）。

A. 专家的会诊意见　　　　　　　　B. 队列研究

C. 随机对照试验　　　　　　　　　　D. 病例对照研究

8. 观察性研究不包括（　　　）。

A. 队列研究　　　　　　　　　　　　B. 病例对照研究

C. 横断面研究　　　　　　　　　　　D. 随机对照研究

9. 以下关于系统评价的说法错误的是（　　　）。

A. 常涉及多个临床问题　　　　　　　B. 文献检索策略清晰

C. 对纳入研究质量进行严格的评估　　D. 严格的批判性评估方法

10. 下列循证医学证据中，可靠性最低的是（　　　）。

A. 设有对照组但（且）未用随机方法分组的试验

B. 专家意见

C. 单个样本量足够的 RCT 结果

D. Cochrane 系统评价

11. 下列证据类型中，不属于原始研究的是（　　　）。

A. 系统评价　　　　　　　　　　　　B. 随机对照试验

C. 观察性研究　　　　　　　　　　　D. 数据库分析研究

12. 下列证据类型中，不属于二次研究的是（　　　）。

A. 临床指南　　　　　　　　　　　　B. 卫生技术评估

C. 综述　　　　　　　　　　　　　　D. 前瞻性队列研究

13. 终点指标不包括（　　　）。

A. 病死率、病残率　　　　　　　　　B. 疾病治愈率

C. 血糖水平　　　　　　　　　　　　D. 心血管并发症发生率

自测题答案：

1. D　2. D　3. A　4. D　5. A　6. A　7. C　8. D　9. A　10. B　11. A　12. D

13. C

第二章

影响药物治疗的因素

学习目标

一、掌握

1. 特殊人群药动学变化特点；

2. 药物相互作用、酶抑作用、酶促作用等基本概念；

3. 药物不良反应。

二、熟悉

1. 药动学和药效学相互作用的发生

机制；

2. 不良药物相互作用的预防措施。

三、了解

药物相互作用的认识与处置。

多种因素可影响药物治疗的效果和安全性，包括药物因素、患者因素以及用药因素。药物因素包括药物的规格、剂型、辅料成分等；患者因素包括年龄、性别、药物基因组学、病理生理变化等；用药因素包括给药时机、剂量、疗程。而药物相互作用、不良反应等则属于综合因素。本章重点探讨特殊人群和特殊病理状态下的药物治疗、药物不良反应和药物相互作用。

第一节　特殊人群和特殊病理状态下的药物治疗

在临床药物治疗患者中，新生儿、婴幼儿、妊娠期妇女、哺乳期妇女和老年人等特殊人群占了相当大的比重。婴幼儿和老年人由于免疫功能低下、脏器功能不全，对药物的敏感性发生变化。妊娠期妇女和哺乳期妇女处于特殊的生理时期，可导致药动学和药效学变化，同时也应考虑药物对胎儿和婴幼儿的影响。另外，肝、肾、心等器官的病变也会引起药动学改变，影响药物疗效。

一、妊娠期和哺乳期妇女的生理特点及用药原则

妊娠期和哺乳期妇女的生理和生化功能发生了很大变化，给药物的吸收、分布和消除带来了影响，而且某些药物由母体吸收后可影响胎儿或乳儿，故不可疏忽。在这个时期用药必须具有明确的治疗目的，选择疗效确切，不良反应小，对孕妇、产妇、胎儿或婴幼儿无毒，不会导致畸形的药物。

（一）妊娠期母体药动学变化

妊娠期母体发生多种生理变化，如心输出量增加，肺潮气量增加，血浆容量增加，肝、肾血流量增加，血浆白蛋白浓度降低，胃肠运动明显减少等。以上生理变化均能引起药动

学变化。

1. 药物吸收

因孕激素的分泌和胃肠道运动减少，药物经胃肠道吸收减慢。因心输出量、肺血流量、肺潮气量增加，吸入药物时，药物经呼吸道吸收加快。

2. 药物分布

（1）游离型药物增多、药效增强：妊娠期妇女血浆白蛋白浓度降低，药物蛋白结合率下降，使游离型药物增多，同时许多蛋白结合部位被内分泌激素等物质占据，更加重了游离型药物增多的现象，这对血浆蛋白结合率高的药物影响更大。游离型药物增多不仅可使药效增强，还可经胎盘影响胎儿。

（2）亲脂性药物的分布容积增大：妊娠期妇女体重增加，体内脂肪增加，使主要分布在脂肪组织的药物分布容积增大。

3. 药物消除

（1）药物代谢加快：妊娠期妇女肝血流量增加、孕激素浓度增高，引起肝微粒体药物代谢酶活性增加，使药物代谢加快。

（2）肾脏清除加快：妊娠期肾血流量和肾小球滤过率（glomerular filtration rate，GFR）增加，经肾脏清除的药物或其活性代谢物的清除速率有所增加。

（二）药物在胎儿体内的药动学

1. 药物吸收

大部分药物须经过肝脏进入全身循环，再由胎盘进入脐静脉，因此也存在首关效应。部分药物可经羊膜进入羊水，胎儿吞饮羊水后，药物由胃肠道吸收；由胎儿尿液排入羊水的药物也可随胎儿吞饮羊水而重吸收。

2. 药物分布

胎儿的肝、脑等器官体积相对较大，且血脑屏障发育不全，药物容易进入。因胎儿血浆蛋白含量低，游离型药物易进入组织，因此组织中的药物浓度较高。

3. 药物消除

胎儿的肝脏功能不完善，酶缺乏且活性低，解毒能力差。GFR很低，肾脏排泄药物的功能极差。由于胎儿肝、肾消除药物的功能均极差，药物主要经胎盘返回母体消除。但药物代谢后脂溶性降低，不易返回，且胎儿器官处于早期分化阶段，因此，一些毒性较大的药物易引起胎儿中毒或畸形。

（三）妊娠期药物对胎儿的影响

妊娠28周及以后称为妊娠晚期。在妊娠早期，尤其是妊娠第3~8周，多数细胞处在分裂阶段，器官正在形成，对毒性物质十分敏感，容易出现畸形。表2-1列出了部分可致畸药物和化学物质及其危害。既往美国食品药品监督管理局（Food and Drug Administration，FDA）对药物对妊娠期妇女的治疗获益和对胎儿的潜在危险进行了评估，于1979年采用五级分类法即用A、B、C、D、X 5个字母表示药物对妊娠期妇女和胎儿的危害，每类含义见表2-2。

表 2-1　部分可致畸药物和化学物质及其危害

药物和化学物质	对胎儿的主要危害
四环素	损害胎儿骨骼、牙齿，可致多种先天缺陷
烷化剂（环磷酰胺、白消安、氮芥等）	多发畸形，生长迟缓
抗代谢药（甲氨蝶呤、氟尿嘧啶、硫嘌呤等）	多发畸形，生长迟缓
香豆素类抗凝药	中枢神经、面部及骨骼畸形
己烯雌酚	女性生殖道异常，阴道癌
青霉胺	皮肤弹性组织变性
苯妥英	颜面畸形，发育迟缓，智力低下
卡马西平	中枢神经缺陷增加
丙戊酸	发育迟缓，多发畸形
维 A 酸（口服）	早期流产，多发畸形
沙利度胺	肢体畸形，心、肾等器官缺陷
甲基汞、硫酸汞	头、眼畸形，脑瘫，智力低下等
铅	发育迟缓
乙醇	发育迟缓，智力低下，心、肾、眼等多器官病变
一氧化碳	脑萎缩，智力低下
锂	心血管畸形率增加

表 2-2　FDA 妊娠用药 ABCDX 分类

分类	释义
A 类	已证实此类药物对胎儿没有不良影响，是最安全的一类
B 类	动物试验及在人未证实对胎儿有危害，动物试验说明对胎畜无危害，但对人尤其对妊娠 3 个月及其后 6 个月是否有危害缺乏充分研究的报道，多数常用药物属于此类
C 类	对动物及人均无充分研究，或对动物胎畜有不良影响，但没有对人的有关观察报道。这类药物临床选用最困难，而很多常用药都属于此类
D 类	对胎儿有危害的迹象，只有当治疗孕妇疾病的效益明显超过这些危害时才考虑使用
X 类	已证实对胎儿有危害，妊娠期禁用

　　ABCDX 分类系统简便易行，已用于指导妊娠期安全用药 40 多年，但其存在一定的缺陷，具体如下：

（1）过度简化。仅用一个简单的字母代表妊娠期用药安全性，可能对使用者产生误导，且未能体现数据的复杂性或潜在的缺失。

（2）未考虑如果不接受药物治疗，母体和胎儿将面临何种风险。

（3）基于当时已有信息加以确定，大部分药物无人类数据，故而存在证据不足或有缺陷的风险，并且不能及时更新。

因此，美国 FDA 已于 2015 年 6 月 30 日废除原有的 ABCDX 分类系统，取而代之的是新的标签系统，其要求药品说明书中必须包括"妊娠期妇女""哺乳期妇女"和"有生殖能力的男性和女性"用药的三个信息标签。今后新的标签系统将逐步代替 ABCDX 分类系统，但实施新的标签系统难度较大，需循序渐进，故目前 ABCDX 分类系统仍是国内指导妊娠期临床用药的参考依据。

（四）妊娠期常用药物及注意事项

1. 抗菌药物

抗菌药物是妊娠期最常用的药物，为了在感染部位达到足够的药物浓度，尤其是子宫内感染，必须增加药物剂量，采用静脉给药。

（1）妊娠期可安全使用的抗菌药物：

①青霉素是最安全的抗菌药物，大量研究未发现其对胎儿或胚胎有毒性。

②头孢菌素类较难通过胎盘。

③红霉素是妊娠期支原体感染治疗的重要药物，由于其较难通过胎盘，故对胎儿没有影响。

④克林霉素常用于治疗分娩期厌氧菌感染，可通过胎盘在胎儿组织达到治疗浓度。

（2）妊娠期慎用和禁用的抗菌药物：

①氨基糖苷类。

②四环素类。

③氟喹诺酮类。

④磺胺类。

（3）抗病毒药物：阿昔洛韦和齐多夫定属 C 类。近年来在获得性免疫缺陷症的妊娠期妇女治疗中，齐多夫定治疗组与安慰组相比，婴儿感染人免疫缺陷病毒的机会降低 67.5%，有益作用明显。

（4）抗真菌药物：局部应用克霉唑、咪康唑以及全身应用两性霉素 B（属 B 类）均未见有致畸报道。有证据表明，氟康唑、酮康唑、氟胞嘧啶等对动物有致畸作用和胚胎毒性。

2. 作用于心血管系统药物

（1）抗高血压药：妊娠期妇女中有 5%～10% 并发高血压，需要采取抗高血压治疗。常用抗高血压药如下。

①肾上腺素受体阻滞剂：推荐用拉贝洛尔，其为 α 和 β 受体阻滞剂；α 受体阻滞剂可用酚妥拉明，而哌唑嗪不推荐使用，β 受体阻滞剂如阿替洛尔不推荐使用。

②中枢作用的降压药：属 B 类。常用的有甲基多巴、可乐定。

③钙通道阻滞剂（calcium channel blocker，CCB）：硝苯地平和其他二氢吡啶类用于治

疗妊娠期高血压较为安全。

④利尿降压药：属 C 类。噻嗪类、呋塞米及储钾利尿药对人类均无致畸作用，但胎儿出生后常出现少尿，血浆低钠、低钾、低渗。妊娠期只在其他治疗措施失效时才考虑使用降压药。

⑤血管紧张素转换酶抑制剂（angiotensin converting enzyme inhibitor，ACEI）：属 C 或 D 类。妊娠中期和后 3 个月服用 ACEI 可致胎儿发育迟缓、血管扩张、血压下降。

⑥硫酸镁：一般不作为抗高血压药使用。

（2）抗心律失常药和强心苷：妊娠期妇女和胎儿心律失常，可能危及生命，应进行药物治疗。常用药如下。

①地高辛：妊娠期妇女使用治疗剂量未发现有致畸作用或对胎儿的毒性。

②奎尼丁：由于患者可能发生室性心律失常，故应在医院心电监测下使用。

③普鲁卡因胺：易通过胎盘，可作为病因不明的复合性心动过速急症治疗的备选药物。

④利多卡因：若血浆浓度高，则对新生儿有中枢抑制作用。

⑤维拉帕米：母体用药后可使胎儿心律失常转复，可能会减少子宫血流量，应慎用。

⑥胺碘酮：对胎儿的心律、心率、甲状腺功能均有影响。在妊娠最初 3 个月应避免使用，仅用于其他治疗无效或危及生命的心律失常。

（3）抗凝药和溶栓药：妊娠期妇女机体处于高凝状态，容易发生静脉血栓栓塞，造成危险甚至危及生命。抗凝药常用于阻止有栓塞倾向的妊娠期妇女发生血栓栓塞。常用药如下。

①华法林：妊娠第 6～9 周应用，可使部分胎儿肢体末端发育不全而出现手指缩短。在妊娠中期和后期应用，可能出现胎儿中枢神经缺陷、小脑畸形、脑积水、精神呆滞和视神经萎缩。

②肝素和低分子肝素：分子量大，不能通过胎盘，故对胎儿是安全的。妊娠期长时间肝素和低分子肝素治疗的主要危害是骨质疏松和血小板减少。分娩当日剂量应减少，避免过度出血的风险。同时应监测凝血酶原时间，必要时应用鱼精蛋白予以对抗。

③直接口服抗凝药：包括直接凝血酶抑制剂达比加群、Xa 因子抑制剂利伐沙班等，妊娠期应用效果尚未经过系统性研究，但它们的确会通过胎盘，因此安全性暂无法确定。

3. 作用于神经系统的药物

（1）阿片类镇痛药：以吗啡为代表的阿片类镇痛药能通过胎盘。长期应用吗啡成瘾的妊娠期妇女，其新生儿可出现戒断症状，但尚未发现阿片类镇痛药有致畸作用。芬太尼、瑞芬太尼可用于分娩镇痛。

（2）抗癫痫药：癫痫发作可致死产、畸形、智力迟钝等，应给予适当治疗。然而目前临床所使用的抗癫痫药绝大多数能透过胎盘屏障。相对其他抗癫痫药，丙戊酸单药或联合用药时，尤其当药物总剂量大于 1 000 mg/d 时，胎儿罹患神经管缺损、脊柱裂、泌尿生殖系统先天畸形的概率相对较高。苯巴比妥、扑痫酮可在胎儿体内蓄积，可能会增加胎儿发生各类先天畸形的风险。拉莫三嗪、左乙拉西坦、托吡酯、奥卡西平、唑尼沙胺、加巴喷丁等新一代抗癫痫药可能会改善妊娠期药物的耐受性，较传统抗癫痫药对胎儿的致畸性小，但尚缺乏大规模的临床研究证据支持。目前比较明确的是，托吡酯在孕早期的单药治疗可引起肢端骨骼异常、先天性心脏病以及唇腭裂等畸形。

（3）苯二氮䓬类：以地西泮为代表的苯二氮䓬类属 D 类，具有镇静催眠和抗惊厥的作用，在妊娠期使用可能损害胎儿神经，也可能使唇裂、腭裂畸形的发生率增加。

4. 抗组胺药

茶苯海明、氯苯那敏、氯雷他定、西替利嗪未发现有致畸作用。苯海拉明、溴苯那敏、氯马斯汀、阿斯咪唑等属 C 类，应慎重选用。

5. 降糖药

降糖药首选胰岛素。胰岛素属 B 类，不能通过胎盘，可降低糖尿病患者的胎儿病死率及畸胎率。胰岛素类似物，如赖脯胰岛素、门冬胰岛素等的胚胎毒性和致畸性与人胰岛素无差异。胰高血糖素样肽 -1 抑制剂类，如利拉鲁肽，动物试验提示具有生殖毒性，妊娠期不得使用。口服降糖药一般未在妊娠期妇女中进行充分的和对照良好的研究，安全性未知，不建议使用。

6. 解热镇痛药

非甾体抗炎药（nonsteroidal anti-inflammatory drugs，NSAIDs）作为前列腺素合成抑制剂可致凝血功能异常、子宫动脉导管收缩并延长产程。吲哚美辛、双氯芬酸类用于妊娠末 3 个月时虽可使胎儿动脉导管闭锁，却能引起持续性肺动脉高压。在妊娠末期或接近分娩时使用，其妊娠危险等级大大增高，因此应避免用于妊娠末 3 个月。对乙酰氨基酚相对安全，可作为妊娠期解热镇痛药。

二、小儿用药

（一）小儿的生理特点及其对药物作用的影响

1. 一般生理特点

（1）水盐代谢：小儿水盐代谢调节功能较差，容易受药物干扰，发生代谢失调。

①水和电解质代谢：容易受泻药、利尿药的影响。

②骨钙代谢：苯妥英钠影响钙盐吸收；糖皮质激素除影响钙盐吸收外，还能影响钙代谢；雄激素和同化激素可加速小儿骨骺融合。

以上药物均有抑制小儿骨骼生长、阻碍身高正常发育的作用。

（2）血浆蛋白：小儿血浆蛋白浓度低，易使血浆游离型药物浓度增加。特别是新生儿，除血浆蛋白浓度低外，体内还存在许多与药物竞争血浆蛋白结合点的代谢物质，如胆红素、游离脂肪酸等，使血中游离型药物浓度明显增加。特别是血浆蛋白结合率高的药物如阿司匹林、苯妥英钠、苯巴比妥等，除使药物毒性增加外，还使与血浆蛋白结合的胆红素在大量药物竞争下游离出来，增加的游离型胆红素可通过血脑屏障引起核黄疸。故一周内新生儿禁用磺胺药、阿司匹林和合成的维生素 K 等药物。

（3）脂肪：体内脂肪的含量可影响药物的分布。早产儿一般比较消瘦，脂肪仅为 1%，足月新生儿为 15%，以后随年龄的增长迅速递增。

2. 神经系统

小儿神经系统发育不健全，易受药物影响，尤其是新生儿的血脑屏障发育尚不成熟，通透性高，中枢神经系统易受药物影响。如小儿对异丙嗪、氯丙嗪较敏感，易昏睡；糖皮质激素、四环素、维生素 A 等可引起颅内压增高，致使婴儿囟门饱满隆起，甚至发生脑水肿。

3. 胃肠道

新生儿胃黏膜尚未发育，胃肠运动慢而不规则，胆汁分泌少，对脂溶性维生素的吸收差。新生儿对不同药物的生物利用度不尽相同，对地高辛、甲氧苄啶、地西泮等的生物利用度大于成人，而对苯妥英钠、苯巴比妥、维生素 B_2 的吸收则较少。

4. 肝脏

新生儿肝功能发育不完善，葡萄糖醛酸结合酶不足，致使某些药物的代谢或某些代谢物的排出减慢或受阻而引起疾病。例如，新生儿应用氯霉素，易致蓄积、中毒，导致灰婴综合征；应用地西泮、苯妥英钠和氨茶碱等时，半衰期显著延长。小儿肝微粒体酶活性旺盛，代谢加快，这使某些药物的代谢速度超过成人，如地西泮、苯妥英钠等。有的药物用量相对较成人大。

5. 肾脏

新生儿的 GFR 较低，若按体表面积计算，为成人的 30%～40%；肾小管分泌功能为成人的 20%～30%，对药物的消除能力较差。此外，新生儿尿 pH 较低，多数药物如青霉素、氨基糖苷类、头孢菌素类、地高辛、水杨酸盐、磺胺等经肾脏排泄的速率减慢。

6. 其他

遗传缺陷导致小儿对某些药物或物质反应异常。

（1）葡萄糖 -6- 磷酸脱氢酶缺乏症患儿应用磺胺类药、抗疟药、砜类抗麻风药、氯丙嗪、阿司匹林、硝基呋喃类药等可出现溶血反应。

（2）乙酰化酶缺乏致异烟肼灭活减慢。

（3）对位羟化酶不足致苯妥英钠灭活减慢。

（4）血浆胆碱酯酶缺乏患儿应用氯琥珀胆碱时，可致骨骼肌持久性瘫痪而发生致命的持久呼吸困难。

（5）新生儿红细胞内高铁血红蛋白还原酶缺乏时，应用磺胺类药、对乙酰氨基酚等，可引起高铁血红蛋白血症。

（二）小儿常用治疗药物的注意事项

世界卫生组织（World Health Organization，WHO）提出，小儿不是成人的缩小版。对于小儿用药，更应注意这一点。

1. 抗菌药

有的成人可用的抗菌药，在新生儿和婴幼儿当视为禁忌。如磺胺类药、氯霉素、庆大霉素注射剂等均不适于婴幼儿特别是新生儿使用。首次药物过敏反应通常在幼儿身上发生，且反应严重，应予重视。在使用青霉素类抗菌药时，应做皮肤过敏试验。细胞和动物试验显示一定浓度的氟喹诺酮类药物会对软骨细胞造成损伤，故药品说明书中多标示儿童禁用。

2. 解热镇痛药

WHO 建议当小儿肛温高于 38.5 ℃时，应采用解热镇痛药治疗；体温低于 38.5 ℃时，一般不用药物退热。临床上应用的解热镇痛药除了单方制剂外，还有许多复方制剂，包括中西药复方制剂。如果不了解这些复方制剂的药物成分，就有可能出现重复用药，导致严重不良反应。

3. 抗惊厥、抗癫痫药

抗惊厥药：1~3岁小儿中枢神经系统发育尚不完善，故上呼吸道感染发热时容易发生高热惊厥，这类惊厥多不至于发展成为癫痫及留下后遗症。地西泮静脉注射、苯巴比妥注射给药可使惊厥得到迅速控制。同时常配合应用其他药物或物理降温。

抗癫痫药：小儿癫痫除针对其原发病因治疗外，还要长时间应用抗癫痫药，故对这类药物的毒副作用应有明确认识。相关不良反应见第五章第二节。

4. 糖皮质激素

儿童时期应用全身性糖皮质激素可能引起发育迟缓、免疫功能降低、继发感染和水钠潴留等。为了减少不良反应，一方面要掌握好适应证与用药时机和剂量，另一方面应采用适当的给药方法和途径。例如，肾病综合征采用隔日一次给药法，哮喘采用吸入制剂等。

5. 铁剂

缺铁性贫血患儿一般需服用铁剂。小儿对铁的耐受性很差，服用后会出现黑色粪便；婴幼儿口服1g铁剂（如硫酸亚铁、枸橼酸铁铵、富马酸亚铁等），即可引起严重中毒反应，出现肠道黏膜严重损伤、呕吐、腹泻和胃肠道出血等。

三、老年人用药

（一）老年人药效学变化

老年人脑的质量逐渐减轻，脑血流减少，脑内酶活性降低，神经递质功能也发生变化。心血管系统受体的数量或密度随年龄的增加而减少，亲和力降低，腺苷酸环化酶的活性也发生变化，因此老年人的心血管功能减退，血压调节功能降低，凝血功能减弱。这一系列变化均可影响药物的效应。如同样剂量的降压药，对老年人可以引起长时间明显的直立性低血压。老年人内环境调节功能降低，由此产生的药效反应个体差异较大，因而对老年人更须严密监护药物效应，勤于观察不良反应的发生。另外，老年人往往合并多种疾病，需同时应用多种药物，容易出现药物相互作用。

（二）老年人药动学变化

1. 药物吸收

由于老年人的胃肠活动减弱，故而吸收功能减低。其表现在以下方面：

（1）胃酸分泌减少，肠道和肝脏血流减少，可影响多种口服药物的吸收，如地高辛、奎尼丁、氢氯噻嗪等。

（2）肝血流减少，使一些经肝脏消除的药物如普萘洛尔等的首关效应降低，相应增加血药浓度，同时不良反应也相应增加。应适当调整给药量。

（3）肠蠕动减慢，使药物在肠道内停留的时间延长，有利于大多数药物的吸收。

2. 药物分布

（1）机体组成变化引起的改变：老年人总体液和细胞外液减少，脂肪组织增加，脂溶性药物如地西泮，更易分布到周围的脂肪组织中，使分布容积增大；亲水性药物如吗啡、奎宁、对乙酰氨基酚、哌替啶等，则集中于中央室（代表血药浓度），分布容积减小，血药浓度增加较脂溶性药物明显。有报道称 50 岁以上老年人体内乙醇、吗啡、哌替啶等的分布容积较小，所致血药峰值较 50 岁以下者约高 70%。

（2）血浆蛋白结合率减低：老年人体内白蛋白含量减低，病重者尤甚。在应用与血浆蛋白高度结合的药物如普萘洛尔、苯妥英钠、地西泮、华法林、氯丙嗪、水杨酸盐、洋地黄毒苷等时，可因结合量减少而使血中游离浓度增加，也常使消除加速，药物半衰期缩短，应适当减量。

3. 药物生物转化

肝脏的生物转化功能随年龄的增长而逐渐降低，尤其是肝血流量下降、微粒体活性降低，使肝清除率增加、首关效应明显的药物的生物利用度增高。经肝药酶灭活的药物半衰期延长，血药浓度升高，如氨茶碱、苯巴比妥、吲哚美辛、对乙酰氨基酚、三环类抗抑郁药等，血药浓度约升高一倍，作用时间延长。酶活性减弱还受营养和维生素缺乏的影响，也存在个体差异。不同药酶活性在老年人体内的降低也不一致，如乙酰转移酶、葡萄糖醛酸转移酶等。因此，对于老年人用药，剂量个体化十分重要。

4. 药物排泄

大多数药物及其代谢物由肾脏排泄。随着年龄的增长，肾脏排泄功能降低。老年人易发生药物蓄积、中毒。老年人应用地高辛、头孢菌素类、四环素类、磺胺类、阿司匹林、降血糖药、锂盐和甲氨蝶呤等时，药物半衰期均延长。年龄对常用药物的吸收、分布、代谢和排泄的影响见表 2-3。

表 2-3 年龄对常用药物的吸收、分布、代谢和排泄的影响

影响	新生儿和老年人	新生儿	老年人
生物利用度减低	—	苯巴比妥、苯妥英、对乙酰氨基酚、利福平、脂溶性维生素	普萘洛尔、铁盐、维生素 B_1、钙盐、维生素 B_2、四环素
血浆蛋白结合减少	水杨酸盐、苯妥英、利多卡因、地西泮、磺胺类	苯巴比妥、丙咪嗪、地高辛、青霉素类、呋塞米	吗啡、哌替啶、泼尼松、口服抗凝药、奎尼丁
肝代谢减慢	多西环素、茶碱、利多卡因、苯妥英、吲哚美辛、地西泮、哌替啶	氯霉素、咖啡因、对乙酰氨基酚	吗啡、苯巴比妥、普萘洛尔、丙咪嗪、氯氮䓬、奎尼丁、口服抗凝药、对乙酰氨基酚
肾排泄减慢	水杨酸盐、磺胺类、青霉素类、头孢菌素类、氨基糖苷类、地高辛	—	锂盐、苯巴比妥、甲氨蝶呤、地高辛、西咪替丁、四环素类

（三）老年人潜在不适当用药

为保障老年人的用药安全，多个国家制定了老年人潜在不适当用药标准，其中比较有代表性的为 Beers 标准。1991 年，美国老年医学会，药学、护理学及精神药理学专家在文

献回顾的基础上形成专家共识，建立了判断老年人潜在不适当用药的 Beers 标准。美国老年医学会之后多次更新 Beers 标准。我国学者也在 2015 年建立了《中国老年人潜在不适当用药目录》，该目录分别列出了优先警示药物与常规警示药物。老年人潜在不适当药物包括一般情形下和患有某些疾病或综合征的老年人应避免使用的药物，以及需要降低剂量或慎用或仔细监测的药物。该目录所列药物在老年人中使用，可产生与药物相关的不良健康后果，包括精神混乱、跌伤甚至死亡。

四、肝脏疾病与药物治疗

（一）肝脏疾病与药物代谢

肝脏是体内药物代谢最重要的器官。

1. 肝脏药物代谢

药物生物转化酶主要存在于肝脏。药物代谢可分为Ⅰ相反应和Ⅱ相反应。Ⅰ相反应包括氧化、还原、水解反应，主要酶系是细胞色素 P450 混合功能氧化酶系统。Ⅰ相反应结果一般是药物的药理活性消失，但也有一些活性保留或增强的例子，如氯吡格雷经氧化、水解后形成活性代谢物。Ⅱ相反应为结合反应，主要酶系是各种转移酶，如乙酰基转移酶、葡萄糖醛酸转移酶等，进行生物结合转化，致理化性质发生改变，水溶性增加，更利于从尿或胆汁中排出。大多药物代谢方式是先Ⅰ相后Ⅱ相，极少数药物为非酶代谢而以原型排出。

2. 药酶诱导与抑制

某些药物使肝药酶活性显著增加，从而使其自身或并用药物代谢加快，血药浓度降低，简称酶促作用，如苯巴比妥、苯妥英钠、卡马西平、利福平等；酶促作用使药理效应减弱，也是某些药物产生耐受性的重要原因。反之，某些药物使肝药酶活性显著降低，从而使其代谢减慢，血药浓度增加，简称酶抑作用，如大环内酯类、唑类抗真菌药、埃索美拉唑、西咪替丁等；酶抑作用可使其他药物疗效增加，或不良反应风险加大。

3. 药物经肝脏排出

部分药物代谢后可由肝脏随胆汁排入肠道，如利福平等。

4. 肝脏疾病影响消化道吸收功能

肝脏疾病，如门脉高压伴有小肠黏膜水肿或结肠异常，可降低药物在肠内的吸收率。门脉吻合或肝内血管之间形成侧支循环，可导致口服药物直接进入体循环，降低原有的首关效应，使其生物利用度高于常人。

（二）肝脏疾病导致药物疗效改变

由于肝脏疾病常引起药物吸收、代谢发生改变，药物疗效也发生相应变化。如肝脏疾病患者体内氨、甲硫醇、短链脂肪酸等代谢异常时，其对中枢神经系统抑制药敏感性增高。慢性肝病患者，尤其是有肝性脑病既往史的患者，使用常规剂量的氯丙嗪和地西泮就可能产生木僵和脑电波减慢。此时宜使用奥沙西泮或劳拉西泮，因为后两者在体内不产生活性代谢产物。严重肝病易加重吗啡引起的昏迷和催眠药引起的沉睡。肝硬化腹水患者使用强利尿剂可能诱发肝昏迷。肝脏疾病可抑制维生素 K 依赖性凝血因子的合成。严重肝功能不全时，肝脏蛋白合成减少，内源性抑制物蓄积，药物与血浆蛋白结合率下降，游离型药物明显增加，如苯妥英钠增加 40%，奎尼丁增加 300%。

五、肾脏疾病与药物治疗

肾脏是药物排出的最主要器官，胆道、肠液、乳汁、汗腺、泪腺等途径也可排出部分药物或代谢产物，但均不及肾脏排出的多。此外，肾脏在体内是仅次于肝脏的代谢器官，很多药物皆可在肾小管代谢，如水杨酸盐、吗啡及胰岛素等。

1. 肾小球滤过功能对药物治疗的影响

急性肾小球肾炎及严重肾缺血时，GFR（成人正常值为 125 mL/min 左右）明显降低，直接影响主要经肾小球滤过而排出的药物，如地高辛、普鲁卡因胺、利尿药、部分降血压药及多种抗菌药的排泄，使血药浓度和药效相应增加。与血浆蛋白结合率高的药物如苯妥英钠，经肝代谢后再由肾排出，肾病综合征时因大量蛋白丢失，游离型药物增加，经肾小球滤过排出的速度相应加快。肾病综合征时肾小球滤过膜完整性被破坏，无论结合型药物还是游离型药物均可滤出，也使滤出增加。

2. 肾小管分泌功能对药物治疗的影响

肾小管主动排泌的药物有弱酸性药物，如青霉素类、头孢菌素类、磺脲类降糖药、NSAIDs、利尿药、甲氨蝶呤等；弱碱性药物，如阿托品、东莨菪碱、麻黄碱/伪麻黄碱、吗啡、可待因、茶碱、咖啡因、奎尼丁、环丙沙星等。因分泌通道缺乏特异性，内源性与外源性的有机酸均可在弱酸排泌通道发生竞争性抑制；不同有机碱可有不同的转运机制，无交叉竞争抑制。肾病引起酸中毒时，体内积聚的有机酸可与弱酸性药物竞争排泌，使弱酸性药物排泌减少。因此肾功能衰竭患者利尿，必须增大利尿药的剂量才能发挥药物效应。

3. 肾小管重吸收功能对药物治疗的影响

肾小管重吸收遵循单纯扩散规律，并受尿液 pH 和尿流速度影响。在肾小管酸中毒时，尿液酸度升高，弱碱性药物解离增多，排泄增快。在低钾性碱血症时，尿液酸度降低，弱酸性药物如巴比妥、水杨酸类解离增加，排泄增快。患者尿浓缩功能降低，尿液稀释，尿流速增加，药物扩散时间减少，可使氯霉素、苯巴比妥、麻黄碱、伪麻黄碱和茶碱等药物排泄增加。肾功能不全可使某些药物在体内产生的活性代谢产物经肾排出减少而致积聚，如可使普鲁卡因胺、磺酰脲类降糖药、别嘌醇等的代谢产物积聚。又如，肾功能衰竭终末期患者服用正常剂量磺脲类降糖药常致低血糖反应，使用哌替啶时由于产生去甲哌替啶积聚而致惊厥。而此时，血脑屏障有效性降低，使镇静药、催眠药和阿片类镇痛药对中枢神经系统抑制性效应更敏感。由于凝血机制改变、对抗凝药敏感性增强，使用抗凝药、阿司匹林或 NSAIDs 更易引起脑出血和消化道出血。

六、心血管疾病与药物治疗

（一）心血管疾病对药物治疗的影响

某些心血管疾病使部分药物敏感性增强，如心功能不全时，负性肌力药敏感性增强，若应用 β 受体阻滞剂、CCB 类药，则需减少用量。心功能不全并伴有低氧血症或低钾血症时，洋地黄类正性肌力药的毒性反应增强，用药时应减少剂量。病态窦房结综合征时的心律失常容易被某些药物加重，包括地高辛，β 受体阻滞剂，某些 CCB 如维拉帕米、地尔硫莨，以及抗心律失常药奎尼丁、普鲁卡因胺等。

（二）心血管疾病引起其他器官功能改变影响药物治疗

心血管疾病能迅速影响全身各个器官，尤其是肝、肾等与药物吸收、代谢直接相关的器官。心功能不全时心输出量下降，各脏器血流减少。消化道药物吸收减慢，吸收量减少。肝、肾血流减少后，药物的代谢、转化、排泄都相应减少。在周围循环衰竭时，皮下或肌内给药吸收差。严重心力衰竭时，普鲁卡因胺利用度减少，利多卡因清除率降低，其活性代谢物的半衰期延长，易发生心脏抑制、中枢兴奋等毒性反应。

第二节 药物不良反应

药物具有两重性，既具有防病治病的作用，又具有一定的与治疗目的无关的不良反应。现代药物治疗学的发展不仅要求治愈疾病，而且要求防止发生可能或潜在的药物不良反应。为加强上市药品的安全监管，规范药品不良反应报告和监测的管理，保障公众用药安全，1999 年卫生部和国家食品药品监督管理局联合签发了《药品不良反应报告和监测管理办法（试行）》，多年来其历经修订再版，更趋完善。学习和掌握药物不良反应基本知识和有关规定，有助于开展药物不良反应监测工作，尽早识别和发现各种类型的不良反应，尽快采取解决办法和提出预防措施，避免发生严重不良反应，保证药物治疗的安全性。

一、相关概念

（一）药物不良反应

药物不良反应是指合格药品在正常用法用量下出现的与用药目的无关的或意外的有害反应。该定义排除了有意的或意外的过量用药或用药不当所造成的反应，强调所要监测的药物不良反应是在"正常用量""正常用法"下发生的，将其限定为伴随正常药物治疗的一种风险，从而在客观上消除了报告人，特别是临床医护人员的疑惑，有利于提高安全认识，积极开展药物不良反应报告和监测工作。药物不良反应报告和监测是指药物不良反应的发现、报告、评价和控制的过程。该定义也明确说明了药物不良反应报告的内容和统计资料是加强药品监督管理、指导合理用药的依据，不作为医疗事故、医疗诉讼和处理药品质量事故的依据。

（二）药物严重不良反应

药物严重不良反应是指因服用药物引起以下损害情形之一的反应。

（1）引起死亡。

（2）致癌、致畸、致出生缺陷。

（3）对生命有危险并能够导致人体永久的或显著的伤残。

（4）对器官功能产生永久损伤。

（5）导致住院或住院时间延长。

（三）非预期不良反应

非预期不良反应是指不良反应的性质和严重程度与药品说明书或上市批文不一致，或者根据药物的特性无法预料的不良反应。这类不良反应在上市前的临床试验中未被认识，往往在上市后造成损害，是上市后药物不良反应监测和学术研究的重要内容。

（四）药源性疾病

药物引起的不良反应持续时间比较长，或者程度比较严重，造成某种疾病状态或组织器官发生持续的功能性、器质性损害而出现一系列临床症状和体征，称为药源性疾病。与药物不良反应不同的是，引起药源性疾病并不限于正常的用法和用量，还包括过量和误用药物所造成的损害。

（五）药物不良事件

药物不良事件是指药物治疗期间所发生的任何不利的医疗事件，该事件并非一定与该药有因果关系。这一概念在药物特别是新药的安全性评价中具有实际意义。因为在很多情况下，药物不良事件与用药虽然在时间上相关联，但因果关系并不能马上确立。为了最大限度地降低人群的用药风险，本着"可疑即报"的原则，对有重要意义的药物不良事件也要进行监测，并进一步明确其与药物的因果关系。

二、药物不良反应的类型

根据药物不良反应的发生特点，通常将其分为 A 型药物不良反应和 B 型药物不良反应两大类。A 型药物不良反应又称为剂量相关型不良反应（量变型异常），B 型药物不良反应又称为剂量不相关型不良反应（质变型异常）。两种类型药物不良反应的特点见表 2-4。

表 2-4　两种类型药物不良反应的特点

项目	A 型	B 型
剂量	有关	无关
潜伏期	短	不定
遗传性	无关	显著
毒理筛选	易	难
发现时期	多在上市前	多在上市后
预测性	可以	不可以
发生频率	常见	少见
病死率	低	高
给药方案调整	减量或停药	停药
预后	一般良好	不定
临床表现	毒副反应、继发反应、首剂效应、停药综合征和后遗效应等	变态反应、特异质反应、三致作用（致突变、致癌和致畸）和某些发病机制尚不清楚的不良反应

三、药物不良反应的识别

当患者接受药物治疗而发生药物不良事件时，临床医药工作者就面临一个复杂的任务：判断药物不良事件与药物治疗之间是否存在因果关系。药物不良反应的识别应严格遵循临床诊断的步骤和思维方法，注重调查研究与收集资料，在此基础上进行综合分析并做出判断。药物不良反应的识别要点如下。

1. 用药与不良反应/事件的出现有无合理的时间关系

从用药开始到出现临床症状的间隔时间称为药物不良反应的潜伏期，不同药物的不良反应潜伏期相差较大。A 型药物不良反应的潜伏期取决于药物的药代动力学和药效动力学过程。例如，单剂量或短期给药时，药物不良反应表现最突出的时间可能与体内药物峰浓度一致。B 型药物不良反应如果属于变态反应，则其潜伏期取决于变态反应的类型。例如，药物引起的过敏性休克属于速发型变态反应，可能在给药后立刻发生。有些药物不良反应可延迟发生，如药物致癌往往有较长的潜伏期。

2. 不良反应是否符合该药已知的不良反应类型

查询是否有相关文献报道。临床医药工作者应掌握已出版的文献及药品说明书列入的药物不良反应资料，从中可以了解有关药物不良反应的临床特点、发生率、风险因子以及发生机制。如果当前的药物不良事件与已报道的药物不良反应特征相符，则非常有助于药物不良反应的判断。需要指出的是，已有的医药文献关于药物不良反应的记载可能并不完全。此外，如果药物是新近上市的产品，则一种新的、以往未被鉴别和报道的药物不良反应也许会发生。所以除应及时掌握、更新药物不良反应信息外，在某些情况下，药物不良反应的判断仍有赖于临床医药工作者的独立取证与分析。

3. 停药或减量后，不良反应是否消失或减轻（去激发反应）

撤药的过程即去激发，减量则可看作部分去激发。一旦认为某药可疑，就应在中止药物治疗或减少剂量后继续观察和评价反应的强度及持续时间。如果药物不良反应随之消失或减轻，则有利于因果关系的判断。许多药物不良反应只需及时停药或调整剂量即可消失，这也是治疗的重要措施。当多药联用时，逐一去激发有助于确定是何药造成了损害。如果去激发后反应强度未减轻，说明不良反应与药物关系不大，但仍应谨慎对待，因为有时观察时间太短，并不能排除其与药物的相关性。

4. 再次使用可疑药物是否重复出现同样的反应/事件（再激发反应）

再次给患者用药，以观察可疑的药物不良反应是否再现，从而有力地验证药物与药物不良反应之间是否存在因果关系。鉴于伦理上的原因和风险，主动的再激发试验常受到限制，尤其是那些可能对患者造成严重损害的药物不良反应，再激发会造成严重后果，应绝对禁止。临床上可采用皮肤试验、体外试验的方法来代替。值得注意的是，临床上由于一时未能确定药物不良事件与某药的关联性，患者在以后的治疗中常常再次使用该药，从而出现无意识的再激发反应。这对药物不良反应因果关系的判断同样具有重要价值。可见，完整地记录与保存患者的用药史及药物不良反应史（包括个人和家庭成员），对药物不良反应的诊断具有非常重要的意义。

5. 不良反应/事件是否可用并用药的作用、患者病情的进展、其他治疗的影响来解释

这一点主要判断不良反应/事件是否符合药物的药理作用特征，是否可排除药物以外因素造成的可能性。A型药物不良反应是药物原有作用的过度延伸与增强，因而可以从其药理作用来预测。如降糖药引起低血糖反应、抗凝药造成自发性出血等。但在临床工作中，许多药物不良反应的临床表现与一些常见病、多发病的症状相同或相似。例如，地高辛引起的药物不良反应早期常出现胃肠道反应，而慢性充血性心力衰竭患者因胃肠道淤血也会出现这些症状。B型药物不良反应因与其本身的药理作用无关，也需要与非药物因素鉴别。因此对药物不良事件应做全面细致的分析，有时还须辅以必要的特殊化验、检查和血药浓度测定，以确定其直接原因。应注意：

（1）患者原有基础疾病引起的可能性；

（2）其他疗法（如放射治疗、介入治疗、手术治疗、物理治疗等）引起的可能性；

（3）安慰剂效应（心理因素）的可能性；

（4）单个药物引起还是药物—药物、药物—食物相互作用引起的可能性。

按照以上5方面，我国《药品不良反应报告和监测管理办法》将药物不良反应的关联性按照肯定、很可能、可能、可能无关、待评价及无法评价6级评价标准进行评价（表2-5）。

表 2-5　药物不良反应关联性判断

评价分类	1	2	3	4	5
肯定	+	+	+	+	−
很可能	+	+	+	?	
可能	+	−	± ?	?	± ?
可能无关	−	−	± ?	?	± ?
待评价	缺乏必需信息，需要补充资料才能评价				
无法评价	缺乏必需信息并无法获得补充资料				

四、药物不良反应的预防

（一）加强患者教育

最早发现药物不良反应的往往是患者自己，因此临床医药工作者应树立一种观念，即"患者不只是药物治疗的被动接受者，更应是药物治疗的主动合作者"。不仅要向患者介绍药物的疗效，还应详细地解释有关药物不良反应和用药注意事项的信息，告诫出现药物不良反应早期征兆时的应对方法，从而增强患者对药物不良反应和药源性疾病的防范意识，提高用药的依从性。

（二）用药前了解患者相关风险

详细了解患者的病史、药物过敏史和用药史。对某药有过敏史的患者应终身禁用该药；

对可能发生严重过敏反应的药物，可通过皮肤试验等方法筛查有用药禁忌的患者。

（三）实施个体化给药

严格掌握药物的用法、剂量、适应证和禁忌证，善于根据患者的生理与病理特点实施个体化给药。

（四）尽可能减少联合用药

注意药物之间的相互作用，可用可不用的药物尽量不用；在必须联合用药时，要遵循增加疗效与减少药物不良反应并重的原则。

（五）加强用药监护

用药过程中要严密观察患者的反应，发现异常时应尽快查明原因，及时调整剂量或更换治疗药物。必要时通过治疗药物监测等手段及时调整给药方案，指导合理用药。

尽管本章对药物不良反应的定义排除了有意或意外的过量用药和用药不当所造成的损害，但的确有部分药物不良反应和药源性疾病的发生与医药人员在处方、配制、发药和用药过程中的差错、事故有关，称为可避免的药物不良事件或用药错误。改进从医生处方到患者用药的操作系统，有助于最大限度地避免用药错误。例如，引入计算机网络，实行医生在线处方，系统可自动检查和提示超量用药、药物相互作用等潜在诱因；让药师更多地参与临床药物治疗，提供药学服务，将对确保更安全的药物治疗产生重要影响。

五、药物不良反应的处理措施

当发生药物不良反应甚至药源性疾病时，必须迅速采取有效措施，积极进行治疗。

（一）停用可疑药物

在药物治疗过程中，若怀疑出现的病症是由药物引起而又不能确定为某药时，如果治疗允许，最可靠的方法是首先停用可疑药物甚至全部药物，这样处理不仅可及时终止致病药物对机体的继续损害，而且有助于药物不良反应的识别。停药后，症状的减轻或消失可以提示疾病的药源性。若治疗不允许中断，对于 A 型药物不良反应往往可减量，或者换用一种选择性更高的同类药物；对于 B 型药物不良反应则通常必须更换药物。多数药物不良反应在经过上述处理后均可逐渐消失。对较严重的药物不良反应和药源性疾病则需采取进一步措施。

（二）减少药物吸收

药物经皮下或皮内注射于四肢者，可将止血带缚于注射处近心端，以延缓其吸收。口服用药者，可用 37～40 ℃温开水、生理盐水、1∶5 000 高锰酸钾溶液、2% 碳酸氢钠溶液等反复洗胃；通过机械刺激咽喉促使呕吐，也可皮下注射阿扑吗啡 5 mg 或口服 1% 硫酸铜溶液 100～200 mL 催吐；使用毒物吸附剂如活性炭吸附药物，同时用导泻剂将已吸附药物的吸附剂排出体外。

（三）加速药物排泄

可使用利尿剂配合输液，迫使药物排出体外。通过改变体液的 pH，加速药物排泄。如对弱酸性药物阿司匹林、巴比妥类引起的严重不良反应，可静脉输注碳酸氢钠碱化血液和尿液，促进药物排泄。碳酸锂过量中毒时，静脉输注 0.9% 氯化钠注射液有助于锂排泄。必要时，还可通过人工透析排除体内滞留的过量药物。

（四）使用解救药物

利用药物之间的拮抗作用可降低药物的药理活性，达到减轻或消除药物不良反应的目的。例如，阿托品对抗毛果芸香碱的毒性反应、纳洛酮解救吗啡中毒、鱼精蛋白中和肝素、地高辛抗体片断解救地高辛中毒等。这些均属于特异性的解救药物，及时用药，效果极佳。当缺少特异性解救药物时，则可采取对症支持疗法，为药物不良反应效应的衰减争取时间。需要强调的是，并非所有的药物不良反应都需要药物治疗，尤其是轻度的一般性药物不良反应，不要忽视机体自身的消除与代偿机制。发生药物不良反应时过度依赖药物治疗有时会造成 A 药→ ADR-A → B 药→ ADR-B →……的瀑布式药物不良反应发生。如确需解救用药，种类不宜过多，亦不要随便增加或调换药物，以免出现新的反应导致病情恶化。

（五）药物过敏反应的抢救

1. 过敏性休克

当发生药物过敏性休克时，应立即停药，并争分夺秒地就地抢救，以免延误救治时机。因此，在使用易引起过敏性休克的药物时，应注意做好急救准备。对大多数急性严重过敏反应，最常用的急救药物是肾上腺素 0.01 mg/kg（成人最大剂量为 0.5 mg）肌内注射。

2. 皮肤黏膜等过敏反应

可口服氯苯那敏、氯雷他定、西替利嗪等抗过敏药，还可视病情和需要使用糖皮质激素、皮肤局部治疗等。如继发感染，可给予抗菌药治疗。在使用抗菌药时，要考虑到患者可能处于高敏状态，原发反应可能就是由抗菌药引起的或是交叉过敏反应，应注意选择结构差异大的药物谨慎试用，并密切观察；所用药物种类不宜过多，亦不要随便增加或调换药物，以免出现新的反应导致病情恶化。

六、药物不良反应的监测和报告

《药品不良反应报告和监测管理办法》明确指出，国家实行药品不良反应报告制度，药品生产企业、药品经营企业、医疗卫生机构应按规定报告所发现的药品不良反应。

（一）药物不良反应监测

药物不良反应监测方法主要包括以下几种。

1. 自发呈报系统

自发呈报系统是指由国家或地区设立专门的药物不良反应监察中心，负责收集、整理、分析由医疗机构和药品生产与经营企业自发呈报的药物不良反应资料并反馈相关信息。其特点是监察范围广、时间长。自发呈报系统的主要作用是及时发现潜在的药物不良反应的信号，即关于一种不良事件与某一药物之间可能存在的因果关系的报道信息。基于这种信号可以形成假说供进一步研究，并使药物不良反应得到早期预警。对于罕见药物不良反应的发现，自发呈报是唯一可行的方式，也是发现任何新的、发生在特殊人群中的药物不良反应最经济的方式。因此，在药物不良反应监测中自发呈报系统占有极其重要的地位。

2. 医院集中监测系统

医院集中监测是在一定时间、一定范围（某一地区，几个医院或几个病房）内根据研究目的详细记录特定药物的使用和药物不良反应的发生情况。根据监测对象的不同，可分为住院患者监测和门诊患者监测。根据不同的研究目的，又可分为患者源性监测和药物源性监测。前者以患者为线索，后者以药物为线索，对某一种或几种药物的不良反应进行监测。通过对资料的收集、整理，可以对药物不良反应全貌有所了解，如药物不良反应出现的缓急和轻重、出现部位、持续时间、是否因不良反应而停药、是否延长住院期限、各种药物引起的不良反应发生率以及转归等，缺点是耗费大。

3. 病例对照研究

病例对照研究是通过调查一组发生了某种药物不良事件的人群（病例组）和一组未发生该药物不良事件的人群（对照组），了解过去有无使用过（暴露于）某一可疑药物的历史，然后比较两组人群暴露于该药物的百分比（暴露比），以验证该药物与这种药物不良事件之间的因果关系。如果病例组的药物暴露比显著高于对照组，则提示该药物的使用与这种药物不良事件之间有很强的因果关系。这是一种由"果"（药物不良事件）及"因"（药物）的研究方法。

4. 队列研究

将人群按是否使用某药物分为暴露组与非暴露组，然后对两组人群都同样地追踪随访一定时间，观察在这一时间内两组药物不良事件的发生率，从而验证因果关系的假设。如果暴露组的某药物不良事件的发生率显著高于非暴露组，说明该药物与这一药物不良事件的发生有关。这是一种由"因"（药物）及"果"（药物不良事件）的研究方法，它比病例对照研究更直接、更有力。队列研究一般可分为前瞻性队列研究和回顾性队列研究两种方式。前瞻性队列研究在药物不良反应监测中较常用。前瞻性调查是从现在开始对固定人群的观察，优点主要有：可收集所有的资料；患者的随访可持续进行；相对和绝对危险度可以估价；假设可产生，就可得到检验。缺点主要有：资料可能存在偏差；容易漏查；假如不良反应发生率低，为了得到经得起统计学检验的病例数，就要扩大对象人群或延长观察时间，但有时不易做到；费用较高。

5. 大数据和记录联结系统

记录联结是指通过一种独特的方式，把各种分散的海量数据（如出生、婚姻、住院史、处方、家族史等）联结起来，可能会发现与药物有关的不良事件的方法。记录联结是药物不良反应监测的一种较好方法。计算机应用将有利于记录联结的实施。典型的例子有牛津记录联结研究和处方—事件监测等。记录联结的优点是能利用大数据，有可能研究不常用的药物和不常见的不良反应，可以计算不良反应发生率；能避免回忆或访视的主观偏差，可用于病例对照研究，也为队列研究提供方便；能发现延迟性不良反应。缺点是需要依靠已成熟的系统，费用较高。

常用药物不良反应监测方法及其特点见表2-6。

表 2-6　常用药物不良反应监测方法及其特点

方法	优点	缺点
自发呈报系统	监测范围广，参与人员多； 不受时间、空间限制； 是不良反应的主要信息源	最大的缺点是漏报； 不能计算不良反应发生率； 报告的随意性易导致资料偏差
医院集中监测系统	可计算不良反应的发生率并探讨其危险因素； 资料详尽，数据准确可靠	数据代表性较差、缺乏连续性； 费用较高，应用受到一定限制
病例对照研究	样本需要量少，耗时短，适合罕见及长潜伏期不良反应的研究； 可同时对多个可疑药物进行调查研究； 费用低，易组织实施	不能计算不良反应发生率和相对危险度； 易发生回忆偏倚、选择偏倚，影响资料的准确性
队列研究	能计算不良反应发生率和相对危险度、归因危险度； 可对同一药物的多个可疑不良反应进行研究； 前瞻性研究易于控制偏倚，结果较准确	适合样本量大、耗时长、费用高、发生率低、潜伏期长的不良反应研究； 因失访、改变用药方案等造成研究实施困难
大数据与记录联结系统	代表了高效率进行药物流行病研究的发展方向； 充分利用现有医疗信息资源，缩短研究周期，能进行大样本、长时程、各种设计类型的研究	受医疗数据电子化程度等诸多因素限制，前期工作量大； 需多部门协作，组织实施复杂

（二）药物不良反应报告

1. 我国药物不良反应报告实行逐级、定期报告制度，必要时可以越级报告

国家药品监督管理局负责全国药品不良反应监测管理工作。省、自治区、直辖市（食品）药品监督管理局负责本行政区域内药品不良反应监测管理工作。国务院卫生主管部门和地方各级卫生主管部门在职责范围内，依法对已确认的药品不良反应采取相关的紧急措施。国家药品不良反应监测中心在国家药品监督管理局的领导下，承办全国药品不良反应监测技术工作。省、自治区、直辖市药品不良反应监测中心在省、自治区、直辖市（食品）药品监督管理局的领导下承办本行政区域内药品不良反应报告资料的收集、核实、评价、反馈、上报及其他有关工作。

药品生产、经营企业和医疗卫生机构必须指定专（兼）职人员负责本单位生产、经营、使用药品的不良反应报告和监测工作，若发现可能与用药有关的不良反应，应详细记录、调查、分析、评价、处理，并填写《药品不良反应/事件报告表》。

2. 药物不良反应报告时限

新的、严重的药物不良反应应当在 15 d 内报告，其中死亡病例须立即报告；其他药物不良反应应当在 30 d 内报告。有随访信息的，应当及时报告。

3. 药物不良反应报告范围

新药监测期内的药品，应报告该药品发生的所有不良反应；新药监测期已满的药品，报告该药品引起的新的和严重的不良反应。

进口药品自首次获准进口之日起 5 年内，报告该进口药品发生的所有不良反应；满 5

年的，报告该进口药品发生的新的和严重的不良反应。

药品生产、经营企业和医疗卫生机构发现群体不良反应，应立即向所在地的省、自治区、直辖市（食品）药品监督管理局、卫生厅（局）以及药品不良反应监测中心报告。

第三节　药物相互作用

现代治疗很少使用单一药物，而且所用药物大多作用较强，选择性各异，作用机制复杂，作用呈现多样性。这些特点使它们在合用或先后使用时，其中一种药物极有可能在质或量上改变另一种药物的作用，使机体产生的药理或临床效应不同于药物单独使用时的已知作用，既可能引起药效加强或不良反应减轻，也可能引起药效减弱或出现严重的不良反应。药物相互作用的机制十分复杂，有时甚至难以预测，因此，药物相互作用已经成为临床实践中的一个重要问题。随着多药合用情况的增加，药物相互作用所引起的药物不良反应的发生率也迅速上升。本节重点讨论药物相互作用的发生原因以及如何预防不良相互作用的发生。

一、药物相互作用的概念

药物相互作用可定义为同时或相继使用两种或两种以上药物时，其中一种药物作用的大小、持续时间甚至性质因为受到另一种药物的影响而发生明显改变的现象。

虽然临床上多药合用的情况非常普遍，但药物相互作用常常只在对患者造成有害影响时才被充分注意。所以狭义的药物相互作用通常是指两种或两种以上药物在患者体内共同存在时所产生的不良影响，表现为药效降低、失效或毒性增加，而这种不良影响是单用其中任何一种药物时所没有的。

一个典型的药物相互作用对由两种药物组成：药效发生变化的药物称为目标药，引起这种变化的药物称为相互作用药或促发药。一种药物可以在某一相互作用对中是目标药（如苯妥英钠—西咪替丁），而在另一相互作用对中是相互作用药或促发药（如多西环素—苯妥英钠）。

二、药物相互作用的分类

（一）按发生机制分类

1. 药剂学相互作用

药剂学相互作用是指合用的药物发生直接的物理或化学反应，导致药物在容器中出现沉淀，或药物被氧化、分解而出现色泽变化等，即配伍禁忌。用药时严格按照药品说明书的要求配制和使用，即可避免。因此本节将不讨论这类相互作用。

2. 药动学相互作用

药动学相互作用是指两种药物合用时，一种药物在体内的吸收、分布、代谢和排泄过程受到另一种药物的影响，其作用部位的浓度增加或减低，从而进一步引起药效改变或产生不良反应。

3．药效学相互作用

药效学相互作用是指两种合用的药物作用于同一受体或不同受体而产生相加、协同或拮抗效应。

需要指出的是，有时几种机制可以并存。

（二）按严重程度分类

1．轻度药物相互作用

轻度药物相互作用造成的影响临床意义不大，无需改变治疗方案。如对乙酰氨基酚能减弱呋塞米的利尿作用，但不会显著影响其临床疗效，也无需改变剂量。

2．中度药物相互作用

中度药物相互作用虽可能造成确切的后果，但临床上仍可在密切观察下使用。如异烟肼与利福平合用，可引起中毒性肝炎的发生率升高，但这一联合用药仍是临床上常用的抗结核化疗方案。

3．重度药物相互作用

重度药物相互作用可造成严重的毒性反应，需要改变剂量、药物和给药方案。

三、药动学相互作用

（一）影响药物吸收的相互作用

药物的吸收受多种因素的影响，包括药物的剂型、pK_a 值、脂溶性，以及内脏血流量、胃肠道 pH、排空能力、肠道菌群和胃肠道代谢能力等。一种药物能改变另一种药物在胃肠道的吸收速率和吸收利用度。这种药物相互作用会随药物吸收方式、吸收速率和剂型的不同而不同，这些因素使人们很难预测药物在吸收上的相互影响，见表 2-7。

表 2-7　影响药物吸收的相互作用举例

类型	举例
改变胃肠道 pH	抗酸药、H_2 受体阻滞剂、质子泵抑制剂减少伊曲康唑的吸收；增加胃液 pH 的药物与头孢泊肟和头孢呋辛合用，能降低它们的生物利用度
影响胃肠运动	甲氧氯普胺加速胃排空，促进环孢素、地西泮、普萘洛尔、锂剂、缓释茶碱在小肠的吸收；阿片类镇痛剂减少对乙酰氨基酚的吸收速率；奥曲肽减少肠道对环孢素的吸收，也可推迟对西咪替丁的吸收
生成复合物	含有铝、钙或镁的抗酸药减少阿奇霉素、喹诺酮类、利福平、四环素等的吸收；考来烯胺减少地高辛、甲状腺素、华法林、环孢素、普萘洛尔的吸收和利用；补铁剂减少左旋多巴、左旋多巴/卡比多巴合剂、甲基多巴的吸收
竞争主动吸收	有些药物（如硫嘌呤、左旋多巴、甲基多巴）是机体内天然物质如嘌呤、嘧啶、葡萄糖、氨基酸等的类似物，它们通过小肠的特殊主动转运系统进入体内，这些药物的吸收容易产生竞争性抑制作用
对胃肠道的毒性作用	顺铂等细胞毒性化疗药物减少苯妥英、地高辛、维拉帕米的生物利用度；秋水仙碱干扰氰钴胺（维生素 B_{12}）的吸收
肠道菌群变化	广谱抗菌药破坏肠道菌群，导致血浆地高辛浓度升高

（二）影响药物分布的相互作用

一种药物可以改变另一种药物的分布，但是药物分布的改变对游离型药物血药浓度（如将一种药物从血浆蛋白结合位点上置换出来）的影响不大。这是因为药物的分布改变，并不影响药物的消除。在组织中将一种药物从组织结合位点上置换出来，能降低被置换药物的分布容积，改变其药动学过程。但是，组织的结合容量是巨大的，这种置换对游离型药物血药浓度的影响可能只是暂时的。稳态血药浓度的长期变化可能主要与其他相互作用机制有关，如影响代谢或排泄。

1. 血浆蛋白结合的置换

许多药物或药物代谢产物易与血浆蛋白结合。一般来说，酸性药物和中性药物主要与白蛋白结合，但它们的结合位点各不相同。碱性药物如三环类抗抑郁药、利多卡因和普萘洛尔主要与急性期反应蛋白 α_1- 酸性糖蛋白结合。在用药过程中，新加入一种药物，有时能将原药从结合位点上置换出来，导致药动学甚至药物的作用发生改变。

药物在血浆蛋白结合上的置换能否产生明显的临床后果，取决于目标药的药理学特性，那些分布容积小、半衰期长和治疗窗窄的药物，如华法林、卡马西平等被置换下来后，药物作用往往显著增强，易导致不良的临床后果。这是因为蛋白结合率由 99% 下降为 98%，虽仅仅减少一个百分点，但血药浓度增加一倍。

2. 组织结合位点的置换

一种药物将另一种药物从组织结合位点（不是受体）上置换出来，也是一种药物相互作用。但组织结合位点的容量巨大，因此一种药物引起的组织结合位点置换，常使另一种药物的游离型血药浓度暂时升高而不是长时间改变。奎尼丁、维拉帕米、胺碘酮、硝苯地平等能使地高辛的稳态血药浓度出现不同程度的升高。奎尼丁不仅能降低地高辛的总清除率，还能将地高辛从组织结合位点上置换出来，降低它的分布容积，两药合用时应酌减地高辛用量 1/3 ~ 1/2。

（三）影响药物代谢的相互作用

药物吸收后，主要通过肝脏代谢，而这一过程则依赖于肝微粒体中的多种酶系，其中最重要的是细胞色素 P450 混合功能氧化酶系统（简称肝药酶）。药物与药物、药物与食物或药物自身都可通过酶的诱导或抑制而产生代谢性相互作用，这种影响药物代谢的相互作用约占药动学相互作用的 40%，是临床意义最为重要的一类相互作用。目前细胞色素 P450 混合功能氧化酶系统已知有 14 个家族、30 多个类型，涉及大多数药物代谢的酶系主要有 CYP1、CYP2、CYP3 三大家族，较常见的是 1A2、3A4、2C9、2C19、2D6 和 2E1 亚族。能够诱导药酶活性增强（酶促作用）、使其他药物或本身代谢加速、导致药效减弱或增强的药物，称为药酶诱导剂；能够抑制或减弱药酶活性（酶抑作用）、减慢其他药物代谢、导致药效增强或不良反应增多的药物，称为药酶抑制剂。通常一种药物可被一种或多种药酶代谢，而且一种药物既可是某一药酶的底物，又可是该药酶的抑制剂或诱导剂。表 2-8 中列出了常见细胞色素 P450 酶的底物、诱导剂、抑制剂，可用作参考，以推测可能发生的药物代谢性相互作用。

表 2-8　常见细胞色素 P450 酶的底物、诱导剂、抑制剂

CYP 酶	底物	诱导剂	抑制剂
1A2	茶碱、维拉帕米、阿米替林、β 受体阻滞剂、氯米帕明、氯氮平、氟哌啶醇、利多卡因、美西律、萘普生、普罗帕酮、华法林、咖啡因	苯妥英、利托那韦、吸烟、烟熏食物、利福平、苯巴比妥、奥美拉唑、兰索拉唑	西咪替丁、氟伏沙明、异烟肼、部分大环内酯类抗生素（红霉素、克拉霉素）、部分氟喹诺酮类抗菌药（依诺沙星、环丙沙星、诺氟沙星）
2C9	华法林、托吡酯、氯喹、氟伐他汀、厄贝沙坦、氯沙坦、苯妥英、磺胺甲噁唑、NSAIDs	利福平、抗惊厥药、乙醇、卡马西平、苯巴比妥、利托那韦、圣约翰草	胺碘酮、氟西汀、氟康唑、伏立康唑、辛伐他汀、阿托伐他汀、氟伐他汀、西咪替丁、奥美拉唑
2C19	地西泮、奥美拉唑、泮托拉唑，兰索拉唑	利福平、利托那韦、圣约翰草	奥美拉唑、地西泮
2D6	氟西汀、帕罗西汀、普罗帕酮、卡托普利、美西律、右美沙芬、曲马多、可待因、普萘洛尔、美托洛尔	苯巴比妥	奎尼丁、抗抑郁药（氟西汀、帕罗西汀）、普罗帕酮、苯海拉明、特比萘芬、利托那韦、氟哌啶醇、西咪替丁
2E1	对乙酰氨基酚、氯唑沙宗、氟烷	乙醇（长期）、异烟肼	双硫仑、奎尼丁
3A4	环孢素、伊曲康唑、酮康唑、利多卡因、阿普唑仑、三唑仑、CCB、环磷酰胺、硝苯地平、胺碘酮、紫杉醇、普罗帕酮、多柔比星、洛伐他汀、辛伐他汀、阿托伐他汀、奎尼丁、他克莫司、他莫昔芬、长春新碱、长春碱、逆转录酶抑制剂（齐多夫定、拉米夫定等）	糖皮质激素类、卡马西平、苯妥英、利福平、苯巴比妥、利福布汀	西柚汁、酮康唑、伊曲康唑、伏立康唑、红霉素及其前体药、西咪替丁、甲硝唑、环孢素、抗抑郁药（氟西汀、氟伏沙明、舍曲林）、CCB（地尔硫䓬、维拉帕米）、蛋白酶抑制剂（利托那韦、茚地那韦）

1. 肝药酶诱导作用

多数情况下，酶诱导作用的临床意义较小，但对于一些治疗窗窄的药物如环孢素、地高辛、茶碱和华法林等，加入和撤出酶诱导剂时必须谨慎调整剂量并且密切观察，避免疗效降低或发生严重不良反应。表 2-9 列举了酶诱导剂所引起的药物相互作用实例。

表 2-9　酶诱导剂所引起的药物相互作用实例

目标药	酶诱导剂	相互作用的临床结果
华法林	苯巴比妥、利福平、苯妥英	抗凝作用减弱或失效，需增加剂量
多西环素	苯巴比妥	抗菌作用减效
维生素 K	苯巴比妥	凝血作用减弱，可引起出血

目标药	酶诱导剂	相互作用的临床结果
异烟肼	利福平	肝毒性增加
卡马西平	拉莫三嗪	增加环氧化代谢物浓度，导致毒性
口服避孕药	利福平、利福布汀、曲格列酮	突破性出血，避孕失败
环孢素	苯妥英、卡马西平	环孢素浓度降低，可导致移植物排斥
对乙酰氨基酚	乙醇	低剂量时也产生肝毒性
糖皮质激素	苯妥英、利福平	代谢增强，可能导致治疗失败

2. 肝药酶抑制作用

酶抑制剂能够对肝药酶产生抑制作用，使药物代谢减慢、作用时间延长、作用增强，同时也增加了引起毒性反应的危险。对酶产生抑制的过程通常要比酶诱导快得多，只要肝脏中的酶抑制剂达到足够的浓度即可发生对酶的抑制作用。影响酶抑制作用强度和持续时间的主要因素有酶抑制剂的半衰期（如胺碘酮、葡萄柚汁半衰期很长）、酶抑制剂达到稳态浓度的时间以及被抑制药物的浓度达到新稳态的时间。表2-10为酶抑制剂所引起的药物相互作用实例。

表 2-10　酶抑制剂所引起的药物相互作用实例

目标药	酶抑制剂	相互作用的临床结果
环孢素	地尔硫䓬、维拉帕米、唑类抗真菌药、红霉素	增强对肾脏和中枢神经系统的毒性
奎尼丁	酮康唑、伊曲康唑、伏立康唑、红霉素、西咪替丁	QT_c 延长引发尖端扭转型室性心动过速而致死
华法林	胺碘酮、大环内酯类抗菌药、唑类抗真菌药、质子泵抑制剂	代谢受阻，可引起出血
茶碱	环丙沙星、红霉素	血药浓度升高，出现不良反应，甚至可致死
非洛地平	伊曲康唑	引起血压过度降低和心动过速
氨氯地平、茶碱、泼尼松、奎尼丁、硝苯地平	葡萄柚汁（西柚汁）	生物利用度增加 > 60%，不良反应风险增加
环孢素、地尔硫䓬、炔雌醇、咪达唑仑、三唑仑、维拉帕米	葡萄柚汁（西柚汁）	生物利用度增加30% ~ 40%，不良反应风险增加
HMG-CoA 还原酶抑制剂（他汀类）	唑类抗真菌药、红霉素	增加他汀类肌病、横纹肌溶解的风险
甲泼尼龙	唑类抗真菌药	发生肾上腺功能抑制

续表

目标药	酶抑制剂	相互作用的临床结果
磺脲类降糖药	唑类抗真菌药	发生低血糖
CCB	唑类抗真菌药	发生心率加快、血管扩张以及血压过度降低
短效苯二氮䓬类和咪达唑仑	维拉帕米、伊曲康唑	增强其镇静强度
氯吡格雷	奥美拉唑、艾司奥美拉唑	减少氯吡格雷活性代谢物的生成，降低疗效

虽然肝药酶抑制引起药物相互作用常常导致药物作用增强与不良反应发生，但如能掌握其规律并合理地加以利用，也能产生有利的影响。例如，环孢素是一种价格较高的免疫抑制剂，将地尔硫䓬与环孢素联用已成为降低环孢素剂量从而节省药费开支的一种有效方法。治疗人免疫缺陷病毒感染的蛋白酶抑制剂沙奎那韦生物利用度很低，而同类药利托那韦是 CYP3A4 抑制剂，两药合用可使沙奎那韦的生物利用度提高 20 倍，可在保持疗效的同时减少该药剂量，降低治疗成本。

（四）影响药物排泄的相互作用

1. 肝脏血流量的改变

改变肝脏的血流量，能严重影响一些药物（如普萘洛尔和利多卡因）经肝脏代谢消除。普萘洛尔和其他 β 受体阻滞剂能降低心输出量，也能使肝血流量降低。这不仅能影响其自身消除，也能对合用的肝摄取率高的药物（如利多卡因）的代谢产生影响。有些扩血管药（如异丙肾上腺素）能增加肝血流量，加速普萘洛尔和利多卡因的消除。苯巴比妥能增加肝血流量，当静脉给药时，肝血流的改变比其诱导肝药酶的作用对药物消除的影响更大。

2. 影响胆汁排泄和肝肠循环

许多分子质量超过 400 Da 的极性化合物能以原型或结合形式（如和葡萄糖醛酸或谷胱甘肽结合）主动分泌进入胆汁。药物及其代谢产物能竞争通过胆汁排泄或影响结合反应。丙磺舒能抑制利福平和吲哚美辛的胆汁排泄，而奎尼丁、胺碘酮和维拉帕米则能减慢地高辛的胆汁排泄。有些结合药物在肠道细菌的作用下，能水解游离出原型药物，后者重吸收进入并能明显延长药物的消除半衰期。口服广谱抗生素抑制肠道菌群，或口服考来烯胺阻止药物的吸收，都能阻断药物的肝肠循环。考来烯胺通过这一作用机制能明显加速华法林、地高辛、洋地黄和胺碘酮的清除速率，并缩短它们的半衰期。

3. 损害肾脏功能，影响药物的经肾排泄

许多药物能损害肾脏功能，降低 GFR，延缓肌酐清除，影响多种药物或其代谢产物的经肾排泄。氨基糖苷类抗生素在其血药谷浓度明显上升时，易损害肾脏功能，引起氨基糖苷类抗生素本身和其他经肾排泄的药物如地高辛在体内的蓄积。同样，环孢素和卡托普利能降低地高辛的肾脏清除率，使之与肌酐的清除率平行下降。两性霉素 B 引起的肾脏损害也能升高合用的 5- 氟尿嘧啶的血药浓度，增强后者的骨髓抑制作用。

4. 竞争性肾小管主动分泌的影响

许多酸性药物或代谢产物都通过肾小管主动转运系统分泌排出，它们的主动转运可发生竞争性抑制作用。一种药物通过干扰另一种药物经肾分泌排出，能使后者在体内蓄积并增加其发生毒性反应的可能性。竞争性抑制作用的产生和消失迅速，且呈剂量依赖性。通过这种机制产生相互作用的药物包括磺胺类、乙酰唑胺、噻嗪类利尿药、氯霉素、吲哚美辛、水杨酸盐、丙磺舒、青霉素、头孢菌素类、香豆素和甲氨蝶呤。这种药物排泄的竞争性抑制作用有一定的治疗学意义。例如，丙磺舒通过减慢青霉素和头孢菌素的肾脏排泄速率，能提高两者的血药浓度；阿司匹林、吲哚美辛和磺胺苯吡唑都能使青霉素的清除率下降。

5. 改变尿液 pH 的影响

弱有机碱性药物在酸性尿中，能加速其经肾清除，而在碱性尿中则能延缓其经肾清除。相反，弱有机酸性药物经肾清除率在碱性尿中比在酸性尿中高。强酸或强碱性药物在尿液的生理 pH 范围内几乎全部解离，因此它们的清除率不受尿液 pH 的影响。除少数药物外，多数弱酸或弱碱性药物主要在肝脏内被代谢灭活，影响这些药物的与尿液 pH 有关的肾脏排泄，不会产生明显的临床意义。

四、药效学相互作用

药效学相互作用是药效学基础上的药物相互作用，是指作用于相同受体或相同生理系统的药物，在合并应用时所产生的相加、协同或拮抗作用。这种类型的相互作用尽管没有引起足够的重视，但许多有临床意义的相互作用都属于此类。

（一）受体水平的药物相互作用

一种药物比另一种药物对某种受体可能有更高的亲和力，如果它没有或仅有很弱的内在活性，那么它就能拮抗其他作用于同一受体的药物，这是常见的药物相互作用机制。例如，阿托品可逆地与受体结合，阻断正常的生理递质乙酰胆碱发挥作用。因为药物—受体结合是可逆的，所以只要增加受体激动剂的浓度，就能逆转药物的拮抗作用。胆碱酯酶抑制剂新斯的明能增加受体周围乙酰胆碱的浓度，从而对抗非去极化型肌松药如阿曲库铵、泮库溴铵或维库溴铵引起的肌无力。

（二）作用于相同位点或相同生理系统的药物相互作用

联合使用作用于相同位点或相同生理系统的药物能减弱或增强原药的效应。利尿药、β 受体阻滞剂、单胺氧化酶抑制剂（monoamine oxidase inhibitors，MAOIs）、麻醉药和中枢神经系统抑制药等都能增强抗高血压药的降血压作用，在麻醉过程中极有可能影响心血管系统和中枢及外周神经系统的稳定性。CCB（维拉帕米、地尔硫䓬）与 β 受体阻滞剂普萘洛尔或地高辛合用，能引起心动过缓、房室传导阻滞。氨基糖苷类抗生素与 CCB 能增加神经肌肉阻滞剂的作用。ACEI 能使某些全身麻醉诱导患者产生低血压反应。

（三）改变体液水电解质平衡的药物相互作用

影响电解质平衡能改变某些药物的相互作用，特别是影响血钾的药物与作用于心肌、神经肌肉接头和肾脏的药物合用时，可能产生严重甚至致命的药物不良反应。例如，地高辛、胺碘酮等与排钾利尿剂合用时，在后者导致的低血钾情况下，可能引发新的心律失常。反之，服用保钾利尿剂的患者应慎用氯化钾，因为两者合用对有肾功能损害的患者可能引发致命性的高血钾。药效学相互作用举例见表2-11。

表 2-11 药效学相互作用举例

相互作用的药物	药理效应
肾上腺素与β受体阻滞剂	引起严重高血压反应
锂制剂或甲基多巴与氟哌啶醇	引起严重锥体外系反应
阿片类和苯二氮䓬类	能对中枢神经系统产生协同作用
乙醇与苯二氮䓬类	增强镇静作用
NSAIDs 和华法林	增加出血的风险
ACE 抑制剂和保钾利尿剂	增加高血钾的风险
维拉帕米和β受体阻滞剂普萘洛尔或地高辛	心动过缓和停搏
呋塞米和氨基糖苷类	增加耳、肾毒性
氨基糖苷类与 CCB	增强神经肌肉阻断作用
地高辛或某些抗心律失常药（胺碘酮等）和利尿剂	因后者可导致低血钾，容易引发新的心律失常

五、药物相互作用的认识与处置

（一）充分了解患者的用药史，预测药物相互作用，制订和调整治疗方案

对每一位门诊和入院患者均应详细记录用药史，包括中药、非处方药、诊断用药等。由于患者常从多位医生处寻求治疗，详细的用药史记录可帮助医生在处方时掌握患者目前正在接受的药物治疗情况，预测和避免药物不良相互作用的发生，科学选择治疗方案。关于患者个体的药物相互作用预测和治疗方案选择可考虑如下几点。

1. 给药次序

如果患者先期使用相互作用药（酶抑制剂或诱导剂），且治疗已稳定，然后才开始目标药的治疗，则不会发生药物相互作用，除非停用相互作用药。例如，患者已先服用西咪替丁，然后开始华法林治疗，则不会发生药物相互作用。但如果在华法林治疗剂量稳定后停用西咪替丁，则需要增加抗凝药剂量。

2. 疗程

有些药物相互作用几乎立即发生，有些药物相互作用则需治疗数日或数周后才逐渐显现。例如，合用锂盐和卡马西平引起的神经毒性反应数日后才会表现出来。对延迟发生药物的相互作用，如果观察期太短可能不会被发现，但并不能就此判断合用安全。

3. 剂量

许多药物相互作用是剂量相关性的，需在一定剂量下才有临床意义。例如，大剂量水杨酸类（如阿司匹林 > 3 g/d）可抑制丙磺舒的促尿酸排泄作用，低剂量时不一定有此作用。据此可通过调整剂量来避免一些药物相互作用的发生。

4. 患者的当前状态

患者当前目标药的血药浓度水平和患者对酶抑制剂与诱导剂的反应性是决定药物相互作用是否发生的两个重要因素。如果患者当前目标药的血药浓度接近治疗范围的上限，则在酶诱导剂的作用下，血药浓度发生中等程度降低后，仍然在有效范围内；但在酶抑制剂的作用下，血药浓度即使发生轻度升高，也会达到中毒水平。患者反应性的个体差异会进一步增加最终结果的不确定性。

（二）关注高风险人群，避免药物不良相互作用和不良反应的发生

药物相互作用的流行病学研究显示，药物相互作用在高风险人群中发生的可能性更高；某些疾病状态与药物相互作用的发生密切相关。

1. 易发生药物相互作用的高风险人群

（1）患各种慢性疾病的老年人；

（2）需长期使用药物维持治疗的患者；

（3）多脏器功能障碍者；

（4）接受多个医疗单位或多名医生治疗的患者。

2. 易发生药物相互作用的疾病状态

贫血、哮喘、心律失常、糖尿病、癫痫、肝脏疾病、甲状腺功能减退等。

（三）关注治疗指数低的药物的使用，谨慎合并用药，避免不良反应的发生

治疗指数低的药物易受药物相互作用的影响，且发生不良反应的风险也更大，临床治疗中应予以足够重视。如口服抗凝药（华法林、双香豆素）、抗艾滋病病毒蛋白酶抑制剂（利托那韦）、抗癌药（氟尿嘧啶）、免疫抑制药（环孢素）、治疗心血管疾病的药（奎尼丁、普萘洛尔、地高辛）、抗癫痫药（苯妥英钠、卡马西平、丙戊酸钠）、口服降糖药（格列本脲）、氨基糖苷类（庆大霉素）、三环类抗抑郁药、抗逆转录病毒药（齐多夫定）、抗真菌药（酮康唑、两性霉素 B）、碳酸锂、氨茶碱。

（四）在保证疗效的情况下，尽量减少合用药物数量，尽量选择药物相互作用可能性小的药物，采用替代药物，避免药物不良相互作用的发生

药物代谢性相互作用的研究已经证实，肝药酶与药物分子的结合和催化能力，与药物的结构特征密切相关，即使是同类药物，其酶学基础也存在差异。因此，临床治疗中应避免合并应用对酶活性影响大的药物，尽可能在同类药物中合理选用可替代药物，从而避免药物相互作用可能引起的毒性不良反应或疗效下降。表 2-12 中列举了易发生药物代谢性相互作用的典型药物和可替代药物，可供参考。例如，大环内酯类抗生素红霉素及其前体药物由于抑制 CYP3A4 的活性而应避免与茶碱等药物合用，可调整方案，选择同类药物中的阿奇霉素作为替代药物合并使用。

表 2-12　易发生药物代谢性相互作用的典型药物和可替代药物

药物类别	典型相互作用药物	典型作用	应避免合用的目标药物	可选替代药物
大环内酯类	红霉素及其前体药物	抑制 CYP3A4 的活性	环孢素、茶碱、他汀类	阿奇霉素
喹诺酮类	环丙沙星、诺氟沙星	抑制 CYP1A2 的活性	华法林、茶碱、氯氮平	左氧氟沙星、莫西沙星
抗真菌药	酮康唑、伊曲康唑、伏立康唑	CYP3A4 的强抑制剂	麦角生物碱、利托那韦	特比萘芬
抗真菌药	氟康唑、伏立康唑	抑制 CYP2C9 的活性	苯妥英、华法林、磺胺甲噁唑	伊曲康唑
H_2 受体阻滞剂	西咪替丁	抑制 CYP2C 亚族和 CYP1A2 的活性	华法林、苯妥英钠、茶碱、苯巴比妥、普萘洛尔、地西泮	法莫替丁、雷尼替丁
质子泵抑制剂	奥美拉唑	CYP2C19 抑制剂	氯吡格雷、西洛他唑、地西泮	泮托拉唑、雷贝拉唑
HMG-CoA 还原酶抑制剂	洛伐他汀、辛伐他汀、阿托伐他汀	需经 CYP3A4 代谢激活后才能产生药理活性	CYP3A4 底物或抑制剂	普伐他汀、氟伐他汀
抗抑郁药	氟西汀、帕罗西汀	抑制 CYP2D6 的活性	卡托普利、可待因、曲马多等 CYP2D6 底物	氟伏沙明、文拉法新
抗抑郁药	氟伏沙明	CYP1A2 的强抑制剂	氯氮平、氟哌啶醇、茶碱	氟西汀、帕罗西汀

（五）可借助计算机化的药物相互作用警示系统对患者的药物治疗方案进行检查，预防药物不良相互作用和不良反应的发生

目前，我国已有多种药物相互作用查询系统，也有网络化的药物相互作用在线审查系统，其的确有助于临床人员及时辨识可能发生的潜在药物相互作用。但应注意，药物相互作用比较复杂，有时难以预测，常取决于患者的多种特异参数变化。对重症患者和老年患者来说，药物相互作用更容易产生严重后果，其临床意义更为突出。因此，这些系统提示的药物相互作用是否真正有临床意义，尚需临床人员综合考虑个体的多种因素，进行评估后予以确定。

处方分析和用药咨询

病例 1：患者，女，39 岁。妊娠 24 周，因发现血压升高 1 个月，加重 1 d 来医院就诊。患者妊娠期间无有害物质接触史，无病毒感染史，无用药史，无腹痛、阴道流血流水史。停经 12 周始建围生期保健卡进行产前检查，共检查 6 次，未发现其他异常。1 个月前无明显诱因出现双下肢浮肿，查血压 145/90 mmHg；1 d 前出现头昏不适，测血压 160/100 mmHg，无胸闷、心慌、气喘等症。无其他疾病病史。诊断：高血压。处方：硝苯地平控释片 30 mg，qd，po。患者来药房咨询：家中有多余的降压药福辛普利，能否使用？

药师解答

硝苯地平治疗妊娠期高血压较为安全，可以使用。而福辛普利属于 ACEI 类，患者目前为妊娠中期，服用 ACEI 可致胎儿发育迟缓、血管扩张、血压下降。因此，不能用福辛普利代替硝苯地平。

> 病例 2：患者，男，4 岁 5 个月，因发热、干咳就诊，经查体和实验室检查，诊断为上呼吸道感染。处方：小儿氨酚黄那敏颗粒 1.5 袋 / 次，1 日 3 次口服。患者家属诉用药后患者体温仍高，询问是否可合用家中的对乙酰氨基酚口服液。

药师解答

小儿氨酚黄那敏颗粒中含有对乙酰氨基酚，如再合用对乙酰氨基酚口服液，为重复用药。对乙酰氨基酚超量使用可能造成患者肝功能损伤，因此两药禁止合用。如患者体温仍高，可结合物理降温，注意补充充足的水分。

> 病例 3：患者，男，75 岁，因失眠医生处方地西泮 5 mg，qn。服药 2 d 后患者自觉白天困倦思睡，肢体无力。患者既往有酒精性肝硬化，肝功能不全，长期服用葡醛内酯进行保肝治疗。
> （1）患者咨询出现困倦思睡、肢体无力的原因，以及如何处置。
> （2）医生给患者更改处方，后随访得知患者白天困倦思睡、肢体无力的症状消失。医生咨询是否需要报告药物不良反应。

药师解答

（1）患者为老年人，肝功能不全，地西泮代谢减慢，镇静催眠作用、肌肉松弛作用增强，故出现上述症状。建议停用地西泮，改用短效非苯二氮䓬类药物治疗失眠。

（2）从药品不良反应的角度分析，患者症状是在用药 2 d 后产生的，有合理的时间关系；此不良反应在地西泮说明书中已记载，也有相应文献报道，符合已知的不良反应类型；停药后不良反应消失；患者未再次用地西泮，不清楚再次用药是否发生；患者的症状不能用其他原因解释。因此，判断地西泮不良反应为很可能。地西泮是上市多年的药物，此不良反应并非新的不良反应，也不是严重的不良反应，按照《药品不良反应报告和监测管理办法》，不需报告。

病例 4：患者，男，54 岁，因血压控制不佳 2 周就诊。患者 5 年前诊断为原发性高血压，规律服用硝苯地平缓释片 30 mg，qd，血压控制良好，血压在 120/80 mmHg 左右。患者 4 周前因咳嗽、低热、盗汗在结核病院被诊断为肺结核，予利福平、异烟肼、乙胺丁醇、吡嗪酰胺四联抗结核治疗。用药 2 周后患者自觉头痛，自测血压 150/90 mmHg。医生向药师咨询血压控制不佳是否和用药相关。

药师解答

利福平是 CYP3A4 诱导剂，而硝苯地平是 CYP3A4 底物，二者合用可使硝苯地平肝脏代谢加快，血药浓度降低，降压效果减弱。建议调整降压药品种，改为 ACEI/ARB 降压治疗，密切监测血压。

利福平为广谱诱导剂，对 CYP3A4、CYP2C9、CYP2C19 和 CYP2B6 均存在诱导作用，对 CYP3A4 的诱导作用最强，在培养的人肝细胞中，利福平可增加超过 50 倍的 CYP3A4；同时利福平也上调转运 P- 糖蛋白（P-gP）表达。与其他药物合用时，易改变其他药物的体内药物代谢动力学过程，从而引发不良反应。

自测题

单项选择题

1. 妊娠期母体内游离型药物增多，药效增强，是由于（　　　）。

A. 药物蛋白结合率增高　　　　　　B. 血浆蛋白浓度增高

C. 血浆蛋白浓度降低　　　　　　　D. 心输出量增加

2. 妊娠期用药最易引起胎儿畸形的阶段是（　　　）。

A. 妊娠早期　　　　　　　　　　　B. 妊娠中期

C. 妊娠晚期　　　　　　　　　　　D. 妊娠第 18～30 周时

3. 妊娠期致畸风险最小、相对安全的药物是（　　　）。

A. 四环素　　　　　　　　　　　　B. 维 A 酸

C. 青霉素　　　　　　　　　　　　D. 磺胺类

4. 妊娠期妇女并发高血压时应该（　　　）。

A. 采取抗高血压药物治疗　　　　　B. 终止妊娠

C. 注意观察护理　　　　　　　　　D. 停止一切日常活动

5. 1 周内新生儿禁用磺胺类、阿司匹林及合成维生素 K 等药物以免引起核黄疸，是由于（　　　）。

A. 以上药物直接损伤脑组织

B. 药物损害肝功能

C. 药物竞争性地与血浆蛋白结合后，使游离胆红素升高，引起核黄疸

D. 患儿血浆黏滞度过高

6. 噻嗪类利尿药不宜用于高血压合并（　　　）。

A. 慢性心力衰竭患者　　　　　　B. 冠心病患者

C. 慢性肾炎水肿患者　　　　　　D. 痛风患者

7. 维拉帕米不适用于（　　　）。

A. 冠心病心绞痛　　　　　　　　B. 阵发性室上性心动过速

C. 房室传导阻滞　　　　　　　　D. 慢性心房颤动

8. β受体阻滞剂的不良反应不包括（　　　）。

A. 心动过缓　　　　　　　　　　B. 抑制房室传导

C. 减弱心肌收缩力　　　　　　　D. 心率加快

9. 以下关于肝脏药物代谢的叙述，错误的是（　　　）。

A. 进入机体的药物几乎全都在肝脏代谢

B. 肝脏是药物生物转化最重要的器官

C. 大多数药物的氧化反应是在肝外完成的

D. 药物在肝内代谢后，一部分代谢产物经胆汁排入肠道

10. 关于严重肝功能不全对药物代谢的影响，错误的是（　　　）。

A. 肝脏蛋白合成减少　　　　　B. 使很多药物的生物转化加快

C. 药物与血浆蛋白结合率下降　　D. 游离型药物明显增加

11. 经肾小管主动排泌的有机酸类药不包括（　　　）。

A. 头孢菌素　　　　　　　　　　B. 利尿药

C. 甲氨蝶呤　　　　　　　　　　D. 阿托品

12. 关于心功能不全引起器官对药物效应发生改变的叙述，错误的是（　　　）。

A. 肝脏对药物生物转化、排出相应减少

B. 消化道淤血，药物吸收减少

C. 胃肠蠕动慢，药物在肠道停留时间长，吸收增多

D. 经皮下或肌内注射给药时吸收慢

13. 下列情况属于药物不良反应的是（　　　）。

A. 对乙酰氨基酚过量引起患者肝损害

B. 长期无适应证使用氯硝西泮、可待因等药物

C. 使用静脉注射药品后出现热原反应

D. 因高血压服用 ACEI 类药物，引起咳嗽

14. 下列有关药物不良反应的说法，错误的是（　　　）。

A. 治疗作用和不良反应是相对的

B. 严格按照药品说明书用药可避免不良反应的发生

C. 不良反应是药物固有的药理作用

D. 一般不良反应在停药后很快减轻或消失

15. A 型药物不良反应不包括（　　　）。

A. 变态反应　　　　　　　　　　B. 毒性反应

C. 继发反应   D. 后遗效应

16. 下列有关 B 型药物不良反应的说法，错误的是（　　　）。

A. 与剂量无关   B. 难以预测

C. 发生率低   D. 病死率低

17. 下列有关 A 型药物不良反应的说法，错误的是（　　　）。

A. 药理作用过强所致   B. 可以预测

C. 发生率低   D. 病死率低

18. 下列有关药品不良反应报告的说法，错误的是（　　　）。

A. 一般药品不良反应报告每季度向上级不良反应监测中心报告

B. 新的药品不良反应应于发现之日起 15 d 内报告

C. 严重的药品不良反应应于 24 h 内报告

D. 死亡病例须及时报告

19. 国家药品不良反应监测中心采用的药物不良反应关联性评价方法分为（　　　）。

A. 肯定、可能、不可能

B. 肯定、很可能、可能、可能无关、待评价、无法评价

C. 肯定、可能、可疑、不可能

D. 肯定、很可能、可能、可疑、不可能

20. 下列有关药物相互作用表现形式的说法，错误的是（　　　）。

A. 可出现两药或多药的协同作用

B. 可出现两药或多药的拮抗作用

C. 可产生通常情况下不会出现的特殊作用

D. 不可能产生超出单独药物原有的药理作用

21. 下列属于有害药物相互作用的是（　　　）。

A. 对乙酰氨基酚和呋塞米   B. 阿托品和吗啡

C. 甲氧苄啶和磺胺   D. 卡比多巴和左旋多巴

22. 服药后，进入血液的药物呈现活性的状态是（　　　）。

A. 游离状态   B. 络合状态

C. 吸附状态   D. 复合体状态

23. 伊曲康唑和雷尼替丁合用可产生（　　　）。

A. 抗菌疗效提高   B. 药物代谢性相互作用

C. 影响吸收的相互作用   D. 影响分布的相互作用

24. 氟喹诺酮类药物不宜与含有铝、钙或镁的抗酸药物合用是因为（　　　）。

A. 代谢受干扰   B. 影响吸收

C. 影响血浆蛋白的结合   D. 毒副反应加重

25. 奎尼丁和地高辛产生相互作用是因为（　　　）。

A. 血浆蛋白结合的置换   B. 组织结合的置换

C. 吸收部位的相互影响   D. 代谢受干扰

26. 长期嗜酒的患者服用对乙酰氨基酚，其肝毒性反应显著增强，是因为（   ）。

 A. 对乙酰氨基酚代谢受阻　　　　B. 乙醇的酶诱导作用

 C. 乙醇的酶抑制作用　　　　　　D. 对乙酰氨基酚的血药浓度提高

27. 乙醇与苯二氮䓬类合用时镇静作用增强，是因为（   ）。

 A. 两者的协同镇静作用　　　　　B. 乙醇的酶抑制作用

 C. 乙醇提高了苯二氮䓬类的吸收　D. 乙醇的酶诱导作用

自测题答案：

1. C 2. A 3. C 4. A 5. C 6. D 7. C 8. D 9. C 10. B 11. D 12. C
13. D 14. B 15. A 16. D 17. C 18. C 19. B 20. D 21. A 22. A 23. C
24. B 25. B 26. C 27. A

第三章

心血管系统常见疾病的药物治疗

学习目标

一、掌握

1. 高血压的治疗原则，主要降压药物的种类、适应证及代表药物；

2. 高脂血症的治疗原则，他汀类药物的药理作用和临床应用；

3. 稳定性冠状动脉粥样硬化性疾病的药物治疗；

4. 慢性心力衰竭的药物治疗。

二、熟悉

1. 高血压的临床表现；

2. 血脂异常的分型和临床表现；

3. 稳定性冠状动脉粥样硬化性疾病的临床表现；

4. 慢性心力衰竭的临床表现。

三、了解

1. 血压的测量方法，高血压的分类和危险分层；

2. 血脂异常的病因。

随着疾病谱的变化、寿命的延长，当前心血管系统疾病已成为影响我国人群健康的常见疾病，高血压、血脂异常、脑卒中和冠状动脉粥样硬化性心脏病的发病率和病死率不断增加。我国心血管系统疾病仍存在知晓率、治疗率、控制率不高的情况。心血管系统疾病的治疗主要是针对心血管危险因素进行干预，药物治疗是重要的干预措施之一。此外，药师在帮助患者改变生活方式方面也可以发挥积极的作用。

第一节　高血压的药物治疗

高血压是常见的心血管系统疾病，常与其他心血管系统疾病危险因素共存，可损伤重要脏器，如心、脑、肾的结构和功能，最终导致这些器官的功能衰竭。全国每年因血压升高所致的过早死亡人数高达 200 余万，每年直接医疗费用达 366 亿。高血压分为两大类：

（1）原发性高血压，是以体循环动脉压升高为主要临床表现的慢性血管综合征，占高血压人群的 90% 以上。

（2）继发性高血压，是指由某些确定的疾病或病因引起的血压升高，占高血压人群的 5% ~ 10%。

本节主要介绍原发性高血压的药物治疗。为方便叙述，以下均称为高血压。

一、病因与发病机制

高血压为多因素，尤其是遗传和环境因素交互作用的结果。但是遗传与环境因素具体通过何种途径升高血压，至今尚无统一的认识。原因如下：首先，高血压不是一种均匀同质性疾病，不同个体的病因和发病机制不尽相同。其次，高血压病程较长，进展一般较缓慢，不同阶段始动、维持和加速机制不同。因此，高血压是多因素、多环节、多阶段和个体差异较大的疾病。

目前对高血压发病机制的认识主要集中在以下几个环节：交感神经系统活性亢进、肾性水钠潴留、肾素 – 血管紧张素 – 醛固酮系统（renin-angiotensin-aldosterone system，RAAS）激活、细胞膜离子转运异常、胰岛素抵抗等。

二、临床表现及评估

（一）临床表现

1. 起病

高血压大多数起病缓慢，缺乏特殊临床表现，导致诊断延迟，仅在测量血压时或发生心、脑、肾等并发症时才被发现。

2. 常见症状

常见症状有头晕、头痛、颈项板紧、疲劳、心悸等，也可出现视力模糊、鼻出血等较重症状。典型的高血压头痛在血压下降后即可消失。高血压患者可以同时合并其他原因的头痛，往往与血压水平无关，如精神焦虑性头痛、偏头痛、青光眼等。如果突然发生严重头晕与眩晕，要注意可能是脑血管病或者降压过度、直立性低血压。

3. 器官受累症状

高血压患者可出现器官受累的症状，如胸闷、气短、心绞痛、多尿等。

（二）血压的测量

测量血压前，患者应在有靠背的椅子上静坐至少 5 min；测量血压时应双脚着地，上臂置于心脏水平。特殊情况下特别是存在直立性低血压的患者可取站立位测量血压。为保证测量准确，应使用适当大小的袖带并正确放置。

1. 标准汞柱式血压计

诊室测血压常用标准汞柱式血压计。听诊器置于肱动脉搏动最明显处。注气至肱动脉搏动消失再升高 20 ~ 30 mmHg。缓慢放气，速度以水银柱每秒下降 4 mmHg 为宜。当听诊器中出现第一声搏动声时，水银柱所指的刻度为收缩压；当搏动声突然变弱或消失时，水银柱所指的刻度为舒张压。血压至少应测量 2 次，取平均值。

2. 家庭血压测量

家庭血压测量应选择经过标准化方案验证的电子血压计，在使用期间应定期进行校准，至少每年 1 次。应每日早、晚测量血压，每次测量前患者应在坐位休息 5 min，测量 2 ~ 3次，间隔 1 min。通常早上血压测量应于起床后 1 h 内进行（服用降压药物之前、早餐前或剧烈活动前）；晚间血压测量可于晚饭后、上床睡觉前进行。初诊患者，以及治疗早期或虽经治疗但血压尚未达标的患者，应于就诊前连续测量 5 ~ 7 d；血压控制良好时，每周测量至少 1 d。

家庭血压测量有助于增强患者的健康参与意识，改善患者的治疗依从性，适合需长期监测血压的患者。随着血压遥测技术和设备的发展，基于互联网的家庭血压远程监测和管理可望成为未来血压管理的新模式。

（三）诊断标准

人群中血压呈连续性正态分布，正常血压和高血压的划分无明确界线，高血压的标准是根据临床及流行病学资料界定的。高血压定义为未使用降压药物的情况下诊室收缩压 ≥ 140 mmHg 和（或）舒张压 ≥ 90 mmHg。根据血压升高水平，进一步将高血压分为 1 ~ 3 级。表 3-1 为高血压水平分类和定义。

表 3-1　高血压水平分类和定义　　　　　　　　　　　　　　单位：mmHg

分类	收缩压		舒张压
正常血压	< 120	和	< 80
正常高值血压	120 ~ 139	和（或）	80 ~ 89
高血压	≥ 140	和（或）	≥ 90
1 级高血压（轻度）	140 ~ 159	和（或）	90 ~ 99
2 级高血压（中度）	160 ~ 179	和（或）	100 ~ 109
3 级高血压（重度）	≥ 180	和（或）	≥ 110
单纯收缩期高血压	≥ 140	和	< 90

注：当收缩压和舒张压分属于不同级别时，以较高的级别作为标准。以上标准适用于任何年龄的成年男性和女性。

家庭自测血压时，若血压平均值 ≥ 135/85 mmHg，也可以确诊为高血压。如已经开始药物治疗，则说明用药后血压未得到很好的控制。当诊室血压 ≥ 140/90 mmHg，而家庭血压 < 135/85 mmHg 时，可诊断为"白大衣性高血压"。

（四）心血管风险分层

高血压患者的诊断和治疗不能只根据血压水平，还需对患者进行心血管综合风险的评估并分层，以确定启动降压治疗的时机，优化降压治疗方案，确立更合适的血压控制目标和进行患者的综合管理。应根据病史、体格检查和基本推荐的实验室检查项目，确定患者存在哪些心血管危险因素、靶器官损害和并存的临床情况，从而将患者将来发生冠心病、卒中等疾病和心血管死亡的风险分为低危、中危、高危和很高危。

三、治疗原则和一般治疗

1. 血压控制目标值

目前一般主张血压控制目标值应在 140/90 mmHg 以下，糖尿病、慢性肾脏病、心力衰竭或病情稳定的冠心病合并高血压患者，血压控制目标值应在 130/80 mmHg 以下。对于老年收缩期高血压患者，收缩压应控制在 150 mmHg 以下，如果能够耐受，可降至 140 mmHg

以下。应尽早将血压降低到上述目标血压水平，但并非越快越好。大多数高血压患者，应根据病情在数周至数月内将血压逐渐降至目标血压水平。年轻、病程较短的高血压患者，可较快达标。但老年人、病程较长或已有靶器官损害或并发症的患者，降压速度宜适度减慢。

2. 所有高血压患者均应进行治疗性生活方式干预

（1）减轻体重：将体重指数（body mass index，BMI）尽可能控制在 24 kg/m² 以下；体重降低对改善胰岛素抵抗、糖尿病、血脂异常和左心室肥厚均有益。

（2）减少钠盐摄入：膳食中约 80% 的钠盐来自烹调用盐和各种腌制品，所以应减少烹调用盐，每人每日食盐量以不超过 6 g 为宜。

（3）补充钾盐：每日吃新鲜蔬菜和水果。

（4）减少脂肪摄入：减少动物食品和动物油的摄入，减少反式脂肪酸的摄入，适量选用橄榄油等植物油。

（5）戒烟限酒。

（6）增加运动：运动有利于减轻体重和改善胰岛素抵抗，提高心血管调节适应能力，稳定血压水平。

（7）减轻精神压力，保持心态平衡。

3. 启动药物治疗的指征

（1）高血压 2 级或以上患者。

（2）高血压合并糖尿病，或者已经有心、脑、肾等靶器官损害或并发症的患者。

（3）血压持续升高，改善生活方式后血压仍未获得有效控制者。

4. 降压药物应用基本原则

使用降压药物应遵循 4 项原则，即小剂量开始、优先选择长效制剂、联合用药及个体化。

（1）小剂量开始：开始治疗时通常应采用较小的有效治疗剂量，根据需要逐步调整剂量。

（2）优先选择长效制剂：尽可能使用每日给药 1 次而有持续 24 h 降压作用的长效药物，从而有效控制夜间血压与晨峰血压，更有效预防心脑血管并发症。如使用中、短效制剂，则需每日给药 2～3 次，以达到平稳控制血压的目的。

（3）联合用药：可增加降压效果又不增加不良反应。在低剂量单药治疗效果不满意时，可以采用两种或两种以上降压药物联合治疗。事实上，2 级以上高血压患者为达到目标血压常需联合治疗。对血压 ≥ 160/100 mmHg 或高于目标血压 20/10 mmHg 或高危及以上患者，开始即可采用小剂量两种药物联合治疗或用固定复方制剂。

（4）个体化：根据患者的具体情况、药物的有效性和耐受性，兼顾患者的经济条件及个人意愿，选择适合患者的降压药物。

5. 多重心血管危险因素协同控制

各种心血管危险因素之间存在关联，大部分高血压患者合并其他心血管危险因素。降压治疗后尽管血压控制在正常范围，其他心血管危险因素依然对预后产生重要影响，因此降压治疗时应同时兼顾其他心血管危险因素控制。降压治疗方案除了必须有效控制血压外，还应兼顾对糖代谢、脂代谢、尿酸代谢等多重危险因素的控制。

四、治疗药物

目前常用的降压药物可分为 5 大类，即利尿剂、肾上腺素受体阻滞剂（β 受体阻滞剂、α 受体阻滞剂）、CCB、ACEI 和血管紧张素 II 受体拮抗剂（angiotensin receptor blocker，ARB）。

（一）利尿剂

利尿剂用于降压治疗已逾半个世纪。多项临床研究证实，此类药物降压效果好，价格低廉，且可显著降低心血管事件的发生率和总病死率。因此，国内外相关指南均充分肯定了利尿剂在降压治疗中的地位，并将其作为治疗难治性高血压的基础用药。临床应用最多的是噻嗪类利尿剂，以此为基础组成的固定复方制剂有助于提高疗效，减少不良反应，改善患者依从性，因而受到越来越多的关注。

1. 分类

利尿剂包括袢利尿剂、噻嗪类利尿剂及保钾利尿剂。

（1）袢利尿剂：主要作用于髓袢升支粗段髓质部，抑制 NaCl 的主动重吸收，导致外髓部渗透梯度难以形成，影响尿液浓缩过程。其利尿作用强大，属于强效利尿剂。包括呋塞米、布美他尼、托拉塞米。一般不用于降压治疗。

（2）噻嗪类利尿剂：主要作用于远曲小管始端，减少 NaCl 和水的重吸收，属于中效利尿剂。噻嗪类利尿剂具有扩张血管作用，这是其降压的主要机制。氢氯噻嗪常用于治疗高血压。吲达帕胺抑制肾上腺皮质稀释段对 Na^+ 的重吸收，以达到利尿效果，药理学上与噻嗪类相关。

（3）保钾利尿剂：分为两类。一类抑制远曲小管和集合管的 Na^+-H^+ 共同转运体，抑制 Na^+ 重吸收并减少 K^+ 分泌，其作用不依赖醛固酮，代表药物有氨苯蝶啶和阿米洛利。另一类为醛固酮受体拮抗剂，可与醛固酮受体结合，竞争性拮抗醛固酮的排钾保钠作用，代表药物是螺内酯。上述两类药物利尿作用较弱，属于弱效利尿剂。

2. 临床应用

（1）适应证：利尿剂适用于大多数无禁忌证的高血压患者的初始和维持治疗，尤其适合老年高血压、难治性高血压、心力衰竭合并高血压、盐敏感性高血压患者。

（2）用药方案：对于适于利尿剂治疗的高血压患者，一般以中小剂量（如氢氯噻嗪 12.5 ~ 25 mg，吲达帕胺 1.25 mg 或 1.5 mg）开始初始治疗。常用利尿剂的单药应用见表 3-2。

表 3-2　常用利尿剂的单药应用

药物通用名	达峰时间 / h	半衰期 / h	常用剂量范围 / mg	用药频次
氢氯噻嗪	4	9 ~ 10	12.5 ~ 25	qd
吲达帕胺	1 ~ 2	14 ~ 18	1.25 ~ 2.5	qd
阿米洛利	6 ~ 10	6 ~ 9	5 ~ 10	qd
螺内酯	48 ~ 72	13 ~ 24	10 ~ 40	qd ~ bid

若中小剂量噻嗪类利尿剂治疗未能使血压达标，不建议继续增加剂量，可在此基础上加用 ACEI、ARB 或 CCB，以达到降压效果并减少不良反应，如低血钾。

3. 用药监护

（1）痛风患者禁用噻嗪类利尿剂。高血钾与肾衰竭患者禁用醛固酮受体拮抗剂。吲达帕胺为一种氯苯磺胺的衍生物，对磺胺药过敏者禁用。

（2）由于少数患者接受噻嗪类利尿剂治疗时可能发生低血钾，故需注意监测血钾水平的变化，可在开始用药 2~4 周后检测血液电解质。若患者无低血钾表现，则此后每年复查 1~2 次即可。

（3）长期大剂量应用利尿剂单药治疗时，需注意其导致电解质紊乱、糖代谢异常、高尿酸血症、直立性低血压等不良反应的可能性。

（二）CCB

钙通道是细胞膜上对钙离子具有高度选择性通透能力的亲水性孔道。钙离子通过钙通道进入细胞，参与细胞跨膜信号传导过程，介导兴奋 – 收缩偶联和兴奋 – 分泌偶联、维持细胞正常形态和功能完整性、调节血管平滑肌的舒缩活动等。细胞内钙超载，将导致一系列病理生理过程，如高血压等。CCB 能有效降低血压以及心脑血管疾病的发病率及病死率。

1. 分类

根据 CCB 与动脉血管和心脏的亲和力及作用比，可将 CCB 分为二氢吡啶类 CCB 与非二氢吡啶类 CCB。二氢吡啶类 CCB 主要作用于动脉。非二氢吡啶类 CCB 的血管选择性差，对心脏具有负性变时、负性传导及负性变力作用。

2. 临床应用

（1）适应证。①二氢吡啶类 CCB 降压疗效强，药效呈剂量依赖性，适用于轻、中、重度高血压。可用于各年龄段、各种类型的高血压患者。优先选用的人群包括：容量性高血压，即水钠过多而引起的高血压（如老年高血压、单纯收缩期高血压及低肾素活性或低交感活性的高血压）患者；合并动脉粥样硬化的高血压（如高血压合并稳定型心绞痛、颈动脉粥样硬化、冠状动脉粥样硬化及高血压合并周围血管病）患者。②非二氢吡啶类 CCB 适用于合并心绞痛、室上性心动过速及颈动脉粥样硬化的高血压患者。

（2）用药方案：短中效 CCB 在扩血管的同时，由于血压下降速度快，会导致反射性交感激活、心率加快及心肌收缩力增强，使血流动力学波动并抵抗其降压作用，故应尽量使用长效制剂，以使降压作用平稳、持久、有效，同时不良反应小，患者耐受性好、依从性高。常用的 CCB 单药应用见表 3–3。

表 3–3　常用的 CCB 单药应用

药物通用名	达峰时间 / h	半衰期 / h	常用剂量范围 / mg	每日用药次数
硝苯地平	0.5~1	1.7~3.4	10~30	tid
硝苯地平缓释制剂	1.6~4	1.7~3.4	10~20	bid

续表

药物通用名	达峰时间 / h	半衰期 / h	常用剂量范围 / mg	每日用药次数
硝苯地平控释制剂	6～12（首剂达峰时间，连续服药血浆药物浓度波动小）	1.7～3.4	30～60	qd
尼群地平	1～2	10～22	10～20	tid
尼莫地平	1～1.5	1.1～1.7	30～60	qid
氨氯地平	6～12	35～50	2.5～10	qd
左旋氨氯地平	6～12	35～50	2.5～5	qd
拉西地平	0.5～1.5	12～15	4～8	qd
乐卡地平	1.5～3	8～10	10～20	qd
非洛地平	2.5～5	11～16	5～10	qd
地尔硫䓬	1～2	3.5	30～90	bid～tid
地尔硫䓬缓释制剂	6～11	3.5	90	qd～bid
维拉帕米缓释制剂	5～7	12	120～240	qd～bid

临床主要推荐应用的以 CCB 为基础的优化联合治疗方案包括：①二氢吡啶类 CCB ＋ARB；②二氢吡啶类 CCB ＋ ACEI；③二氢吡啶类 CCB ＋ 噻嗪类利尿剂；④二氢吡啶类 CCB ＋ β 受体阻滞剂。以长效二氢吡啶类 CCB 为基础的联合降压治疗不良反应小、疗效好。例如，CCB ＋ RAAS 抑制剂，前者直接扩张动脉，后者通过阻断 RAAS，既扩张动脉又扩张静脉，同时 CCB 导致的踝部水肿可被 ACEI 或 ARB 消除。

3．用药监护

（1）短中效的 CCB（硝苯地平普通片）在降压的同时会引起反射性心率加快，相对禁用于合并快速性心律失常患者。

（2）非二氢吡啶类 CCB 有明显的负性肌力作用和负性传导作用，应避免用于左室收缩功能不全、Ⅱ～Ⅲ度房室传导阻滞和病窦综合征患者。

（3）不良反应常见面色潮红、头疼、眩晕、外周水肿等，通常可耐受。

（4）与利福平合用时，硝苯地平达不到有效的血药浓度，故应避免合用。

（5）硝苯地平禁用于妊娠 20 周内和哺乳期妇女。

（6）应用缓释剂型时应注意勿破坏其缓释结构，如硝苯地平缓释片（拜新同）、非洛地平缓释片（波依定）等不能掰开服用。

（7）有些缓释剂型药片骨架可能随粪便排出，如遇患者咨询，应予以解释。

（三）ACEI

ACEI 是通过竞争性地抑制 ACE 而发挥降压作用的一类药物。自 20 世纪 80 年代上市以来，大量循证医学证据均显示该类药物对于高血压患者具有良好的靶器官保护和心血管终点事件预防作用。ACEI以其显著的降压作用及广泛的应用范围成为基础降压药物之一。

1. 分类

（1）根据与ACE分子表面锌原子相结合的活性基团的不同，可分为巯基（-SH）类（如卡托普利等）、羧基（-COOH）类（如依那普利等）以及磷酸基（-POO-）类（如福辛普利）。

（2）根据代谢途径的不同，可分为经肝与肾双途径排泄（如福辛普利、群多普利）和经肾单途径排泄（其余ACEI）。

（3）根据ACEI活性的不同，可分为前体药物（如福辛普利等）和非前体药物（如卡托普利等）。

2. 临床应用

（1）适应证。适用于下列1、2、3级高血压患者：合并左室肥厚和有心肌梗死病史的患者；合并左室功能不全的患者；合并代谢综合征、糖尿病肾病、慢性肾脏病、蛋白尿或微量白蛋白尿的患者；合并无症状性动脉粥样硬化或周围动脉疾病或冠心病高危的患者。

（2）用药方案。尽量选择长效制剂以平稳降压。常用ACEI的单药应用见表3-4。

表3-4　常用ACEI的单药应用

药物通用名	达峰时间 / h	半衰期 / h	常用剂量
卡托普利	1 ~ 1.5	2	12.5 ~ 75 mg, tid
依那普利	1	11	5 ~ 40 mg, qd
贝那普利	2 ~ 4	11	5 ~ 40 mg, qd
咪达普利	2	8	2.5 ~ 10 mg, qd
赖诺普利	6 ~ 8	12	5 ~ 40 mg, qd
培哚普利	2 ~ 4	30 ~ 120	4 ~ 8 mg, qd
雷米普利	1	13 ~ 17	2.5 ~ 10 mg, qd
群多普利	1	16 ~ 24	1 ~ 4 mg, qd
福辛普利	3	12	10 ~ 40 mg, qd

联合治疗方案：我国主要推荐应用的以ACEI为基础的优化联合治疗方案包括：① ACEI ＋ 噻嗪类利尿剂：长期使用噻嗪类利尿剂可引起血容量不足而致RAAS激活，并可能出现低血钾等不良反应；联用ACEI可抑制RAAS，增强降压效果，并避免低血钾。② ACEI ＋ CCB：CCB可直接扩张动脉，并可反射性引起RAAS激活增加，联用ACEI可扩张动脉及静脉，并抑制RAAS作用，ACEI还可抵消CCB导致的踝部水肿。

3. 用药监护

（1）禁忌证。①绝对禁忌证：妊娠、血管神经性水肿、双侧肾动脉狭窄、高钾血症（＞ 6.0 mmol/L）。②相对禁忌证：血肌酐水平显著升高（＞ 265 μmol/L），高钾血症

（> 5.5 mmol/L）。③有症状的低血压（< 90 mmHg），多见于心力衰竭、血容量不足等 RAAS 激活的患者。④有妊娠可能的女性。⑤左室流出道梗阻患者。

（2）避免使用影响降压效果的药物，如大部分 NSAIDs（其中，阿司匹林剂量 ≥ 300 mg 时）、激素等。

（3）用药前应检测血钾、血肌酐水平及估算肾小球滤过率（estimated glomerular filtration rate，eGFR），由小剂量开始给药，在患者可耐受的前提下，逐渐上调至标准剂量。治疗 2 ~ 4 周，然后评价疗效并复查血钾、肌酐水平及 eGFR。若发现血钾水平升高（> 5.5 mmol/L）、eGFR 降低（> 30%）或肌酐水平升高（> 30%），应减小药物剂量并继续监测，必要时停药。

（4）出现干咳、低血压、血管神经性水肿等不良反应时应积极处理，避免引起患者治疗依从性下降。

（5）ACEI 与 ARB 均作用于 RAAS，联合使用没有益处，且会增加不良反应风险。

（四）ARB

ARB 是继 ACEI 后对高血压及心血管疾病等具有良好疗效的作用于 RAAS 的一类降压药物。虽然 ARB 与 ACEI 的降压和心血管保护作用有许多相似之处，但 ARB 作用于 Ang Ⅱ 受体水平，更充分、更直接地阻断 RAAS，避免了"Ang Ⅱ 逃逸现象"，具有较好的降压效果；极少见 ACEI 的干咳、血管神经性水肿等不良反应，患者治疗依从性更高。

1. 临床应用

（1）适应证：适用于轻、中、重度高血压患者。ARB 除具有降压作用外，还具有保护心血管和肾脏及改善糖代谢的作用，优先选用的人群包括高血压合并左室肥厚、心功能不全、心房颤动、冠心病、糖尿病肾病、微量白蛋白尿或蛋白尿、代谢综合征及不能耐受 ACEI 的患者。ARB 降压效果呈剂量依赖性。

（2）用药方案：ARB 为长效降压制剂，通常每日服用一次即可。

2. 用药监护

（1）禁忌证：妊娠高血压、高血钾或双侧肾动脉狭窄。

（2）ARB 扩张肾小球出球小动脉作用强于扩张肾小球入球小动脉，使肾小球滤过压下降，肾功能减退，GFR 降低，血肌酐和血钾水平升高。因此，对慢性肾脏病 4 期或 5 期患者，ARB 初始剂量应减半并严密监测血钾、血肌酐水平及 GFR 的变化。血肌酐水平 ≥ 265 μmol/L（3 mg/dL）者慎用。单侧肾动脉狭窄患者使用 ARB 时应注意患侧及健侧肾功能变化。

（3）急性冠状动脉综合征（acute coronary syndrome，ACS）或心力衰竭患者先从小剂量 ARB 开始（约为常规剂量的 1/2），避免首过低血压反应，逐渐增加至患者能够耐受的靶剂量。

（4）对高钾血症和肾损害患者，避免使用 ARB + ACEI，尤其是 ARB + ACEI + 醛固酮受体拮抗剂（螺内酯）。

（5）ARB 致咳嗽的发生率远低于 ACEI，但仍有极少数患者出现咳嗽。

（五）β 受体阻滞剂

1. 分类

（1）根据受体选择性不同分类：非选择性 β 受体阻滞剂（如普萘洛尔）、选择性 $β_1$ 受体阻滞剂（如比索洛尔、美托洛尔、阿替洛尔）、有周围血管舒张功能的 β 受体阻滞剂（如奈必洛尔）。

（2）根据药代动力学特征分类：脂溶性β受体阻滞剂（如美托洛尔）、水溶性β受体阻滞剂（如阿替洛尔）、水脂双溶性β受体阻滞剂（如比索洛尔、阿罗洛尔）。

2. 临床应用

（1）适应证：合并快速性心律失常、冠心病、慢性心力衰竭、主动脉夹层、交感神经活性增高及高动力状态的高血压。

（2）用药方案：β_1高选择性的β受体阻滞剂（如比索洛尔、美托洛尔）或兼有血管舒张作用的β受体阻滞剂（如阿罗洛尔、卡维地洛）可作为优先推荐使用。不建议老年高血压和卒中患者首选β受体阻滞剂，除非有强适应证。对于合并心力衰竭的高血压患者，β受体阻滞剂应从极小剂量开始，目标剂量的确定一般以心率为准。对于使用常规剂量β受体阻滞剂血压未达标而心率仍大于等于 80 次 /min 的单纯高血压患者，可增加β受体阻滞剂用量。常用β受体阻滞剂单药应用见表3-5。

表 3-5　常用β受体阻滞剂单药应用

药物通用名	达峰时间 / h	半衰期 / h	常用剂量
阿替洛尔	2 ~ 4	6 ~ 10	12.5 ~ 50 mg, qd ~ bid
拉贝洛尔	1 ~ 2	5.5	50 ~ 100 mg, q12 h, 最大 600 mg/d
比索洛尔	3 ~ 4	10 ~ 12	2.5 ~ 10 mg, qd
酒石酸美托洛尔	1 ~ 2	3 ~ 4	50 ~ 100 mg, bid
琥珀酸美托洛尔（缓释剂）	3 ~ 7	12 ~ 24	47.5 ~ 190 mg, qd
卡维地洛	1	6 ~ 7	12.5 ~ 50 mg, bid
阿罗洛尔	2	10 ~ 12	10 ~ 20 mg, bid

3. 用药监护

（1）禁用于Ⅱ度及以上房室传导阻滞及严重心动过缓的高血压患者。合并支气管哮喘的患者慎用。

（2）不适宜首选β受体阻滞剂的人群：有卒中倾向及心率小于 80 次 /min 的老年人、肥胖者、糖代谢异常者、卒中患者、间歇性跛行者、严重慢性阻塞性肺疾病患者。

（3）对不适宜的人群，但临床存在交感激活以及心率加快（合并严重肥胖的代谢综合征或糖尿病）的高血压患者，需评估后使用β受体阻滞剂，并监测血糖、血脂的变化。

（4）定期进行血压和心率的评估，有效进行血压和心率的管理，以最大限度地保证患者使用的依从性和安全性。

（六）α受体阻滞剂

在降压药物中，α受体阻滞剂已经用于临床多年，但目前已不列为一线降压药物。目前临床应用的主要是作用于外周的 α_1 受体阻滞剂，其包括特拉唑嗪、哌唑嗪、多沙唑嗪、乌拉地尔等。

1. 分类

（1）根据作用特性与分布分类：α_1 受体阻滞剂（如哌唑嗪、特拉唑嗪、多沙唑嗪、布那唑嗪）、α_2 受体阻滞剂（如育亨宾）、非选择性 α 受体阻滞剂（如酚苄明、酚妥拉明、妥拉唑林、吲哚拉明）。

（2）根据药物作用持续时间分类：短效 α 受体阻滞剂（如酚妥拉明、妥拉唑林、多沙唑嗪）、长效 α 受体阻滞剂（如酚苄明、哌唑嗪、特拉唑嗪）。

2. 临床应用

（1）适应证：一般不作为治疗高血压的一线药物。该类药物的优点是没有明显的代谢方面的不良反应，可用于合并糖尿病、周围血管病、哮喘及高脂血症的高血压患者。

（2）用药方案：对于利尿剂、CCB、ACEI、ARB 等足量应用后，仍不能良好控制血压的患者，可考虑联合应用 α 受体阻滞剂。

3. 用药监护

（1）α 受体阻滞剂静脉注射过快可引起心动过速、心律失常，诱发或加剧心绞痛，冠心病患者慎用。

（2）可能引起直立性低血压，建议患者初始用药时于睡前服用；服药过程中需监测立位血压，预防直立性低血压的发生。

（3）常见恶心、呕吐、腹痛等胃肠道症状，合并胃炎、溃疡病患者慎用。

（七）其他降压药物

目前国内尚有多种复方降压药物上市，有一线降压药物的联合制剂，如 ACEI + CCB、ACEI/ARB + 氢氯噻嗪等；也有利尿剂、中枢性降压药、中药等的联合制剂，如复方利血平片、复方利血平氨苯蝶啶片、复方罗布麻片、珍菊降压片、降压避风片等。对应用复方制剂的患者，应注意评估和监测，加强患者教育，避免用药过量。

五、高血压特殊合并症的药物治疗原则

（一）高血压合并糖尿病

1. 治疗的意义

高血压和糖尿病合并存在对心脑血管的危害具有协同效应，高血压是糖尿病心血管和微血管并发症的重要危险因素，而糖尿病一旦合并高血压，将明显增加心脑血管事件的发生风险，并加速视网膜病变和肾脏病变的发生、发展。合理的降压治疗可以降低心脑血管事件的发生风险，减轻靶器官损害，减少致死率和致残率，提高患者的生活质量，延长寿命。

2. 降压目标

高血压合并糖尿病患者应将血压控制在 130/80 mmHg 以下。

3. 降压药物选择

需要长期平稳降压，改善血压昼夜节律，兼顾靶器官保护和对并发症的益处。ACEI 和

ARB 为降压首选药物；单药控制效果不佳时，优先推荐以 ACEI 或 ARB 为基础的联合用药。

二联方案优选：① ACEI/ARB + CCB；② ACEI/ARB + 利尿剂。

三联方案优选：ACEI/ARB + CCB + 利尿剂。

（二）高血压合并外周动脉粥样硬化

1. 治疗的意义

高血压的主要病理学改变是动脉血管和心脏的重塑，表现为小动脉中层增厚、血管管腔狭窄、大动脉扩张、左室肥厚及几何型改变，所以高血压与动脉粥样硬化的发生和发展是相随相伴的。降压药物的抗动脉粥样硬化作用机制在于改善内皮细胞功能、抗氧化及抗炎作用，从而获得减轻血管损伤、稳定粥样斑块的效果。另外，动脉粥样硬化是多因素导致的血管病变，除生活方式干预（如调整饮食、减肥、运动、戒烟等）外，将降压、降脂、降糖及抗血小板治疗结合起来，才能获得较好的效果。

2. 降压目标值

年龄 > 80 岁人群的目标血压为 < 150/90 mmHg，其他年龄冠心病合并高血压人群、ACS 合并高血压人群目标血压为 < 140/90 mmHg，心肌梗死后、卒中 / 短暂性脑缺血发作（transientischemic attack，TIA）、颈动脉疾病、外周动脉疾病及腹主动脉瘤合并高血压人群目标血压为 < 130/80 mmHg。《中国高血压防治指南 2018》推荐高血压合并冠心病患者目标血压为 < 130/80 mmHg。

3. 降压药物选择

二氢吡啶类、ACEI/ARB、β 受体阻滞剂（联合他汀类药物）。

（三）高血压合并冠心病

高血压合并冠心病患者的用药原则是在生活方式干预的基础上，既要控制血压以减少心脏负担，又要扩张冠状动脉以改善心肌血液供应，即"降压又护心"。一般推荐 β 受体阻滞剂和 ACEI/ARB 作为首选，其在降压的同时可减少心肌氧耗量、改善心肌重构。鉴于 CCB 具有抗心绞痛和抗动脉粥样硬化的作用，心绞痛患者推荐使用 β 受体阻滞剂 + CCB。在高血压合并 ACS 的患者中，利尿剂优先用于合并充盈压升高、肺静脉阻塞或心力衰竭患者。对于合并心力衰竭的 ACS 患者，推荐袢利尿剂，其优于噻嗪类利尿剂。对于高血压合并稳定型心绞痛或 ACS 患者，应在 β 受体阻滞剂效果不佳时加用硝酸盐类药物。

（四）高血压合并心房颤动

高血压与心房颤动联系紧密。一方面，高血压是心房颤动常见的共患病，50% 以上的心房颤动患者合并高血压；另一方面，高血压是心房颤动的常见病因之一。

1. 降压药物选择

高血压伴心房颤动患者的降压治疗原则包括降低血压和左心房负荷。推荐 ACEI/ARB 用于预防心房颤动的发生和进展。单药控制不良时，优先推荐 ACEI/ARB 与 CCB 或噻嗪类利尿剂联用。

2. 抗凝治疗

在心房颤动患者中，合并高血压者卒中 / 血栓栓塞事件的风险增加 2 倍。抗凝治疗是高血压合并心房颤动患者的基础性治疗。应在综合评估卒中和出血风险及临床净获益的基础上考虑给予口服抗凝药治疗。

（五）高血压合并慢性肾脏病

高血压既是肾脏损害的原因，又是慢性肾脏病进展的关键因素。控制高血压可以延缓慢性肾脏病的进展，保护肾功能，降低心血管事件的发生风险。

高血压合并慢性肾脏病患者在选择降压药物时除考虑普遍适用的降压疗效、安全性及依从性外，还需要综合考虑是否合并糖尿病、蛋白尿，心肾保护作用以及特殊人群（如血液透析患者、肾移植患者、儿童、老年人等）的用药注意事项。选择的药物主要包括ACEI、ARB、CCB、噻嗪类利尿剂、袢利尿剂、α-β受体阻滞剂等，其中ACEI/ARB为首选药物。有蛋白尿的患者应首选ACEI/ARB作为降压药物。若药物经肾脏排泄，尚需根据GFR调整用药剂量。

（六）高血压合并卒中

血压与卒中发病危险呈对数线性关系，脑血管病的发病、复发、预后均与高血压密切相关。然而，过度降压又可导致低灌注性脑损害，促进卒中恶化，是发生卒中后认知功能障碍的重要原因。

1. 降压药物选择

目前认为，5种一线降压药物——利尿剂、CCB、ACEI、ARB及β受体阻滞剂均可作为卒中一级和二级预防的降压治疗药物。单药治疗或联合用药卒中二级预防优先推荐利尿剂、ACEI，尤其是二者联用，β受体阻滞剂的证据强度较弱。注意：预防卒中，降压是硬道理；合理使用降压药物、有效降低血压，就能够达到预防卒中发生和再发的目的。

2. 药物使用注意事项

（1）卒中患者在降压治疗过程中应避免出现心、脑、肾等重要器官供血不足。老年、严重直立性低血压患者更应谨慎降压。降压药物由小剂量开始，根据患者耐受性调整降压药物及剂量。

（2）一侧颈动脉狭窄≥70%时，收缩压应控制在130~150 mmHg；双侧颈动脉狭窄≥70%时，收缩压应控制在150~170 mmHg。颈动脉狭窄<70%的高血压患者的降压治疗同一般人群。

（3）阻遏清晨觉醒后的血压骤升，在降低卒中复发方面非常重要。

（4）含服短效硝苯地平，由于药物吸收迅速，降压幅度和速度难以掌控，对合并颅内外血管狭窄的患者有诱发卒中再发的风险。因此，卒中后患者血压波动时禁忌含服短效硝苯地平（心痛定）作为急性降压药物。

（5）综合干预有关危险因素及处理并存的临床疾病，如抗血小板治疗、调脂治疗、降糖治疗、心律失常处理等。

（七）高血压合并心力衰竭

心力衰竭是各种心脏疾病的严重和终末阶段，其在各年龄段的病残率和病死率均高于其他心血管疾病，而高血压是导致心力衰竭发生、发展的重要原因之一。降压治疗可大幅度降低高血压患者心力衰竭的发生率，也可减少高血压合并心力衰竭患者的心血管事件，降低病死率，改善预后。

1. 降压药物选择

优先选择 ACE/ARB、β 受体阻滞剂及醛固酮受体拮抗剂。推荐采取联合治疗：ACEI/ARB 与 β 受体阻滞剂联用，或 ACEI/ARB 与 β 受体阻滞剂及醛固酮受体拮抗剂联用。

2. 药物使用注意事项

小剂量开始逐步递增。由于需要 ACEI/ARB、β 受体阻滞剂和（或）利尿剂联用，初始治疗时可能发生低血压或心力衰竭恶化。因而，必须由小剂量（ACEI／ARB 由 1/4 常规剂量、β 受体阻滞剂由 1/8 常规剂量）开始，每 1～2 周递增 1 次剂量。调整至合适剂量后，应坚持长期服用，避免突然停药。

（八）高血压急症

高血压急症是指原发性或继发性高血压患者，在某些诱因作用下，血压突然和明显升高（一般 > 180/120 mmHg），伴有进行性心、脑、肾等重要靶器官功能不全表现。高血压急症包括高血压脑病、颅内出血（脑出血和蛛网膜下腔出血）、脑梗死、急性心力衰竭、ACS（不稳定型心绞痛、急性非 ST 段抬高型心肌梗死和 ST 段抬高型心肌梗死）、主动脉夹层、子痫、肾功能不全、嗜铬细胞瘤危象及围术期严重高血压等。此外，高血压急症还包括下列特殊情况：①收缩压 > 220 mmHg 和（或）舒张压 > 140 mmHg；②妊娠期妇女或急性肾小球肾炎，血压升高不明显，但危害大。

对于多数高血压急症患者，通常需持续静脉使用降压药物，遵循个体化、小剂量开始、依据目标调整血压的原则，有计划、分步骤地快速平稳降低血压，以保护靶器官。高血压急症治疗常用药物如下。

1. 硝普钠

（1）临床应用：同时直接扩张静脉和动脉，降低前后负荷。开始以 10 μg/min 静脉滴注，逐渐增加剂量以达到降压作用，一般临床常用最大剂量为 200 μg/min。使用硝普钠时必须密切监测血压，根据血压水平仔细调节滴注速度。停止滴注后，作用仅维持 3～5 min。可用于各种高血压急症。

（2）用药监护：通常剂量下不良反应轻微，有恶心、呕吐、肌肉颤动等不良反应；在体内红细胞中代谢产生氰化物，长期或大剂量使用应注意可能发生硫氰酸中毒，尤其肾功能损害者更易发生；肾功能不全者应用本药超过 48～72 h，须每日监测氰化物浓度（< 3 μmol/mL），建议肾功能不全者应用硝普钠的时间不超过 72 h；另外，硝普钠使用不当会出现过度降压，因此，在没有动态血压监测的条件下，不建议选用硝普钠。

2. 硝酸甘油

（1）临床应用：扩张静脉和选择性扩张冠状动脉与大动脉，降低动脉压作用不及硝普钠。开始时以 5～10 μg/min 的速度静脉滴注。起效迅速，停药后数分钟作用消失，可用至 100～200 μg/min。主要用于治疗合并急性肺水肿及 ACS 的高血压急症，并不常规用于其他高血压急症。

（2）用药监护：颅内高压、青光眼、肥厚型梗阻性心肌病、脑出血或头颅外伤等患者禁用。不良反应主要包括心动过速、面部潮红、头痛、呕吐等。

3. 尼卡地平

尼卡地平属二氢吡啶类 CCB，作用迅速，持续时间较短，降压的同时改善脑血流量。开始时以 0.5 μg/(kg·min) 静脉滴注，可逐步增加剂量至 10 μg/(kg·min)。主要用于治疗高血压急症合并急性脑血管病或其他高血压急症。不良反应包括心动过速、面部潮红等。

4. 拉贝洛尔

拉贝洛尔属 α-β 受体阻滞剂，起效较迅速（5～10 min），持续时间较长（3～6 h）。开始时缓慢静脉注射 20～100 mg，然后以 0.5～2 mg/min 静脉滴注，总剂量不超过 300 mg。拉贝洛尔主要用于高血压急症合并妊娠或肾功能不全者。不良反应包括头晕、直立性低血压、心脏传导阻滞等。

5. 地尔硫䓬

地尔硫䓬为非二氢吡啶类 CCB，能舒张血管平滑肌，降低周围血管阻力，从而使血压下降，同时具有改善冠状动脉血流量，降低窦房结、房室结的自律性及传导性，控制快速性室上性心律失常的作用。地尔硫䓬起效迅速，先给予 10 mg 静脉注射，通常 5 min 起效，然后以 5～15 g/(kg·min) 静脉泵入。不良反应为低血压和心动过缓。

6. 乌拉地尔

（1）临床应用：有阻滞外周 α 受体和调节血压中枢双重作用，通过阻断突触后 α₁ 受体扩张血管，同时激活中枢 5-羟色胺（5-HT）受体，抑制反射性心动过速；降压平稳而迅速，有减轻心脏负荷、降低心肌氧耗量、增加心输出量、降低肺动脉高压及增加肾血流量等特点，且不升高颅内压。多数高血压急症发作时均存在不同程度的交感神经亢进，因此本药适用于大多数高血压急症患者，对嗜铬细胞瘤引起的高血压危象有特效。可用 12.5 mg 稀释后静脉注射，通常 5 min 内起效，用后 10～15 min 效果不明显者可重复应用，必要时还可加大剂量至 25 mg 静脉注射。也可将乌拉地尔 100 mg 稀释至 50 mL（静脉滴注最大药物浓度为 4 mg/mL），用静脉泵连续输注，推荐初始速度为 2 mg/min，依据降压需要调整速度。

（2）用药监护：乌拉地尔不良反应较少，静脉滴注过快可出现头晕、恶心、心悸等症状。禁忌证为主动脉峡部狭窄或动静脉分流（血流动力学无效的透析分流除外）。

7. 酚妥拉明

（1）临床应用：为 α 肾上腺素受体阻滞剂，其对 α₁ 受体的阻滞作用为 α₂ 受体的 3～5 倍，通过降低外周阻力降低心脏后负荷及肺动脉压，增加心排血量。适用于嗜铬细胞瘤引起的高血压危象及高血压合并心力衰竭。通常从小剂量开始，5～10 mg/次静脉注射，用药后 20～30 min 可按需要重复给药，或予 0.5～1 mg/min 静脉滴注。

（2）用药监护：由于其对抗儿茶酚胺而致周围血管扩张，个别患者可出现头痛、心动过速、面部潮红甚至严重的直立性低血压。严重动脉粥样硬化、肝肾功能不全、胃十二指肠溃疡及 ACS 患者禁用。

8. 艾司洛尔

（1）临床应用：为极短效的选择性 β₁ 受体阻滞剂，能阻断 β₁ 受体，降低心输出量，抑制肾素释放，并阻断中枢 β 受体，降低外周交感神经活性，从而发挥降压作用；静脉注射后即刻产生 β 受体阻滞作用，5 min 后达最大效应，单次注射持续时间为 10～30 min。适用于除合并心力衰竭肺水肿以外的大多数临床类型的高血压急症，尤其是围术期包括手术麻醉过程中的血压控制。即刻控制量为 1mg/kg，在 30 s 内静脉注射，继之以 0.15 mg/（kg·min）静脉滴注，最大维持量为 0.3 mg/（kg·min）。

（2）用药监护：支气管哮喘、严重慢性阻塞性肺疾病、窦性心动过缓、Ⅱ～Ⅲ度房室传导阻滞、心源性休克者禁用。

对于高血压急症，要早期对患者进行评估和危险分层，针对患者的具体情况制订个体化的血压控制目标和用药方案，迅速恰当地将患者血压控制在目标范围内，以防止或减轻心、脑、肾等重要脏器的损害。既要迅速降低血压，又要控制降压的速度，避免快速降压导致的重要器官的血流灌注明显减少。

第二节　高脂血症的药物治疗

通常所称的高脂血症指血清中胆固醇（TC）和（或）甘油三酯（TG）水平升高。实际上高脂血症泛指包括低高密度脂蛋白胆固醇（high-density lipoprotein cholesterol，HDL-C）血症在内的各种血脂异常。因此较准确的说法应为血脂异常，治疗药物称为调脂药。由于高脂血症沿用已久，这里仍用高脂血症。高脂血症是动脉粥样硬化和动脉粥样硬化相关疾病如冠心病、缺血性脑血管病和外周血管心肌病的主要原因，也是代谢综合征的重要表现之一。以低密度脂蛋白胆固醇（1ow-density lipoprotein cholesterol，LDL-C）或 TC 升高为特点的血脂异常是动脉粥样硬化性心血管疾病（atherosclerotic cardiovascular disease，ASCVD）重要的危险因素。降低 LDL-C 水平，可显著减少 ASCVD 发病及死亡危险。其他类型的血脂异常，如 TG 升高或 HDL-C 降低与 ASCVD 发病危险的升高也存在一定的关联。有效控制血脂异常，对 ASCVD 防控具有重要意义。

一、病因

血脂是血浆中 TG、TC 和类脂的总称。TG、TC、胆固醇酯和磷脂均不溶于水，必须与蛋白质结合成水溶性脂蛋白，才能在血液中溶解和运行。与脂质结合的蛋白质称为载脂蛋白（apolipoprotein，Apo）。脂蛋白主要有乳糜微粒（chylomicron，CM）、极低密度脂蛋白（very low density lipoprotein，VLDL）、低密度脂蛋白（low density lipoprotein，LDL）和高密度脂蛋白（high density lipoprotein，HDL）等。高脂血症常常是高脂蛋白血症的反映。根据病因的不同，可将高脂血症分为两类。

（1）原发性高脂血症：除了不良生活方式（如高能量、高脂和高糖饮食，过度饮酒等）与血脂异常有关外，大部分原发性高脂血症是由单一基因或多个基因突变所致。基因突变所致的高脂血症多具有家族聚集性，有明显的遗传倾向，特别是单一基因突变者。

（2）继发性高脂血症：由其他疾病引起的血脂异常。可引起血脂异常的疾病主要有肥胖、糖尿病、肾病综合征、甲状腺功能减退、肾功能衰竭、肝脏疾病、系统性红斑狼疮、糖原累积症、骨髓瘤、脂肪萎缩症、急性卟啉病、多囊卵巢综合征等。此外，某些药物如利尿剂、非心脏选择性 β 受体阻滞剂、糖皮质激素等也可能引起继发性血脂异常。

二、临床分类

（一）WHO 修订的分类系统，又称为表型分类法

Ⅰ型高脂蛋白血症（家族性高乳糜微粒血症）：血浆中 CM 增加，血脂 TG 升高，TC 正常或轻度增加，此型临床上较为罕见。

Ⅱ$_a$ 型高脂蛋白血症（家族性高胆固醇血症）：血浆中仅 LDL 增加，血脂 TC 升高，TG 正常。此型临床常见。

Ⅱ$_b$ 型高脂蛋白血症（复合性高脂蛋白血症）：血浆中 VLDL 和 LDL 均增加（LDL-C > 3.65 mmol/L），血脂 TC 和 TG 均升高。此型临床相当常见。

Ⅲ型高脂蛋白血症（家族性异常 β 脂蛋白血症）：血浆中 CM 和 VLDL 增加，血脂 TC 和 TG 均明显升高。此型临床上很少见。

Ⅳ型高脂蛋白血症（家族性高甘油三酯血症）：血浆中 VLDL 增加，血脂 TG 明显升高，TC 正常或偏高。

Ⅴ型高脂蛋白血症（混合型高甘油三酯血症）：血浆中 CM 和 VLDL 增加，血脂 TG 明显升高，TC 亦升高。

（二）简易分类法

高脂血症分为高胆固醇血症、高甘油三酯血症、混合型高脂血症（TC 和 TG 均升高）和低 HDL-C 血症四种。

（三）按是否继发于全身性疾病分类

高脂血症分为原发性高脂血症和继发性高脂血症。继发者由一些全身性疾病引起，如糖尿病、甲状腺功能减退、肾病、某些药物等。已知部分原发性高脂血症由先天基因缺陷所致，如脂蛋白酯酶（lipoprotein lipase，LPL）受体基因缺陷引起家族性高胆固醇血症。

三、治疗原则

血脂异常治疗的宗旨是防控 ASCVD，降低心肌梗死、缺血性脑卒中或冠心病死亡等心血管疾病临床事件发生危险。由于遗传背景和生活环境不同，个体罹患 ASCVD 的危险程度显著不同，调脂治疗能使 ASCVD 患者或高危人群获益。临床应根据个体罹患 ASCVD 的危险程度，决定是否启动药物调脂治疗。

（一）调脂治疗靶点

推荐以 LDL-C 为首要干预靶点。而非 HDL-C（HDL 以外其他脂蛋白中含有的胆固醇总和）可作为次要干预靶点。

（二）调脂达标值

应根据 ASCVD 的不同危险程度确定调脂治疗需要达到的胆固醇基本目标值（图 3–1）。将 LDL-C 降至某一界点（目标值）主要是基于危险、获益程度来考虑：未来发生心血管事件危险度越高者，获益越大；尽管将 LDL-C 降至更低，心血管临床获益会更多一些，但药物相关不良反应也会明显增多。此外，卫生经济学也是影响治疗的一个重要因素，必须加以考量。

凡临床上诊断为 ASCVD（包括 ACS、稳定性冠心病、血运重建术后、缺血性心肌病、缺血性脑卒中、TIA、外周动脉粥样硬化等）的患者均属极高危人群。而在非 ASCVD 人群中，则需根据危险因素的严重程度及其数目多少，进行危险评估，将其分为高危、中危或低危，按个体危险程度决定需要达到的目标值（LDL-C）。不同危险人群需要达到的 LDL-C 和（或）非 HDL-C 目标值有很大不同（表 3-6）。

符合下列任意条件者，可直接列为极高危或高危人群。

极高危：ASCVD 患者。

高危：（1）LDL-C ≥ 4.9 mmol/L 或 TC ≥ 7.2 mmol/L。

（2）糖尿病患者 [LDL-C 1.8 ~ 4.9 mmol/L（或 TC 3.1 ~ 7.2 mmol/L）且年龄 ≥ 40 岁]

不符合者，评估 ASCVD 10 年发病危险

危险因素 [a]/个 3.1 ≤ TC < 4.1 或 1.8 ≤ LDL-C < 2.6		血清胆固醇水平分层 /（mmol/L）		
		4.1 ≤ TC < 5.2 或 2.6 ≤ LDL-C < 3.4	5.2 ≤ TC < 7.2 或 3.4 ≤ LDL-C < 4.9	
无高血压	0 ~ 1	低危（< 5%）	低危（< 5%）	低危（< 5%）
	2	低危（< 5%）	低危（< 5%）	中危（5% ~ 9%）
	3	低危（< 5%）	中危（5% ~ 9%）	中危（5% ~ 9%）
有高血压	0	低危（< 5%）	低危（< 5%）	低危（< 5%）
	1	低危（< 5%）	中危（5% ~ 9%）	中危（5% ~ 9%）
	2	中危（5% ~ 9%）	高危（≥ 10%）	高危（≥ 10%）
	3	高危（≥ 10%）	高危（≥ 10%）	高危（≥ 10%）

ASCVD 10 年发病危险为中危且年龄 < 55 岁者，评估余生危险

具有以下任意 2 项及以上危险因素者，定义为 ASCVD 高危人群：

（1）收缩压 ≥ 160 mmHg 或舒张压 ≥ 100 mmHg。

（2）非 HDL-C ≥ 5.2 mmol/L (200 mg/dL)。

（3）HDL-C < 1.0 mmol/L (40 mg/dL)。

（4）BMI ≥ 28 kg/m²。

（5）吸烟

---

[a] 危险因素包括吸烟、低 HDL-C 及男性 ≥ 45 岁或女性 ≥ 55 岁；慢性肾脏疾病患者的危险评估及治疗请参见特殊人群血脂异常的治疗；1 mmHg = 0.133 kPa。

图 3-1　ASCVD 总体发病危险评估流程图

表 3-6　不同 ASCVD 危险人群 LDL-C 和（或）非 HDL-C 治疗目标值　　单位：mmol/L（mg/dL）

危险等级	LDL-C	非 HDL-C
低 / 中危	< 3.4（130）	< 4.1（160）
高危	< 2.6（100）	< 3.4（130）
极高危	< 1.8（70）	< 2.6（100）

（三）调脂达标策略

他汀类药物在 ASCVD 一级和二级预防中均能显著降低心血管事件（包括心肌梗死、冠心病死亡和缺血性脑卒中等）危险。他汀类药物已成为防治这类疾病最重要的药物。所以，为了调脂达标，临床上首选他汀类药物。

（四）生活方式干预

饮食治疗和改变不良生活方式是治疗血脂异常的基础措施。无论是否进行药物调脂治疗，都必须坚持控制饮食和改变不良生活方式。良好的生活方式包括坚持心脏健康饮食、规律运动、远离烟草和保持理想体重。

（五）治疗过程监测

饮食与非药物治疗者，最初 3 ~ 6 个月应复查血脂水平，如血脂控制达到建议目标，则继续非药物治疗，但仍需每 6 个月至 1 年复查 1 次，长期达标者可每年复查 1 次。服用调脂药物者，需要进行更严密的血脂监测。首次服用调脂药物者，应在用药 6 周内复查血脂及转氨酶和肌酸激酶。如血脂能达到目标值且无药物不良反应，逐步改为每 6 ~ 12 个月复查 1 次；如血脂未达标且无药物不良反应，每 3 个月监测 1 次。如治疗 3 ~ 6 个月，血脂仍未达标，则需调整调脂药物剂量或种类，或联合应用不同作用机制的调脂药物进行治疗。每当调整调脂药物种类或剂量时，都应在治疗 6 周内复查。治疗性生活方式改变和调脂药物治疗必须长期坚持，才能获得良好的临床益处。

四、治疗

（一）一般治疗

1. 控制体重

肥胖是血脂异常的重要危险因素。血脂代谢紊乱的超重或肥胖者的能量摄入应低于身体能量消耗，以控制体重增长，并争取逐渐减少体重至理想状态。减少每日食物总能量（减少 300 ~ 500 kcal/d，1 kcal=4.18 kJ），改善饮食结构，增加身体活动，可使超重或肥胖者体重减少 10% 以上。维持健康体重（BMI 20.0 ~ 23.9 kg/m^2），有利于控制血脂。

2. 适当运动

建议每周 5 ~ 7 d、每次 30 min 中等强度运动。对于 ASCVD 患者，应先进行运动负荷试验，充分评估其安全性后，再让其进行运动。

3. 戒烟

完全戒烟和有效避免吸入二手烟，有利于预防 ASCVD 并升高 HDL-C 水平。可以选择戒烟门诊、戒烟热线以及药物协助戒烟。

4. 限制饮酒

中等量饮酒（男性每日 20 ~ 30 g 乙醇，女性每日 10 ~ 20 g 乙醇）能升高 HDL-C 水平。但即使少量饮酒，也可使高甘油三酯血症患者 TG 水平进一步升高。饮酒对于心血管事件的影响尚无确切证据，但提倡限制饮酒。

（二）治疗药物

临床上可供选用的调脂药物有许多种，大体上可分为两大类：主要降低胆固醇的药物（他汀类、胆固醇吸收抑制剂、普罗布考、胆酸螯合剂等）和主要降低 TG 的药物（贝特类、烟酸类和高纯度鱼油制剂）。其中部分调脂药物既能降低胆固醇，又能降低 TG。对于严重的高脂血症，常需多种调脂药物联合应用，才能获得良好的疗效。

1. 他汀类

他汀类药物亦称 3 羟基 3 甲基戊二酰辅酶 A（3-hydroxy-3-methylglutaryl-coenzyme A，HMG-CoA）还原酶抑制剂，能够减少胆固醇合成，显著降低血清 TC、LDL-C 和 Apo B 水平，也能降低血清 TG 水平和轻度升高 HDL-C 水平。目前国内临床上有洛伐他汀、辛伐他汀、普伐他汀、氟伐他汀、阿托伐他汀、瑞舒伐他汀和匹伐他汀。不同种类与剂量的他汀降胆固醇的幅度有较大差别，但任何一种他汀剂量倍增时，LDL-C 进一步降低的幅度仅约 6%，即"他汀疗效 6% 效应"。他汀可使 TG 水平降低 7% ~ 30%，HDL-C 水平升高 5% ~ 15%。

用药方案：他汀类药物均为每日 1 次给药，半衰期短的药物如辛伐他汀，可建议患者睡前服用。表 3-7 为他汀类药物降低 LDL-C 的幅度及等效剂量。

表 3-7　他汀类药物降低 LDL-C 的幅度及等效剂量

LCD-C ↓	洛伐他汀	辛伐他汀	普伐他汀	氟伐他汀	阿托伐他汀	瑞舒伐他汀	匹伐他汀
30%	20 mg	10 mg	20 mg	40 mg	—	—	1 mg
38%	40/80 mg	20 mg	40 mg	80 mg	10 mg	—	2 mg
41%	80 mg	40 mg	80 mg		20 mg	5 mg	4 mg
47%		80 mg			40 mg	10 mg	
55%					80 mg	20 mg	
63%						40 mg	

用药监护：绝大多数人对他汀类药物的耐受性良好，其不良反应多见于接受大剂量他汀类药物治疗者。

（1）肝功能异常，主要表现为转氨酶升高，发生率为 0.5% ~ 3.0%，呈剂量依赖性。血清丙氨酸氨基转移酶（alanine aminotransferase，ALT）和（或）天冬氨酸氨基转移酶（aspartate aminotransferase，AST）升高达正常值上限 3 倍以上及合并总胆红素升高患者，应减量或停药。对于转氨酶升高在正常值上限 3 倍以内者，可在原剂量或减量的基础上进行观察，部分患者经此处理转氨酶可恢复正常。失代偿性肝硬化及急性肝功能衰竭是他汀类药物应用禁忌证。

（2）他汀类药物相关肌肉不良反应包括肌痛、肌炎和横纹肌溶解。患者有肌肉不适和（或）无力，且连续检测肌酸激酶呈进行性升高时，应减少剂量或停药。

（3）长期服用他汀类药物有增加新发糖尿病的危险，发生率为 10% ~ 12%，属他汀类效应。他汀类药物对心血管疾病的总体益处远大于新增糖尿病危险，无论是糖尿病高危人群还是糖尿病患者，有他汀类药物治疗适应证者都应坚持服用此类药物。

（4）他汀类药物治疗可引起认知功能异常，但多为一过性，发生概率不高。

（5）他汀类药物的其他不良反应还包括头痛、失眠、抑郁，以及消化不良、腹泻、腹痛、恶心等消化道症状。

2. 依折麦布

依折麦布能有效抑制肠道内胆固醇的吸收。在辛伐他汀基础上加用依折麦布能够进一步降低心血管事件的发生率。

用药方案：推荐剂量为每日 1 次，每次 10 mg，可单独服用或与他汀类药物联合应用。本品可在一天之内的任何时间服用，可空腹或与食物同时服用。

用药监护：不良反应轻微且多为一过性，主要表现为头痛和消化道症状，与他汀类药物联用也可发生转氨酶升高和肌痛等不良反应，禁用于妊娠期和哺乳期。

3. 普罗布考

普罗布考通过掺入 LDL 颗粒核心中，影响脂蛋白代谢，使 LDL 易通过非受体途径被清除。普罗布考常用剂量为 0.5 g/ 次，2 次 /d。主要适用于高胆固醇血症，尤其是纯合子型家族性高胆固醇血症及黄色瘤患者，有减轻皮肤黄色瘤的作用。

用药方案：成人常用每次 0.5 g，每日 2 次，早、晚餐时服用。

用药监护：常见不良反应为胃肠道反应，也可引起头晕、头痛、失眠、皮疹等，极为少见的严重不良反应为 QT 间期延长。室性心律失常、QT 间期延长、血钾过低者禁用。

4. 胆酸螯合剂

胆酸螯合剂为碱性阴离子交换树脂，可阻断肠道内胆汁酸中胆固醇的重吸收。与他汀类药物联用，可明显提高调脂疗效。

用药监护：常见不良反应有胃肠道不适、便秘、影响某些药物的吸收。禁忌证为异常 β 脂蛋白血症和血清 TG > 4.5 mmol/L（400 mg/dL）。

5. 贝特类

贝特类药物通过激活过氧化物酶体增殖物激活受体和激活脂蛋白脂酶（1ipoprotein lipase，LPL）而降低血清 TG 水平和升高 HDL-C 水平。常用的贝特类药物有非诺贝特、吉非贝齐。

用药监护：常见不良反应与他汀类药物类似，包括肝脏、肌肉和肾毒性等，血清肌酸激酶和 ALT 水平升高的发生率均小于 1%。临床试验结果荟萃分析提示，贝特类药物能使高 TG 伴低 HDL-C 人群心血管事件危险降低 10% 左右，以降低非致死性心肌梗死和冠状动脉血运重建术为主，对心血管死亡、致死性心肌梗死或卒中无明显影响。

6. 烟酸类

烟酸也称维生素 B_3，属人体必需维生素。大剂量时具有降低 TC、LDL-C 和 TG 水平以及升高 HDL-C 水平的作用。烟酸有普通和缓释 2 种剂型，以缓释剂型更为常用。

用药监护：最常见的不良反应是颜面潮红，其他有肝脏损害、高尿酸血症、高血糖、棘皮症和消化道不适等。慢性活动性肝病、活动性消化性溃疡和严重痛风者禁用。

7. 高纯度鱼油制剂

鱼油的主要成分为 n-3 脂肪酸，即 ω-3 脂肪酸。主要用于治疗高甘油三酯血症。不良反应少见，发生率为 2%～3%，包括消化道症状，少数病例出现转氨酶或肌酸激酶轻度升高，偶见出血倾向。

（三）调脂药物的联合应用

调脂药物联合应用可能是血脂异常干预措施的发展趋势，优势在于其能提高血脂控制达标率，同时降低不良反应发生率。由于他汀类药物作用肯定、不良反应少、可降低总病死率，联合调脂方案多由他汀类药物与另一种作用机制不同的调脂药物组成。针对调脂药物的不同作用机制，有不同的药物联合应用方案。

1. 他汀类与依折麦布联合应用

两种药物分别影响胆固醇的合成和吸收，可产生良好的协同作用。联合治疗可使血清 LDL-C 在他汀类药物治疗的基础上再下降 18% 左右，且不增加他汀类药物的不良反应。多项临床试验观察到依折麦布与不同种他汀联用有良好的调脂效果。对于中等强度他汀治疗胆固醇水平不达标或不耐受者，可考虑中低强度他汀与依折麦布联合治疗。

2. 他汀类与贝特类联合应用

两者联用能更有效地降低 LDL-C 和 TG 水平及升高 HDL-C 水平，降低小而致密的低密度脂蛋白胆固醇（SLDL-C）。贝特类药物包括非诺贝特、吉非贝齐、苯扎贝特等，以非诺贝特研究最多、证据最充分。既往研究提示，他汀类药物与非诺贝特联用可使高 TG 伴低 HDL-C 水平患者的心血管获益。非诺贝特适用于严重高甘油三酯血症伴或不伴低 HDL-C 水平的混合型高脂血症患者，尤其是糖尿病和代谢综合征时伴有的血脂异常，高危心血管疾病患者他汀治疗后仍存在 TG 或 HDL-C 水平控制不佳者。由于他汀类和贝特类药物代谢途径相似，均有潜在损伤肝功能的可能，并有发生肌炎和肌病的危险，合用时发生不良反应的机会增多，因此，他汀类和贝特类联合用药的安全性应受到高度重视。吉非贝齐与他汀类药物合用发生肌病的风险相对较大，开始合用时宜用小剂量，采取晨服贝特类药物、晚服他汀类药物的方式，避免血药浓度升高过快，并密切监测肌酶和肝酶，如无不良反应，可逐步增加他汀类药物的剂量。

3. 他汀类与 PCSK9 抑制剂联合应用

PCSK9（前蛋白转化酶枯草溶菌素 kexin 9 型）抑制剂中国上市品种为依洛尤单抗，他汀类与 PCSK9 抑制剂联合应用已成为欧美国家治疗严重血脂异常尤其是家族性高胆固醇血症的主要方式，可比任何单一的药物治疗更大程度地降低 LDL-C 水平，提高达标率。

4. 他汀类与 ω-3 脂肪酸联合应用

他汀类与 ω-3 脂肪酸联合应用可治疗混合型高脂血症，且不增加各自的不良反应。由

于服用较大剂量的 ω-3 脂肪酸有增加出血的危险，并增加糖尿病和肥胖患者热量的摄入，故其不宜长期应用。此种联合是否能够减少心血管事件尚在探索中。

（四）特殊人群血脂异常的管理

1. 糖尿病

糖尿病合并血脂异常主要表现为 TG 升高，HDL-C 降低，LDL-C 升高或正常。调脂治疗可以显著降低糖尿病患者发生心血管事件的危险。根据心血管疾病危险程度确定 LDL-C 目标水平。40 岁及以上糖尿病患者血清 LDL-C 水平应控制在 2.6 mmol/L（100 mg/dL）以下，保持 HDL-C 目标值在 1.0 mmol/L（40 mg/dL）以上。糖尿病患者血脂异常的处理原则是按照 ASCVD 总体发病危险评估流程图进行危险分层干预管理。根据血脂异常特点，首选他汀类药物治疗，如合并高 TG 伴或不伴低 HDL-C，可采用他汀类与贝特类药物联合应用。

2. 高血压

高血压合并血脂异常者的调脂治疗应根据不同危险程度确定调脂目标值。调脂治疗能够使多数高血压患者获得很好的效益，特别是在减少冠心病事件方面可能更为突出。新近公布的 HOPE-3 研究结果提示，对于中等危险者，他汀类药物治疗可显著降低总体人群的心血管事件发生危险；对于收缩压 > 143.5 mmHg 的亚组人群，他汀类药物与降压药联合应用，心血管事件发生的危险下降更为显著。

3. 代谢综合征

代谢综合征是一组以肥胖、高血糖（糖调节受损或糖尿病）、高血压以及血脂异常［高甘油三酯血症和（或）低 HDL-C 血症］集结发病的临床症候群，是机体代谢上相互关联的危险因素在同一个体的组合。这些因素直接促进 ASCVD 的发生，也增加 2 型糖尿病的发病危险。

我国制定的代谢综合征诊断标准为具备以下 3 项或更多项：

（1）中心型肥胖和（或）腹型肥胖：男性腰围 ≥ 90 cm，女性腰围 ≥ 85 cm。

（2）高血糖：空腹血糖 > 6.10 mmol/L（110 mg/dL）或糖负荷后 2 h 血糖 ≥ 7.80 mmol/L（140 mg/dL）及（或）已确诊为糖尿病并治疗者。

（3）高血压：血压 ≥ 130/85 mmHg 和（或）已确诊为高血压并治疗者。

（4）空腹 TG ≥ 1.7 mmol/L（150 mg/dL）。

（5）空腹 HDL-C < 1.0 mmoL/L（40 mg/dL）。

代谢综合征的主要防治目标是预防 ASCVD 以及 2 型糖尿病，对已有 ASCVD 者要预防心血管事件再发。积极持久的生活方式干预是达到治疗目标的重要措施。原则上应先启动生活方式治疗，如果不能达到目标，则应针对各个组分别采取相应药物治疗。代谢综合征血脂代谢紊乱的治疗目标是 LDL-C < 2.6 mmol/L（100 mg/dL）、TG < 1.7 mmol/L（150 mg/dL）、HDL-C ≥ 1.0 mmol/L（40 mg/dL）。

4. 慢性肾脏病

慢性肾脏病常伴随血脂代谢异常并促进 ASCVD 的发生。尚无临床研究对慢性肾脏病患者 LDL-C 治疗目标进行探索。在可耐受的前提下，推荐慢性肾脏病患者应接受他汀治疗。

治疗目标如下。

（1）轻中度慢性肾脏病患者：LDL-C < 2.6 mmol/L，非 HDL-C < 3.4 mmol/L。

（2）重度慢性肾脏病、慢性肾脏病合并高血压或糖尿病患者：LDL-C < 1.8 mmoL/L，非 HDL-C < 2.6 mmol/L。推荐中等强度他汀治疗，必要时联合胆固醇吸收抑制剂。

（3）终末期肾病（end stage renal disease，ESRD）和血液透析患者：需仔细评估降胆固醇治疗的风险和获益，建议药物选择和 LDL-C 目标个体化。

慢性肾脏病患者是他汀类药物引起肌病的高危人群，尤其是肾功能减退者，故应避免大剂量应用。中等强度他汀治疗 LDL-C 不能达标时，推荐联合应用依折麦布。贝特类可升高肌酐水平，中重度慢性肾脏病患者将其与他汀类联用，可能增加肌病风险。

5. 卒中

对于非心源性缺血性脑卒中或 TIA 患者，无论是否伴有其他动脉粥样硬化证据，均推荐给予他汀类药物长期治疗，以减少卒中和发生心血管事件的危险。若患者基线 LDL-C ≥ 2.6 mmol/L（100 mg/dL），他汀类药物治疗效果证据明确；而基线 LDL-C < 2.6 mmol/L（100 mg/dL）时，目前尚缺乏临床证据。颅内大动脉粥样硬化性狭窄（狭窄率 70% ~ 99%）导致的缺血性脑卒中或 TIA 患者，推荐目标值为 LDL-C < 1.8 mmol/L（70 mg/dL）。长期使用他汀类药物治疗总体上是安全的。有脑出血病史的非心源性缺血性脑卒中或 TIA 患者应权衡风险和获益并合理使用。

6. 高龄老人

80 岁以上的高龄老人常患有多种慢性疾病，需服用多种药物，故要注意药物之间的相互作用和不良反应。高龄老人大多有不同程度的肝肾功能减退，调脂药物剂量的选择需要个体化，开始剂量不宜太大，应根据治疗效果调整调脂药物剂量并监测肝肾功能和肌酸激酶。

第三节　稳定性冠状动脉粥样硬化性疾病的药物治疗

冠状动脉粥样硬化性心脏病指冠状动脉（冠脉）发生粥样硬化引起管腔狭窄或闭塞，导致心肌缺血缺氧或坏死而引起的心脏病，简称冠心病，也称缺血性心脏病。

冠心病是动脉粥样硬化导致器官病变的最常见类型，也是严重危害人类健康的常见病。本病多发于 40 岁以上的成人，男性发病早于女性，经济发达国家的发病率较高。近年来发病呈年轻化趋势。本病已成为威胁人类健康的主要疾病之一。

稳定性冠心病（stable coronary artery disease，SCAD）包括 3 种情况，即慢性稳定性劳力型心绞痛、缺血性心肌病和 ACS 之后稳定的病程阶段。

一、病因与发病机制

慢性稳定性劳力型心绞痛是在冠状动脉固定性严重狭窄基础上，由于心肌负荷的增加引起的心肌急剧的、短暂的缺血缺氧临床综合征，通常为一过性的胸部不适，其特点为短暂的胸骨后压榨性疼痛或憋闷感（心绞痛），可由运动、情绪波动或其他应激诱发。

缺血性心肌病指由于长期心肌缺血导致心肌局限性或弥漫性纤维化，从而产生心脏收缩和（或）舒张功能受损，引起心脏扩大或僵硬、慢性心力衰竭、心律失常等一系列临床表现的临床综合征。

ACS 之后稳定的病程阶段通常无症状，表现为长期、静止、无典型缺血症状的状态。

二、临床表现

该病多表现为与心肌缺血相关的胸部不适或心绞痛。

1. 部位

心肌缺血引起的胸部不适通常位于胸骨体之后，可波及心前区，范围有手掌大小，甚至横贯前胸，界限不很清楚。常放射至左肩、左臂内侧，达无名指和小指，或至颈、咽或下颌部。

2. 性质

胸痛常为压迫、发闷、紧缩或胸口沉重感，有时被描述为颈部扼制或胸骨后烧灼感，但不像针刺或刀扎样锐性痛。可伴有呼吸困难，也可伴有非特异性症状如乏力或虚弱感、头晕、恶心、坐立不安或濒死感。呼吸困难可能为 SCAD 的唯一临床表现，有时与肺部疾病引起的气短难以鉴别。胸痛发作时，患者往往被迫停止正在进行的活动，直至症状缓解。

3. 持续时间

症状通常持续数分钟至 10 余分钟，大多数情况下为 3~5 min，很少超过 30 min，若症状仅持续数秒，则很可能与心绞痛无关。

4. 诱因

与劳累或情绪激动相关是心绞痛的重要特征。当负荷增加如走坡路、逆风行走、饱餐后或天气变冷时，心绞痛常被诱发。疼痛多发生于劳累或激动的当时，而不是劳累之后。含服硝酸酯类药物常可在数分钟内使心绞痛缓解。

三、一般治疗原则

1. 发挥患者的主观能动性，使其配合治疗

合理防治可以延缓和阻止 SCAD 进展，甚至可使之逆转消退，患者可维持一定的生活和工作能力。此外，缓慢进展的病变本身又可以促使动脉侧支循环的形成，使病情得到改善。因此，说服患者耐心接受长期的防治措施至关重要。

2. 合理的膳食

控制膳食总热量，维持正常体重。一般以 BMI 20~24 kg/m² 为正常体重。或以腰围为标准，一般女性腰围 > 80 cm、男性腰围 > 85 cm 为超标。超重或肥胖者应减少每日进食的总热量，食用低脂（脂肪摄入量不超过总热量的 30%，其中动物性脂肪不超过 10%）、低胆固醇（每日不超过 200 mg）膳食，并限制酒及含糖食物的摄入。提倡饮食清淡，多食富含维生素 C（如新鲜蔬菜、水果）和植物蛋白（如豆类及其制品）的食物。尽量以花生油、豆油、菜籽油等植物油为食用油。40 岁以上者即使血脂无异常，也应避免食用过多的动物性脂肪和含胆固醇较高的食物，如动物内脏、猪油、蛋黄、蟹黄、鱼子、奶油及其制品、椰子油、可可油等，以食用低胆固醇、低动物性脂肪食物为宜，如鱼肉、各种瘦肉、蛋白、豆制品等。已确诊有冠状动脉粥样硬化者，严禁暴饮暴食，以免诱发心绞痛或心肌梗死。

合并有高血压或心力衰竭者，应同时限制食盐。

3. 适当的体力劳动和体育活动

参加一定的体力劳动和体育活动，对预防肥胖、锻炼循环系统的功能和调整血脂代谢均有裨益，是预防本病的积极措施。体力活动量应根据身体情况、体力活动习惯和心脏功能状态而定，以不过多增加心脏负担和不引起不适为原则。体育活动要循序渐进，不宜勉强做剧烈活动，对老年人提倡散步（每日 1 h，可分次进行）、做保健体操、打太极拳等。

4. 合理安排工作和生活

生活要有规律，保持乐观、愉快的情绪，避免过度劳累和情绪激动，注意劳逸结合，保证充足的睡眠。

5. 提倡戒烟限酒

虽然少量低浓度酒能提高 HDL-C，但长期饮用会引起其他问题，因此不宜饮用。

6. 积极控制危险因素

与 SCAD 有关的危险因素包括高血压、糖尿病、血脂异常、肥胖症等。不少学者认为，本病的预防应从儿童期开始，即儿童也不宜进食高胆固醇、高动物性脂肪的食物，避免摄食过量，防止发胖。

四、药物治疗

（一）缓解症状、改善缺血的药物

目前缓解症状、改善缺血的药物主要包括 3 类：β 受体阻滞剂、硝酸酯类药物和 CCB。缓解症状、改善缺血的药物应与预防心肌梗死和死亡的药物联合应用，其中 β 受体阻滞剂同时兼有两方面的作用。

1. β 受体阻滞剂

只要无禁忌证，β 受体阻滞剂应作为 SCAD 患者的初始治疗药物。β 受体阻滞剂通过抑制心脏 β 肾上腺素能受体，减慢心率、减弱心肌收缩力、降低血压以减少心肌耗氧量，还可通过延长舒张期以增加缺血心肌灌注，因而可以减少心绞痛发作和提高运动耐量。目前更倾向于选择性 β_1 受体阻滞剂，如琥珀酸美托洛尔、比索洛尔。应用 β 受体阻滞剂治疗期间心率宜控制在 55~60 次/min。常用 β 受体阻滞剂见表 3-8。

表 3-8　常用 β 受体阻滞剂

药物	剂量/mg	服药方法	类型
酒石酸美托洛尔	25~100	2 次/d，口服	选择性 β_1 受体阻滞剂
琥珀酸美托洛尔	47.5~190	1 次/d，口服	选择性 β_1 受体阻滞剂
比索洛尔	5~10	1 次/d，口服	选择性 β_1 受体阻滞剂
阿罗洛尔	5~10	2 次/d，口服	α、β 受体阻滞剂
卡维地洛	25~50	1 次/d 或 2 次/d，口服	α、β 受体阻滞剂

2. 硝酸酯类药物

硝酸酯类药物为内皮依赖性血管扩张剂，能减少心肌需氧和改善心肌灌注，从而改善心绞痛症状。舌下含服或喷雾用硝酸甘油仅作为心绞痛急性发作时缓解症状用药，也可在运动前数分钟预防使用。心绞痛发作时，可舌下含服硝酸甘油 0.3 ~ 0.6 mg，每 5 min 含服 1 次直至症状缓解，15 min 内含服最大剂量不超过 1.2 mg。长效硝酸酯类用于降低心绞痛发作的频率和程度，并可能增加运动耐量。长效硝酸酯类不适用于心绞痛急性发作，而适用于慢性长期治疗。每日用药时应注意给予足够的无药间期（8 ~ 10 h），以减少耐药性的发生。

3. CCB

CCB 通过改善冠状动脉血流和减少心肌耗氧发挥缓解心绞痛的作用。CCB 分为二氢吡啶类和非二氢吡啶类，其共同的药理特性为选择性抑制血管平滑肌，使心肌 L 通道开放。不同点在于二者与钙通道孔隙结合位点不同，二氢吡啶类（包括氨氯地平、硝苯地平、非洛地平）对血管的选择性更佳。长效硝苯地平具有很强的动脉舒张作用，不良反应小，适合联合 β 受体阻滞剂用于伴有高血压的心绞痛患者。氨氯地平具有半衰期长的优势，可作为 1 日 1 次使用的抗心绞痛和降压药物。非二氢吡啶类（包括维拉帕米、地尔硫䓬）可降低心率。地尔硫䓬治疗劳力型心绞痛时较维拉帕米不良反应小。心力衰竭患者应避免使用 CCB，因其可使心功能恶化，增加死亡风险，尤其是短效的二氢吡啶类以及具有负性肌力作用的非二氢吡啶类。当心力衰竭患者伴有严重的心绞痛，其他药物不能控制而需应用 CCB 时，可选择安全性较好的氨氯地平或非洛地平。

β 受体阻滞剂禁忌或不能耐受时，可选用 CCB 类药物中的氨氯地平、硝苯地平或非洛地平，必要时可选用地尔硫䓬，或长效硝酸酯类。若 β 受体阻滞剂达到最大耐受剂量效果仍不理想，可选用 CCB 与长效硝酸酯类联合应用。

4. 其他药物

曲美他嗪：通过调节心肌能量底物，提高葡萄糖有氧氧化比例，改善心肌对缺血的耐受性及左心功能，缓解心绞痛。可与 β 受体阻滞剂等抗心肌缺血药物联用。对于 SCAD 患者，曲美他嗪可作为二线用药。

尼可地尔：为烟酰胺的硝酸盐衍生物，可用于心绞痛的预防和长期治疗。尼可地尔可扩张冠状动脉血管，刺激血管平滑肌上 ATP 敏感性钾离子通道。长期使用尼可地尔还可稳定冠状动脉斑块。尼可地尔可用于治疗微血管性心绞痛。当使用 β 受体阻滞剂禁忌、效果不佳或出现不良反应时，可使用尼可地尔缓解症状。

伊伐布雷定：伊伐布雷定通过选择性抑制窦房结起搏电流达到减慢心率的作用，从而延长心脏舒张期、改善冠状动脉灌注、降低心肌氧耗，对心肌收缩力和血压无影响。在慢性稳定型心绞痛患者中，不能耐受 β 受体阻滞剂或 β 受体阻滞剂效果不佳、窦性心律且心率 > 60 次 /min 的患者可选用此药。

（二）改善预后的药物

此类药物可改善 SCAD 患者的预后，预防心肌梗死、死亡等不良心血管事件的发生。主要包括抗血小板药物、调脂药物、β 受体阻滞剂和 ACEI 或 ARB。

1. 抗血小板药物

抗血小板药物在预防缺血性事件中起重要作用。无 ACS 及经皮冠状动脉介入治疗（percutaneous coronary intervention，PCI）病史者，推荐阿司匹林长期服用（75 ~ 100 mg，1 次 /d）。SCAD 患者接受 PCI 治疗后，建议给予双联抗血小板药物治疗（DAPT，阿司匹林基础上合用 P2Y12 受体拮抗剂）6 个月。PCI 或 ACS 后病情稳定的 SCAD 患者，可根据临床危险因素或风险评分评价缺血和出血风险，如存在较高缺血和（或）出血风险，可考虑延长或缩短 DAPT 疗程。既往 1 ~ 3 年有心肌梗死病史的缺血高危患者，可考虑采用阿司匹林联合替格瑞洛（60 mg，2 次 /d）长期治疗。

2. 调脂药物

已有大量证据表明缺血风险的下降和 LDL-C 的降幅有关。SCAD 患者如无禁忌，需依据其血脂基线水平首选开始剂量中等强度的他汀类调脂药物，根据个体调脂疗效和耐受情况，适当调整剂量，推荐以 LDL-C 为首要干预靶点，目标值 LDL-C < 1.8 mmol/L。若 LDL-C 水平不达标，可与其他调脂药物（如依折麦布 10 mg，1 次 /d）联合应用。如果 LDL-C 基线值较高，现有调脂药物标准治疗 3 个月后难以降至基本目标值，可考虑将 LDL-C 至少降低 50% 作为替代目标。若 LDL-C 基线值已在目标值以内，可将其 LDL-C 从基线值降低 30%。LDL-C 达标后不应停药或盲目减量。他汀类药物降 LDL-C 强度及对应的剂量见表 3-9。

表 3-9　他汀类药物降 LDL-C 强度及对应的剂量

降 LDL-C 强度	药物及其剂量
高强度（每日剂量可降低 LDL-C ≥ 50%）	阿托伐他汀 40 ~ 80 mg*
	瑞舒伐他汀 20 mg
中等强度（每日剂量可降低 LDL-C 25% ~ 50%）	阿托伐他汀 10 ~ 20 mg
	瑞舒伐他汀 5 ~ 10 mg
	氟伐他汀 80 mg
	洛伐他汀 40 mg
	匹伐他汀 2 ~ 4 mg
	普伐他汀 40 mg
	辛伐他汀 20 ~ 40 mg
	血脂康 1.2 g

注：阿托伐他汀 80 mg，1 次 /d，在中国人群经验不足，须谨慎使用。

3. β 受体阻滞剂

对心肌梗死后患者，β 受体阻滞剂能显著降低 30% 死亡和再发梗死风险。对合并慢性心力衰竭的 SCAD 患者，琥珀酸美托洛尔、比索洛尔和卡维地洛与 ACEI、利尿剂伴 / 不伴洋地黄同时应用，能显著降低死亡风险，改善患者的生活质量。β 受体阻滞剂对不伴有心力衰竭的 SCAD 患者可能也有保护作用，到目前为止尚无安慰剂对照研究支持这一观点。

4. ACEI 或 ARB

根据相关研究结果，ACEI 能使无心力衰竭的稳定型心绞痛患者或高危冠心病患者的主要终点事件（如心血管死亡、心肌梗死、卒中等）风险降低。对 SCAD 患者，尤其是合并高血压、LVEF ≤ 40%、糖尿病或慢性肾脏病的高危患者，只要无禁忌证，均可考虑使用 ACEI 或 ARB。

第四节　慢性心力衰竭的药物治疗

心力衰竭（简称心衰）是心脏结构或功能异常导致心室充盈或射血能力受损的一组复杂临床综合征。其主要临床表现为呼吸困难、乏力（活动耐量受限）以及液体潴留（肺淤血和外周水肿）。

慢性心衰（chronic heart failure，CHF）是心血管疾病的终末期表现和最主要死因，是 21 世纪心血管领域的两大挑战之一。尽管目前心衰治疗有了很大进展，但心衰患者死亡数仍在不断增加。

一、病因与发病机制

心衰为各种心脏疾病的严重和终末阶段。由于经济发展水平和地域的不同，引起心衰的主要病因（或病因构成）不尽相同。中国心衰注册登记研究分析结果显示，心衰患者中由冠心病引起者占 49.6%，由高血压引起者占 50.9%；风湿性心脏病在住院心衰患者中所占比例为 8.5%。心衰患者心衰加重的主要诱因为感染（45.9%）、劳累或应激反应（26.0%）及心肌缺血（23.1%）。

心衰的主要发病机制之一为心肌病理性重构。导致心衰进展的两个关键过程：一是心肌死亡（坏死、凋亡、自噬等）的发生，二是神经内分泌系统的失衡，其中 RAAS 和交感神经系统过度兴奋起主要作用，切断这两个关键过程是有效预防和治疗心衰的基础。

二、临床表现

临床上左心衰竭较为常见，尤其是左心衰竭后继发右心衰竭而致的全心衰竭，由于严重广泛的心肌疾病同时波及左、右心而发生全心衰竭者在住院患者中更为多见。常见的症状为劳力性呼吸困难、夜间阵发呼吸困难、端坐呼吸、运动耐量降低、疲劳、夜间咳嗽、腹胀、纳差等。

三、治疗原则

（一）治疗目标

防止和延缓心衰的发生发展；缓解临床症状，提高生活质量；改善长期预后，降低病死率与住院率。

（二）治疗策略

应采取综合治疗措施，包括对各种可致心功能受损的疾病如冠心病、高血压、糖尿病的早期管理；调节心衰的代偿机制，减少其负面效应，如拮抗神经体液因子的过度激活；阻止或延缓心室重塑的进展。

（三）病因治疗

1. 可能导致心脏功能受损的常见疾病

对所有可能导致心脏功能受损的常见疾病如高血压、冠心病、糖尿病、代谢综合征等，在尚未造成心脏器质性改变前即应早期进行有效治疗。对于少数病因未明的疾病如原发性扩张型心肌病等，亦应早期积极干预，延缓疾病进展。

2. 消除诱因

常见的诱因为感染，特别是呼吸道感染，应积极选用适当的抗感染治疗。对于发热持续1周以上者，应警惕感染性心内膜炎的可能。心律失常特别是心房颤动也是诱发心衰的常见原因，快心室率心房颤动应尽快控制心室率，如有可能应及时复律。潜在的甲状腺功能亢进、贫血等也可能是心衰加重的原因，应注意排查并予以纠正。

（四）生活方式管理

1. 体重

日常体重监测能简便直观地反映患者体液潴留情况及利尿剂疗效，有助于医生调整治疗方案。体重改变往往出现在临床体液潴留症状和体征之前。部分严重慢性心衰患者存在临床或亚临床营养不良。患者出现大量体脂丢失或干重减轻称为心源性恶液质，其往往预示预后不良。

2. 饮食

心衰患者血容量增加，体内水钠潴留，减少钠盐摄入有利于减轻上述情况，但在应用强效排钠利尿剂时，过分严格限盐可导致低钠血症。

3. 体力活动

急性期或病情不稳定者应限制体力活动，卧床休息，以降低心脏负荷，利于心功能恢复。但长期卧床易发生深静脉血栓形成甚至肺栓塞，同时也可能出现消化功能降低、肌肉萎缩、坠积性肺炎、褥疮等，适宜的活动能提高骨骼肌功能，改善活动耐量。因此，应鼓励病情稳定的心衰患者主动运动，根据病情轻重不同，在不诱发症状的前提下从床边小坐开始逐步增加有氧运动。

4. 患者教育

心衰患者及家属应得到准确的有关疾病知识和管理的指导，内容包括健康的生活方式、平稳的情绪、适当的诱因规避、规范的药物服用、合理的随访计划等。

四、药物治疗

（一）利尿剂

利尿剂是心衰治疗中唯一能够控制体液潴留的药物，但不能作为单一治疗，原则上在慢性心衰急性发作和明显体液潴留时应用。利尿剂的适量应用至关重要，剂量不足则体液潴留，将减低 RASS 抑制剂的疗效并增加受体拮抗剂的负性肌力作用；剂量过大则容量不足，将增加 RASS 抑制剂及血管扩张剂的低血压和肾功能不全风险。

1. 分类和临床应用

（1）袢利尿剂：以呋塞米为代表，作用于髓袢升支粗段，排钠排钾，为强效利尿剂。对轻度心衰患者一般从小剂量（20 mg 口服）开始，逐渐加量，一般控制体重下降 0.5 ~ 1.0 kg/d 直至干重；重度慢性心衰者可增至 100 mg，每日 2 次，静脉注射效果优于口服。但须注意低血钾的副作用，应监测血钾。

（2）噻嗪类利尿剂：以氢氯噻嗪为代表，作用于肾远曲小管近端和髓袢升支远端，抑制钠的重吸收，并因 Na^+-K^+ 交换同时降低钾的重吸收。GFR < 30 mL/min 时作用明显受限。轻度心衰可首选此药，12.5 ~ 25 mg 每日 1 次开始，逐渐加量，可增至每日 75 ~ 100 mg，分 2 ~ 3 次服用，常与保钾利尿剂合用，同时注意电解质平衡。由于其可抑制尿酸排泄而引起高尿酸血症，长期大剂量应用将影响糖、脂代谢。

（3）保钾利尿剂：作用于肾远曲小管远端，通过拮抗醛固酮或直接抑制 Na^+-K^+ 交换而具有保钾作用，利尿作用弱，多与上述两类利尿剂联合应用以加强利尿效果并预防低血钾。常用药物有螺内酯、氨苯蝶啶、阿米洛利。

2. 用药监护

电解质紊乱是利尿剂长期使用最常见的不良反应，特别是低血钾或高血钾均可导致严重后果，应注意监测。对于低钠血症，应谨慎区分缺钠性（容量减少性）与稀释性（难治性水肿），前者尿少而比重高，应给予高渗盐水补充钠盐；后者见于心衰进行性恶化患者，尿少而比重低，应严格限制水的摄入，并按利尿剂抵抗处理。

（二）RAAS 抑制剂

1. ACEI

（1）作用机制：ACEI 通过抑制 ACE 减少血管紧张素 Ⅱ（angiotensin Ⅱ，AT Ⅱ）生成而抑制 RAAS，并通过抑制缓激肽降解而增强缓激肽活性及缓激肽介导的前列腺素生成，发挥扩血管作用，改善血流动力学；通过降低心衰患者神经体液代偿机制的不利影响，改善心室重塑。临床研究证实，ACEI 早期足量应用除可缓解症状，还能延缓心衰进展，降低不同病因、不同程度心衰患者以及伴或不伴冠心病患者的病死率。

（2）临床应用：各种 ACEI 对心衰患者的症状、病死率、疾病进展的作用无明显差异。以小剂量开始，如能耐受则逐渐加量，开始用药后 1 ~ 2 周监测肾功能与血钾，后定期复查，长期维持终生用药。

（3）用药监护：不良反应主要包括低血压、肾功能一过性恶化、高血钾、干咳和血管性水肿等。有威胁生命的不良反应（血管性水肿和无尿性肾衰竭）、妊娠期妇女及 ACEI 过敏者应禁用；低血压、双侧肾动脉狭窄、血肌酐明显升高（> 265 μmol/L）、高血钾（> 5.5 mmol/L）者慎用。NSAIDs 会阻断 AECI 的疗效并加重其副作用，应避免使用。

2. ARB

ARB 可阻断经 ACE 和非 ACE 途径产生的 AT Ⅱ 与 AT 受体结合，阻断 RAS 的效应，但无抑制缓激肽降解作用，因此干咳和血管性水肿的副作用较少见。心衰患者治疗首选ACEI，当 ACEI 引起干咳、血管性水肿时，不能耐受者可改用 ARB，但已使用 ARB 且症状控制良好者不须换为 ACEI。研究证实，ACEI 与 ARB 联用并不能使心衰患者获益更多，反而会增加不良反应，特别是低血压和肾功能损害的发生，因此目前不主张对心衰患者联合应用 ACEI 与 ARB。

3. 醛固酮受体拮抗剂

螺内酯等抗醛固酮制剂作为保钾利尿剂，能阻断醛固酮效应，抑制心血管重塑，改善心衰的远期预后。但必须注意血钾的监测，近期有肾功能不全、血肌酐升高或高钾血症者不宜使用。依普利酮是一种新型选择性醛固酮受体拮抗剂，可显著降低轻度心衰患者心血管事件的发生风险、减少住院率、降低心血管疾病病死率，且尤适用于老龄、糖尿病和肾功能不全者。

4. 肾素抑制剂

阿利吉仑是口服非肽类肾素抑制剂，能通过直接抑制肾素降低血浆肾素活性，并阻断噻嗪类利尿剂、ACEI/ARB 应用所致的肾素堆积，有降压作用且对心率无明显影响。该类药物目前仍有待进一步研究。

（三）β 受体拮抗剂

β 受体拮抗剂可抑制交感神经激活对心衰代偿的不利作用，心衰患者长期应用 β 受体拮抗剂能减轻症状、改善预后、降低病死率和住院率。目前有循证医学证据支持用于慢性心衰治疗的 β 受体拮抗剂包括选择性 β_1 受体拮抗剂美托洛尔、比索洛尔，以及非选择性肾上腺素 α_1、β_1 和 β_2 受体拮抗剂卡维地洛。

1. 临床应用

所有病情稳定并无禁忌证的心功能不全者，一经诊断均应立即以小剂量开始应用 β 受体拮抗剂，然后逐渐增加至最大耐受剂量并长期维持。

在慢性心衰急性失代偿期或急性心衰时，多项临床试验表明，持续服用原剂量 β 受体拮抗剂不仅不增加风险，且较减量或中断治疗者临床转归更好。因此，对于慢性心衰急性失代偿患者，应根据实际临床情况在血压允许的范围内尽可能地继续 β 受体拮抗剂治疗，以获得更佳的治疗效果。

在已接受 ACEI 治疗的患者中仍能观察到 β 受体拮抗剂的益处，说明这两种神经内分泌系统阻滞剂的联合应用具有叠加效应。对于存在体液潴留的患者应与利尿剂同时使用。

2. 用药监护

禁忌证为支气管痉挛性疾病、严重心动过缓、Ⅱ度及Ⅱ度以上房室传导阻滞、严重周围血管疾病（如雷诺病）和重度急性心衰。突然停用 β 受体拮抗剂可致临床症状恶化，应予避免。

（四）正性肌力药

正性肌力药可缓解心衰患者的症状。但应注意心衰患者的心肌处于血液或能量供应不足的状态，过度或长期应用正性肌力药将加大能量的供需矛盾，加重心肌损害，增加病死率。为此，在心衰治疗中不应以正性肌力药取代其他治疗用药。

1. 洋地黄类药物

洋地黄类药物作为正性肌力药的代表用于治疗心衰已有两百余年的历史，尽管如此，研究证实地高辛可显著减轻轻中度心衰患者的临床症状，改善生活质量，提高运动耐量，减少住院率，但对生存率无明显改变。

（1）主要品种：地高辛是最常用且唯一经过安慰剂对照研究进行疗效评价的洋地黄制剂，常以每日 0.125~0.25 mg 开始并维持，70 岁以上、肾功能损害或干重低的患者应从更小剂量（每日或隔日 0.125 mg）开始。毛花苷 C、毒毛花苷 K 均为快速起效的静脉注射用制剂，适用于急性心衰或慢性心衰加重时。

（2）作用机制：洋地黄类药物通过抑制 Na^+-K^+-ATP 酶发挥药理作用。①正性肌力作用：促进心肌细胞 Ca^{2+}-Na^+ 交换，升高细胞内 Ca^{2+} 浓度而增强心肌收缩力。而细胞内 K^+ 浓度降低，成为洋地黄中毒的重要原因。②电生理作用：一般治疗剂量下，洋地黄可抑制心脏传导系统，对房室交界区的抑制最为明显。当血钾过低时，更易发生各种快速性心律失常。③迷走神经兴奋作用：作用于迷走神经传入纤维，增加心脏压力感受器的敏感性，反馈抑制中枢神经系统的兴奋冲动，可对抗心衰时交感神经兴奋的不利影响，但尚不足以取代 β 受体拮抗剂的作用。作用于肾小管细胞、减少钠的重吸收并抑制肾素分泌。

（3）临床应用：伴有快速心房颤动 / 心房扑动的收缩性心衰是应用洋地黄的最佳指征，包括扩张型心肌病、二尖瓣或主动脉瓣病变、陈旧性心肌梗死及高血压心脏病所致慢性心衰。在利尿剂、ACEI/ARB 和 β 受体拮抗剂治疗过程中仍持续有心衰症状的患者可考虑加用地高辛。但对代谢异常引起的高排血量心衰，如贫血性心脏病、甲状腺功能亢进、心肌病等所致的心衰，洋地黄治疗效果欠佳。肺源性心脏病常伴低氧血症，与心肌梗死、缺血性心肌病均易发生洋地黄中毒，应慎用；应用其他可能抑制窦房结或房室结功能，或可能影响地高辛血药浓度的药物（如胺碘酮或 β 受体拮抗剂）时须慎重或减量；肥厚型心肌病患者增加心肌收缩性可能使原有的血流动力学障碍加重，故禁用洋地黄；风湿性心脏病单纯二尖瓣狭窄伴窦性心律的肺水肿患者，因增加右心室收缩功能可能加重肺水肿程度而禁用；严重窦性心动过缓或房室传导阻滞患者在未植入起搏器前禁用。对于液体潴留或低血压等心衰症状急性加重患者，应首选静脉制剂，待病情稳定后再应用地高辛作为长期治疗策略。

（4）用药监护：警惕洋地黄中毒，其较重要的表现为各类心律失常，常见室性期前收缩，多表现为二联律、非阵发性交界区心动过速、房性期前收缩、心房颤动及房室传导阻滞等。快速房性心律失常伴传导阻滞是洋地黄中毒的特征性表现。洋地黄可引起心电图 ST-T 改变，称为"鱼钩"样改变，但不能据此诊断洋地黄中毒。洋地黄中毒的胃肠道表现如恶心、呕吐，以及神经系统症状如视力模糊、黄视、绿视、定向力障碍、意识障碍等，则较少见。

影响洋地黄中毒的因素：洋地黄中毒与地高辛血药浓度高于 2.0 ng/mL 相关，但在心肌缺血、缺氧以及低血钾、低血镁、甲状腺功能减退的情况下则中毒剂量较低。肾功能不全、低体重以及与其他药物的相互作用也是引起洋地黄中毒的因素，心血管疾病常用药物如胺碘酮、维拉帕米及奎尼丁等均可降低地高辛的经肾排泄率而增加中毒的可能。

洋地黄中毒的处理：发生洋地黄中毒后应立即停药。单发性室性期前收缩、Ⅰ度房室传导阻滞等停药后常自行消失；对快速性心律失常者，如血钾浓度低，则可通过静脉补钾；如血钾浓度不低，可用利多卡因或苯妥英钠。电复律一般禁用，因其易致心室颤动。有传导阻滞及缓慢性心律失常者可用阿托品静脉注射，此时异丙肾上腺素易诱发室性心律失常，不宜应用。

2. 非洋地黄类药物

（1）β受体兴奋剂：多巴胺与多巴酚丁胺是常用的静脉制剂。多巴胺是去甲肾上腺素前体，较小剂量 [< 2 μg/（kg·min）] 激动多巴胺受体，可降低外周阻力，扩张肾血管、冠状动脉和脑血管；中等剂量 [2 ~ 5 μg/（kg·min）] 激动 β_1 和 β_2 受体，表现为心肌收缩力增强，血管扩张，特别是肾小动脉扩张，心率加快不明显，能显著改善心衰的血流动力学异常；大剂量 [5 ~ 10 μg/（kg·min）] 则可兴奋 α 受体，出现缩血管作用，增加左心室后负荷。多巴酚丁胺是多巴胺的衍生物，扩血管作用不如多巴胺明显，加快心率的效应也比多巴胺小。两者均只能短期静脉应用，在慢性心衰加重时起帮助患者渡过难关的作用，连续用药超过 72 h 可能出现耐药，长期使用将增加病死率。

（2）磷酸二酯酶抑制剂：包括米力农、氨力农等，通过抑制磷酸二酯酶活性，促进钙离子通道膜蛋白磷酸化，钙离子内流增加，从而增强心肌收缩力。磷酸二酯酶抑制剂短期应用可改善心衰症状，但已有大规模前瞻性研究证明，长期应用米力农治疗重症慢性心衰，患者的病死率增加，其他的相关研究也得出同样的结论。因此，仅对心脏术后急性收缩性心衰、难治性心衰及心脏移植前的终末期心衰患者短期应用。

（五）扩血管药物

慢性心衰的治疗并不推荐扩血管药物的应用，仅对伴有心绞痛或高血压的患者可考虑联合治疗，对存在心脏流出道或瓣膜狭窄的患者应禁用。

（六）抗心衰药物治疗进展

1. 人重组脑钠肽

例如，奈西立肽具有排钠利尿、抑制交感神经系统、扩张血管等作用，适用于急性失代偿性心衰。

2. 左西孟旦

左西孟旦通过与心肌细胞上的肌钙蛋白 C 结合，增加肌丝对钙的敏感性，从而增强心肌收缩，并通过介导三磷酸腺苷敏感的钾通道，扩张冠状动脉和外周血管，改善顿抑心肌的功能，减轻缺血并纠正血流动力学紊乱，适用于无显著低血压或低血压倾向的急性左心衰竭患者。

3. 伊伐布雷定

伊伐布雷定是首个选择性特异性窦房结 I_f 电流抑制剂，对心脏内传导、心肌收缩或心室复极化无影响，且无 β 受体拮抗剂的不良反应或反跳现象。

4. AVP 受体拮抗剂

AVP 受体拮抗剂（如托伐普坦）通过结合 V_2 受体减少水的重吸收，因不增加排钠而优于利尿剂，因此可用于治疗伴有低钠血症的心衰。

处方分析和用药咨询

案例 1：患者，女，56 岁。诊断：高血压。处方：硝苯地平控释片（拜新同）30 mg，qd。患者诉用药后从粪便中排出白色药片，担心药物不能发挥作用。

药师解答

（1）硝苯地平缓控释制剂是骨架型缓释制剂，采用渗透泵控释制剂以达到恒速长时释放，有利于长时间平稳控制血压，减少不良反应。其活性成分被吸收后，空药片便完整地经肠道排出。

（2）询问患者血压控制情况，患者诉血压自测均在 140/90 mmHg 以下。考虑血压控制良好，告知患者不必担心，继续注意监测血压。

案例 2：患者，男，75 岁。诊断：高血压、慢性肾功能不全。处方：福辛普利片 10 mg，qd；替米沙坦胶囊 40 mg，qd。请对此处方进行审核。

处方审核

（1）福辛普利为 ACEI，替米沙坦为 ARB，二者同作用于 RAAS，联合应用没有益处，反而增加不良反应风险。建议将其中一种换成其他种类的降压药物。

（2）如有条件，应了解患者的肾功能状况、目前的血肌酐水平，如血肌酐 > 265 μmol/L，则不应使用 ACEI 和 ARB。

自测题

单项选择题

1. 下列关于早上家庭测量血压的时间不当的是（　　）。

A. 起床后 1 h 内进行或剧烈活动前　　B. 服用降压药物之后

C. 早餐前　　D. 剧烈活动前

2. 糖尿病患者的血压控制目标值一般为（　　）。

A. < 140/90 mmHg　　B. < 120/80 mmHg

C. < 130/80 mmHg　　D. < 150/90 mmHg

3. 肾功能不全、出现蛋白尿或微量白蛋白尿的患者最适宜选用的降压药物是（　　）。

A. 依那普利　　B. 硝苯地平

C. 卡托普利　　D. 美托洛尔

4. 下列关于降压药物应用的基本原则的说法，错误的是（　　）。

A. 小剂量　　　　　　　　　　　　B. 优先选择短效制剂

C. 联合用药　　　　　　　　　　　D. 个体化

5. CCB 常见的不良反应不包括（　　）。

A. 头痛　　　　　　　　　　　　　B. 眩晕

C. 高尿酸血症　　　　　　　　　　D. 外周水肿

6. 高血合并冠心病患者一般推荐首选的降压药物种类是（　　）。

A. β 受体阻滞剂和 ACEI/ARB　　　B. α 受体阻滞剂和 ACEI/ARB

C. 钙通道拮抗剂和利尿剂　　　　　D. α 受体阻滞剂和利尿剂

7. 患者出现干咳，考虑为药物所致，可疑药物应首选（　　）。

A. 华法林　　　　　　　　　　　　B. 呋塞米

C. 螺内酯　　　　　　　　　　　　D. 卡托普利

8. 长期使用可导致低钾血症的药物是（　　）。

A. 地高辛　　　　　　　　　　　　B. 呋塞米

C. 螺内酯　　　　　　　　　　　　D. 卡托普利

9. 下列药物中不属于降压药物的是（　　）。

A. 吲达帕胺　　　　　　　　　　　B. 尼莫地平

C. 左旋多巴　　　　　　　　　　　D. 氨氯地平

10. 下列药物中不属于调脂药物的是（　　）。

A. 普罗布考　　　　　　　　　　　B. 非诺贝特

C. 艾瑞昔布　　　　　　　　　　　D. 瑞舒伐他汀

11. 调脂药物不包括（　　）。

A. 二氢吡啶类　　　　　　　　　　B. 他汀类

C. 贝特类　　　　　　　　　　　　D. 烟酸类

12. 他汀类药物的不良反应一般不包括（　　）。

A. 脚踝水肿　　　　　　　　　　　B. 肝功能异常

C. 肌肉疼痛　　　　　　　　　　　D. 横纹肌溶解

13. 可以缓解稳定性冠状动脉粥样硬化性疾病症状，并能改善其缺血的药物不包括
（　　）。

A. 美托洛尔　　　　　　　　　　　B. 阿托伐他汀

C. 硝苯地平　　　　　　　　　　　D. 硝酸甘油

14. 改善稳定性冠状动脉粥样硬化性疾病预后的药物不包括（　　）。

A. 阿司匹林　　　　　　　　　　　B. 阿托伐他汀

C. 地高辛　　　　　　　　　　　　D. 比索洛尔

15. 阿托伐他汀选用以下哪种剂量可降低 LDL-C ≥ 50%？（　　）

A. 10 mg/d　　　　　　　　　　　B. 20 mg/d

C. 30 mg/d　　　　　　　　　　　D. 40 mg/d

16. 高血压合并心衰优先选择的药物不包括（　　　）。

A. ACEI
B. β受体阻滞剂
C. 醛固酮受体拮抗剂
D. 胆固醇吸收抑制剂

17. 伴有糖尿病肾病的高血压患者首选的降压药物是（　　　）。

A. 氢氯噻嗪
B. 吲达帕胺
C. 氯沙坦
D. 氨氯地平

18. ACEI不具有（　　　）。

A. 血管扩张作用
B. 增加尿量
C. 逆转慢性心功能不全的心肌肥厚
D. 止咳作用

19. 心衰的治疗目标不包括（　　　）。

A. 逆转心衰的发生发展
B. 防止和延缓心衰的发生发展
C. 缓解临床症状，提高生活质量
D. 改善长期预后，降低病死率与住院率

20. 下列药物不属于袢利尿剂的是（　　　）。

A. 氢氯噻嗪
B. 呋塞米
C. 布美他尼
D. 托拉塞米

21. 可以缓解患者心衰症状的正性肌力药不包括（　　　）。

A. 非诺贝特
B. 地高辛
C. 毒毛花苷K
D. 米力农

自测题答案：

1. B 2. C 3. A 4. B 5. C 6. A 7. D 8. B 9. C 10. C 11. A 12. A
13. B 14. C 15. D 16. D 17. C 18. D 19. A 20. A 21. A

第四章

呼吸系统常见疾病的药物治疗

学习目标

一、掌握

1. 上呼吸道感染的治疗原则;

2. 支气管哮喘的治疗目标和常用药物的分类。

二、熟悉

1. 社区获得性肺炎的经验治疗和病

原治疗;

2. 慢性阻塞性肺疾病的分级治疗方案。

三、了解

急性上呼吸道感染的对症治疗。

呼吸系统疾病是临床常见病、多发病,主要包括急性上呼吸道感染、肺炎、支气管哮喘、慢性阻塞性肺疾病和肺结核等。其药物治疗涉及面广,用药种类或数量亦较多,如抗感染药、镇咳药、平喘药、呼吸兴奋药、抗炎药、免疫抑制剂等。随着临床对呼吸系统疾病的认识不断深入,药物治疗在标准化和规范化方面有了很大进步,特别是支气管哮喘和慢性阻塞性肺疾病,均建立了全球和我国的治疗指南,这对疾病的控制和治疗都有重要的指导意义。

第一节　急性上呼吸道感染的药物治疗

急性上呼吸道感染(简称上感)是鼻腔、咽或喉部急性炎症的总称。它不是一个疾病诊断,而是一组疾病的总称,包括普通感冒、病毒性咽炎、喉炎、疱疹性咽峡炎、咽结膜热、细菌性咽 – 扁桃体炎。主要病原体以病毒多见,占 70% ~ 80%,包括流感病毒(甲、乙、丙型)、副流感病毒、呼吸道合胞病毒、腺病毒、鼻病毒、埃可病毒、柯萨奇病毒、麻疹病毒和风疹病毒等。细菌占 20% ~ 30%,以溶血性链球菌最为多见,其次为流感嗜血杆菌、肺炎球菌和葡萄球菌等,偶见革兰阴性杆菌。其感染的主要表现为鼻炎、咽喉炎、扁桃腺炎。急性上呼吸道感染通常病情轻,病程短,多可自愈,预后好。但其发病率高,有时可伴有严重并发症,需积极防治。

一、病因与发病机制

1. 诱因或危险因素

各种导致全身或呼吸道局部防御功能降低的因素,如受凉、淋雨、气候突变、过度疲劳等均可诱发急性上呼吸道感染。

2. 病因

本病主要由病毒引起，20%～30%由细菌引起，细菌感染可直接发生或继发于病毒感染之后。急性上呼吸道感染的病因类型见表4-1。

表4-1 急性上呼吸道感染的病因类型

类型	病原体
普通感冒	主要由鼻病毒引起，其次为冠状病毒、副流感病毒、呼吸道合胞病毒、埃可病毒、柯萨奇病毒
急性病毒性咽炎	主要由鼻病毒、腺病毒、流感病毒、副流感病毒、肠道病毒、呼吸道合胞病毒引起
急性病毒性喉炎	主要由鼻病毒、流感病毒、副流感病毒、腺病毒引起
急性疱疹性咽峡炎	主要由柯萨奇病毒A引起
咽结膜热	主要由腺病毒、柯萨奇病毒引起，并伴有上呼吸道感染和发热
细菌性咽炎及扁桃体炎	主要由溶血性链球菌、流感嗜血杆菌、肺炎球菌、葡萄球菌引起

3. 发病机制

当机体或呼吸道局部防御功能降低时，原已存在于上呼吸道或从外界侵入的病毒或细菌迅速繁殖，引起本病。老幼体弱、免疫功能低下或患有慢性呼吸道疾病的患者易患本病。

二、临床表现

病因不同，临床表现可有不同的类型。

（一）普通感冒

普通感冒俗称伤风，又称急性鼻炎，以鼻咽部卡他症状为主要表现。起病较急，初期有咽干、咽痒或烧灼感，发病同时或数小时后，可有喷嚏、鼻塞、流清鼻涕，经2～3 d后变稠。可伴咽痛，有时由于耳咽管炎，听力减退，也可出现流泪、味觉迟钝、呼吸不畅、声嘶、少量咳嗽等。一般无发热及全身症状，或仅有低热、不适、轻度畏寒和头痛。检查可见鼻腔黏膜充血、水肿、有分泌物，咽部轻度充血。如无并发症，一般经5～7 d痊愈。

（二）急性病毒性咽炎、喉炎和支气管炎

根据病毒对上、下呼吸道感染的解剖部位不同，临床上可将其引起的炎症反应分为咽炎、喉炎和支气管炎。

1. 急性病毒性咽炎

咽部发痒，有灼热感，疼痛不突出也不持久，咳嗽少见。当有咽下疼痛时，常提示有链球菌感染。咽部明显充血和水肿，颌下淋巴结肿大且触痛。流感病毒和腺病毒感染时可有发热和乏力。

2. 急性病毒性喉炎

声嘶，讲话困难，咳嗽时疼痛，常有发热、咽疼或咳嗽，可见喉部水肿、充血，局部淋巴结轻度肿大和触痛，可闻及喘息声。

3. 急性病毒性支气管炎

咳嗽、无痰或痰呈黏液性，伴有发热和乏力。其他症状常有声嘶、非胸膜性胸骨下疼痛。可闻及干性或湿啰音。X线胸片显示血管阴影增多、增强，但无肺浸润阴影。

（三）化脓性扁桃腺炎

咽痛明显，畏寒，发热，体温可达 39 ℃以上。可见咽部明显充血，扁桃体肿大、充血，表面有黄色点状渗出物，颌下淋巴结肿大、压痛，肺部无异常体征。

上呼吸道感染和流行性感冒是不同的疾病，应注意区分。

三、治疗和管理原则

（一）治疗原则

治疗原则主要包括缓解症状，抗病毒或抗细菌等病原体，提高机体免疫力，防止并发症。

症状轻、无并发症者，无需进行特殊治疗，应注意休息，多饮水，避免受凉和劳累。

病情重或伴有发热、头痛、流鼻涕者，可用解热镇痛药或抗组胺药缓解症状。抗病毒药物疗效不肯定，一般不主张使用。

症状重，发热不退或达 39 ℃以上，有脓痰、扁桃体充血肿大及渗出物，血白细胞升高，提示细菌感染，应及时应用抗菌药物。轻度感染者予口服给药，重症感染者可肌内或静脉途径给药。

（二）健康管理

1. 避免诱发因素

避免受凉、过度疲劳，注意保暖；保持室内空气新鲜、阳光充足；在高发季节少去人群密集的公共场所；戒烟；防止交叉感染。

2. 增强免疫力

注意劳逸结合，加强体育锻炼，提高机体免疫力及抗寒能力。

3. 识别并发症并及时就诊

药物治疗后症状不缓解，或出现耳鸣、耳痛、外耳道流脓等中耳炎症状，或恢复期出现胸闷、心悸、眼睑浮肿、腰酸或关节疼痛者，需及时就诊。

四、药物治疗

急性上呼吸道感染一般无需抗病毒治疗，以对症处理、休息、戒烟、多饮水、保持室内空气流通和防治继发细菌感染为主。一般不用抗菌药物，如合并有细菌感染，可根据急性上呼吸道感染常见病原菌经验性选用抗菌药物。

（一）对症治疗

1. 一般治疗

发热、病情较重或年老体弱者应卧床休息，多饮水，保持室内空气流通，防止受凉。

2. 解热镇痛药

有头痛、发热、全身肌肉酸痛等症状者，可酌情使用解热镇痛药，如对乙酰氨基酚、阿司匹林、布洛芬等，见表 4-2。

表 4-2　常用解热镇痛药的用法用量及注意事项

药物名称	用法用量	注意事项
对乙酰氨基酚	6～12 岁儿童 0.25 g，12 岁以上儿童或者成人 0.5 g/次，每 4～6 h 1 次	每日总剂量成人不超过 2 g；自我药疗时，连续使用，用于解热不超过 3 d，用于镇痛不超过 5 d
阿司匹林	儿童每次 5～10 mg/kg，3～4 次/d；成人 0.3～0.6 g/次，必要时每 4～6 h 重复 1 次	自我药疗时，连续使用，用于解热不超过 3 d，用于镇痛不超过 5 d
布洛芬	口服普通片/胶囊：儿童每次 5～10 mg/kg，3 次/d；成人 0.2～0.4 g/次，每 4～6 h 1 次。溶液剂型：12 岁以下儿童每次 5～10 mg/kg，每 4～6 h 重复 1 次。缓释控释制剂：12 岁以上儿童及成人每次 0.3～0.6 g，2 次/d	成人用药最大限量为 2～4 g/d；自我药疗时，连续使用，用于解热不超过 3 d，用于镇痛不超过 5 d；每 24 h 用药不超过 4 次；活动期消化道溃疡患者禁用；不宜与地高辛、甲氨蝶呤、口服降血糖药等合用
赖氨匹林	肌内或静脉注射，以 4 mL 注射用水或生理盐水溶解后注射。成人 0.9～1.8 g/次，一日 2 次。儿童一日按体重 10～25 mg/kg，分 2 次给药	/
复方氨基比林	注射剂型：每次 2 mL，肌内注射。口服剂型：1～2 片/次，3 次/d	不宜长期使用，凝血功能障碍者禁用
去痛片	口服，1～2 片/次，1～3 次/d	含氨基比林、非那西丁、咖啡因、苯巴比妥。长期使用可能导致肾功能损害
双氯芬酸	缓、控释剂型：成人 50 mg/次，1～2 次/d。口服常释剂型：成人 25～50 mg/次，2～3 次/d	每 24 h 用量不超过 150 mg
吲哚美辛	缓释剂型：25～50 mg/次，2 次/d	/

用药监护：①当症状不能缓解时，不宜继续使用此类药物，必须重新明确诊断。②年老体弱者应多饮水，必要时静脉补液，避免发汗过多造成血容量不足。③阿司匹林过敏者不能使用 NSAIDs。④对乙酰氨基酚：严重肝功能不全者禁用，妊娠期和哺乳期妇女慎用；缓释片不能碾碎或溶解后服用。⑤布洛芬：活动期消化道溃疡患者禁用；与地高辛、甲氨蝶呤、口服降血糖药物合用，能使这些药物的血药浓度增高；与呋塞米合用时，呋塞米的排钠和降压作用减弱；与抗高血压药物合用时，后者的降压效果下降。

3. 抗鼻塞及抗过敏的复方制剂

有鼻塞、鼻黏膜充血、水肿、咽痛等症状者，应用盐酸伪麻黄碱等可选择性收缩上呼吸道黏膜血管的药物，也可用 1% 麻黄碱滴鼻。有频繁喷嚏、多量流涕等症状的患者，可酌情选用马来酸氯苯那敏、氯雷他定或苯海拉明等抗过敏药物。临床常用于缓解感冒症状的药物均为复方非处方药制剂。

用药监护：临床常用抗感冒药有头晕、嗜睡等不良反应，故宜在睡前服用。必须使用时，避免驾驶和高空作业。注意避免重复用药。

临床常用抗感冒药复方制剂的组成成分及作用见表4-3。

表4-3 临床常用抗感冒药复方制剂的组成成分及作用

药物名称	解热镇痛	抗过敏	收缩血管	镇咳	中枢兴奋剂	抗病毒	其他
美扑伪麻片	对乙酰氨基酚	氯苯那敏	伪麻黄碱	右美沙芬	/	/	/
复方氨酚伪麻缓释胶囊	对乙酰氨基酚	/	伪麻黄碱	/	/	/	/
氨麻苯美片（白加黑）	对乙酰氨基酚	苯海拉明（仅夜用片有）	伪麻黄碱	右美沙芬	/	/	/
复方氨酚烷胺片/胶囊	对乙酰氨基酚	氯苯那敏	/	/	咖啡因	金刚烷胺	人工牛黄
氨咖黄敏胶囊	对乙酰氨基酚	氯苯那敏	/	/	咖啡因	/	人工牛黄
酚咖片	对乙酰氨基酚	/	/	/	咖啡因	/	/

4. 镇咳

对于咳嗽症状较为明显者，可给予右美沙芬、可待因等镇咳药，但对于普通感冒所致急性咳嗽不推荐常规使用。18岁以下患者禁用可待因。有精神病史者禁用右美沙芬。

右美沙芬的用药监护：偶有头晕、轻度嗜睡、口干、便秘、恶心和食欲缺乏；过量可导致行为改变、幻觉、步态异常以及交感神经兴奋等；不宜同时服用MAOIs，否则可致高热、昏迷，甚至死亡；避免重复用药导致过量。

（二）病因治疗

1. 抗病毒药物

一般无需抗病毒治疗，免疫缺陷患者可早期使用。广谱抗病毒药物利巴韦林和奥司他韦对呼吸道合胞病毒等在体外有较强的抑制作用。金刚烷胺、金刚乙胺对甲型流感病毒有一定疗效；利巴韦林对流感及腺病毒、疱疹病毒、麻疹病毒等有效；阿糖腺苷对腺病毒有效；干扰素有抑制病毒复制的作用。由于病毒感染具有自限性，症状多在短期内逐渐消失，一般以对症处理为主，目前抗病毒药物的使用并不普遍。

2. 抗菌药物

急性上呼吸道感染是最常见的社区获得性感染，大多为单纯病毒感染，病程有自限性，不需使用抗菌药物，予以对症治疗即可痊愈。也有少数患者可为细菌感染或在病毒感染基础上继发细菌感染，有白细胞计数升高、咽部脓苔、咳黄痰等细菌感染证据，此时可酌情使用青霉素、第一代或第二代头孢菌素类、大环内酯或喹诺酮类药物（见表4-4）。

表 4-4　急性细菌性上呼吸道感染的病原治疗

疾病	病原菌	宜选药物	可选药物	疗程	备注
急性细菌性咽炎及扁桃体炎	β 溶血性链球菌	青霉素、苄星青霉素、阿莫西林	第一代或第二代头孢菌素类、大环内酯类、喹诺酮类	10 d	磺胺及四环素类药物均不宜选用
急性细菌性中耳炎	肺炎链球菌、流感嗜血杆菌、卡他莫拉菌	阿莫西林、阿莫西林/克拉维酸	复方磺胺甲噁唑、第一代或第二代头孢菌素类	7～10 d	三种病原菌占该病总体病原菌的80%
急性细菌性鼻窦炎	肺炎链球菌、流感嗜血杆菌、卡他莫拉菌	阿莫西林、阿莫西林/克拉维酸	复方磺胺甲噁唑、第一代或第二代头孢菌素类	10～14 d	

第二节　肺炎的药物治疗

肺炎是由病原微生物或其他因素引起的肺实质炎症，目前仍是一种常见病、多发病。WHO 的统计资料表明，肺炎高居诸多感染性疾病之首。引起肺炎的病原体有细菌、真菌、衣原体、支原体、立克次体、病毒等微生物，以及较少见的原虫、吸虫、绦虫等多种寄生虫，其中细菌性肺炎占全部肺炎的 50% 左右。肺炎的发生和严重程度主要由病原体因素（毒力、菌量）和宿主因素之间的平衡决定。

一、病因与发病机制

（一）宿主防御功能障碍

任何原因造成全身免疫功能和呼吸道局部防御功能受损都是发生肺炎的高危因素。在院外肺炎的发病中，上呼吸道感染、受凉、淋雨、疲劳、嗜酒特别是醉酒等都是常见的诱因。老年人因机体防御功能减退，加之常伴有各种慢性疾病，是细菌性肺炎的好发人群。

（二）病原体侵入下呼吸道

1. 误吸上呼吸道病原菌

当上呼吸道大量繁殖致病菌或其他病原体，再加上昏迷、休克、多痰、气管插管、雾化吸入治疗等因素，可能使病原体进入下呼吸道。

2. 血行播散或直接蔓延

机会致病菌或其他病原体亦可来自身体其他部位的感染病灶，通过血行播散或直接蔓延而侵入肺部。

二、分类和临床表现

（一）分类

1. 按解剖分类

肺炎可分为大叶性肺炎、小叶性肺炎、间质性肺炎、粟粒性肺炎。

2. 按病因分类

（1）细菌性肺炎。①需氧革兰阳性球菌：常见的有肺炎链球菌、金黄色葡萄球菌、化脓性链球菌等。②需氧革兰阴性杆菌：常见的有肺炎克雷伯菌、铜绿假单胞菌、肠杆菌属、大肠埃希菌、沙雷菌属、变形杆菌、军团杆菌、不动杆菌、流感嗜血杆菌等。③厌氧菌：包括棒状杆菌、梭状杆菌等。本节主要介绍细菌性肺炎的药物治疗。

（2）真菌性肺炎。真菌按其致病力强弱可分为致病性真菌，如组织胞浆菌、球孢子菌、皮炎芽生菌等；条件致病菌如念珠菌属、隐球菌属、曲霉菌属、毛霉菌属、诺卡菌等。真菌性肺炎属于深部真菌病，主要为条件致病菌所致，多发生于长期应用广谱抗菌药物和机体免疫功能低下者。

（3）病毒性肺炎。病毒性肺炎多为病毒性呼吸道感染向下蔓延所致。引起肺炎的病毒以流行性感冒病毒最为常见，其他为副流感病毒、巨细胞病毒、腺病毒、鼻病毒、冠状病毒和某些肠道病毒。近年来严重急性呼吸综合征、中东呼吸综合征和新型冠状病毒肺炎的暴发流行，使冠状病毒成为人们特别关注的病原体。

（4）非典型病原体肺炎。肺炎支原体是非典型病原体肺炎的常见病原。其也可由嗜肺军团菌、肺炎衣原体等感染引起。

（5）其他。例如，卡氏肺孢子虫常在免疫力低下的宿主中引起肺炎，是艾滋病患者最常见的直接致死原因。

3. 按获病方式分类

（1）社区获得性肺炎。社区获得性肺炎是指在医院外罹患的肺实质（含肺泡壁，即广义上的肺间质）炎症，包括具有明确潜伏期的病原体感染、在入院后于潜伏期内发病的肺炎。目前国内多项成人社区获得性肺炎流行病学调查结果显示，肺炎支原体和肺炎链球菌是我国成人社区获得性肺炎的重要致病源，其他常见病原体包括流感嗜血杆菌、肺炎衣原体、肺炎克雷伯菌及金黄色葡萄球菌，而铜绿假单胞菌和鲍曼不动杆菌少见。

（2）医院获得性肺炎。医院获得性肺炎是指患者入院时不存在感染，也不处于感染潜伏期，而于入院48 h后在医院内发生的肺炎。

（二）临床表现

1. 咳嗽

咳嗽是最常见的症状，细菌感染者常伴有咳痰。肺炎支原体、肺炎衣原体、嗜肺军团菌等非典型致病源感染常表现为干咳、少痰。肺炎累及胸膜时可出现胸痛，多为持续性隐痛，深吸气时加重。胸闷、气短和呼吸困难多提示病变范围较大，病情较重，合并大量胸腔积液或心功能不全等。

2. 发热

发热是最常见的全身症状，常为稽留热或弛张热，可伴有寒战或畏寒，部分危重患者表现为低体温。其他伴随非特异症状包括头痛、乏力、食欲缺乏、腹泻、呕吐、全身不适、肌肉酸痛等。细菌感染患者常表现为外周血白细胞计数和（或）中性粒细胞比例增加，部分患者白细胞减少。细菌感染时出现显著的外周血白细胞减少，是病情危重、预后不良的征象。支原体和衣原体所致的肺炎白细胞很少升高。高龄社区获得性肺炎患者往往缺乏肺炎的典型临床表现，可无发热和咳嗽，全身症状较突出，常表现为精神不振、神志改变、食欲下降、活动能力减退等，需引起警惕。

3. 体征

发热患者常呈急性面容，重症患者合并呼吸衰竭时可有呼吸窘迫、发绀，合并感染性休克时可有低血压、四肢末梢湿冷。

胸部体征随病变范围、实变程度、是否合并胸腔积液等情况而异。病变范围局限或无明显实变时可无肺部阳性体征，有明显实变时病变部位可出现呼吸运动减弱、语颤增强、叩诊发浊、呼吸音减低、语音传导增强、病灶部位出现管性呼吸音及吸气相湿啰音等。胸部 X 线检查显示片状、斑片状浸润性阴影或间质性改变。

上述症状是肺炎的共同表现，但随病因、起病急缓和并发症等的不同可有不同的表现。尤其是医院获得性肺炎临床表现往往不典型，如粒细胞缺乏、严重脱水患者并发医院获得性肺炎时，X 线检查可以呈阴性。

三、治疗原则

1. 抗感染治疗

（1）经验治疗：对于细菌性肺炎，必须尽早开始抗菌药物的经验治疗。首先采用针对常见病原菌的抗菌药物，明确病原后，根据药敏试验结果调整用药。

（2）病原检查：应重视，给予抗菌药物治疗前先采取痰标本进行涂片革兰染色检查及培养，体温高、全身症状严重者应同时送血培养。有阳性结果时做药敏试验。

（3）调整用药：抗感染治疗 2～3 d，若临床表现无改善甚至恶化，应调换抗感染药物。若已有病原学检查结果，则根据病原菌体外药敏试验选用敏感的抗菌药物。

（4）给药途径：轻症患者可口服用药；重症患者可选用静脉给药，待改善并能口服时改用口服药。

（5）疗程：根据不同病原菌、病情严重程度、基础疾病等因素而定。轻中度肺炎可在症状控制后 3～7 d 停药；金黄色葡萄球菌肺炎、免疫抑制宿主、老年人肺炎，疗程适当延长；吸入性肺炎或伴肺脓肿形成、真菌性肺炎，总疗程则须数周至数月。

2. 对症支持治疗

患者应卧床休息，高热患者宜用物理降温，必要时可用退烧药，同时注意补充水分，维持水电解质和酸碱平衡。老年人或慢性阻塞性肺疾病患者应注意保持呼吸道通畅，必要时配合使用支气管舒张剂。有缺氧症状者给予吸氧。严重病例应注意保护心、脑、肾功能，防止多器官功能衰竭。

四、药物治疗

（一）药物选用

1. 社区获得性肺炎

对于轻症可在门诊治疗的社区获得性肺炎患者，以及年轻而无基础疾病的患者，推荐使用青霉素类、大环内酯类、强力霉素、第一代或第二代头孢菌素类、呼吸喹诺酮类等。尽量使用生物利用度好的口服抗感染药物治疗，如阿莫西林或阿莫西林克拉维酸钾。

年轻而无基础疾病者，或考虑衣／支原体感染者，可口服多西环素或米诺环素。我国肺炎链球菌及肺炎支原体对大环内酯类耐药率高，大环内酯类在耐药率较低的地区可用于经验性抗感染治疗。呼吸喹诺酮类可用于耐药率较高的地区以及药物过敏或不耐受患者的替代治疗。

对于需要住院的社区获得性肺炎患者，推荐单用β内酰胺类或联合多西环素、米诺环素、大环内酯类或单用呼吸喹诺酮类，不需要皮肤试验。

对有误吸风险的社区获得性肺炎患者，应优先选择氨苄西林／舒巴坦、阿莫西林／克拉维酸、莫西沙星等有抗厌氧菌活性的药物，或联合应用甲硝唑等。

抗感染治疗一般可于热退 2 ~ 3 d 且主要呼吸道症状明显改善后停药，但疗程应视病情严重程度、缓解速度、并发症以及不同病原体而异，不能以肺部阴影吸收程度作为停用抗菌药物的指征。不同人群社区获得性肺炎的初始经验性抗菌药物的选择见表 4-5。社区获得性肺炎的病原治疗见表 4-6。

表 4-5　不同人群社区获得性肺炎的初始经验性抗菌药物的选择

患者	常见病原体	宜选药物	备注
门诊治疗（推荐口服给药）			
无基础疾病，青壮年	肺炎链球菌、肺炎衣／支原体、嗜肺军团菌、流感嗜血杆菌、流感病毒、腺病毒、卡他莫拉菌	①氨苄青霉素、青霉素类／酶抑制剂复合物；②第一代或第二代头孢菌素类；③多西环素或米诺环素；④呼吸喹诺酮类；⑤大环内酯类	①根据临床特征鉴别细菌性肺炎、支原体或衣原体肺炎和病毒性肺炎；②门诊轻症支原体、衣原体和病毒性肺炎多有自限性
有基础疾病或老年人	肺炎链球菌、流感嗜血杆菌、肺炎克雷伯菌等肠杆菌科细菌，肺炎衣原体，流感病毒，呼吸道合胞病毒，卡他莫拉菌；革兰阴性杆菌；金黄色葡萄球菌	①青霉素类／酶抑制剂复合物；②第二代或第三代头孢菌素类（口服）；③呼吸喹诺酮类；④青霉素类／酶抑制剂复合物、第二代或第三代头孢菌素类联合多西环素、米诺环素或大环内酯类	年龄＞65 岁、存在基础疾病（慢性心、肺、肝、肾疾病，以及糖尿病、免疫抑制）、酗酒、3 个月内接受β内酰胺类药物治疗是耐药肺炎链球菌感染的危险因素，不宜单用多西环素、米诺环素或大环内酯类
需入院治疗（非 ICU，可选择静脉或口服给药）			

续表

患者	常见病原体	宜选药物	备注
无基础疾病，青壮年	肺炎链球菌、流感嗜血杆菌、卡他莫拉菌、金黄色葡萄球菌、肺炎衣/支原体、流感病毒、腺病毒、其他呼吸道病毒；革兰阴性杆菌；金黄色葡萄球菌	①青霉素 G、氨基青霉素、青霉素类/酶抑制剂复合物；②第二代或第三代头孢菌素类、头霉素类、氧头孢烯类；③上述药物联合多西环素、米诺环素或大环内酯类；④呼吸喹诺酮类；⑤大环内酯类	①我国成人社区获得性肺炎致病菌中肺炎链球菌对青霉素的耐药率低，青霉素中介肺炎链球菌感染的住院社区获得性肺炎患者仍可以通过提高静脉青霉素剂量达到疗效；②疑似非典型病原体感染首选多西环素、米诺环素或呼吸喹诺酮类，在支原体耐药率较低的地区可选大环内酯类
有基础疾病或老年人	肺炎链球菌、流感嗜血杆菌、肺炎克雷伯菌等肠杆菌科细菌，流感病毒，呼吸合胞病毒，卡他莫拉菌，厌氧菌，军团菌	①青霉素类/酶抑制剂复合物；②第三代头孢菌素类/酶抑制剂复合物、头霉素类、氧头孢烯类；③上述药物单用或联合大环内酯类；④呼吸喹诺酮类	①有基础疾病者及老年人要考虑肠杆菌科细菌感染的可能，并需要进一步评估产β内酰胺酶肠杆菌科细菌感染的风险；②对老年人需关注吸入风险因素

表 4-6　社区获得性肺炎的病原治疗

病原	宜选药物	可选药物	备注
肺炎链球菌	青霉素、氨苄（阿莫）西林	第一代或第二代头孢菌素类	
流感嗜血杆菌	氨苄西林、阿莫西林、氨苄西林/舒巴坦、阿莫西林/克拉维酸	第一代或第二代头孢菌素类，氟喹诺酮类	10%~40% 的菌株产β内酰胺酶
肺炎支原体	大环内酯类	氟喹诺酮类、多西环素	
肺炎衣原体	大环内酯类	氟喹诺酮类、多西环素	
军团菌属	大环内酯类	氟喹诺酮类	
革兰阴性杆菌	第二代或第三代头孢菌素类	氟喹诺酮类、β内酰胺类/β内酰胺酶抑制剂	
金黄色葡萄球菌	苯唑西林、氯唑西林	第一代或第二代头孢菌素类，克林霉素	

明确病原体后，对经验治疗效果不满意者，可按药敏试验结果调整用药。

2. 医院获得性肺炎

医院获得性肺炎的危险因素涉及各个方面，可分为宿主自身和医疗环境两大类。宿主自身因素包括高龄、误吸、基础疾病（慢性肺部疾病、糖尿病、恶性肿瘤、心功能不全等）、免疫功能受损、意识障碍、精神状态失常、颅脑等严重创伤、电解质紊乱、贫血、营养不良或低蛋白血症、长期卧床、肥胖、吸烟、酗酒等。医疗环境因素包括 ICU 滞留时间，有创机械通气时间，侵袭性操作特别是呼吸道侵袭性操作，应用提高胃液 pH 的药物（H_2 受体阻滞剂、质子泵抑制剂）、镇静剂、麻醉药物，头颈部、胸部或上腹部手术，留置胃管，平卧位，交叉感染（呼吸器械及手污染）等。

常见的病原菌为肠杆菌科细菌、金黄色葡萄球菌，亦可为肺炎链球菌、流感嗜血杆菌、厌氧菌等。重症患者及存在机械通气、昏迷、激素应用等危险因素患者，病原菌可为铜绿假单胞菌、不动杆菌属及甲氧西林耐药金黄色葡萄球菌等。医院获得性肺炎的病原治疗可参考表 4-7。

表 4-7　医院获得性肺炎的病原治疗

病原	宜选药物	可选药物	疗程	备注
甲氧西林敏感金黄色葡萄球菌	苯唑西林、氯唑西林	第一代、第二代头孢菌素类，林可霉素、克林菌素	21～42 d	青霉素类过敏者不宜用头孢菌素类
甲氧西林耐药金黄色葡萄球菌	万古霉素或去甲万古霉素	磷霉素、利福平、复方磺胺甲噁唑与万古霉素或去甲万古霉素联合，不宜单用	延长	
肠杆菌科细菌	第二代、第三代头孢菌素类或联合氨基糖苷类	氟喹诺酮类、复方 β 内酰胺酶抑制剂、碳青霉烯类	14～21 d	
铜绿假单胞菌	哌拉西林、头孢他啶、头孢哌酮、环丙沙星等氟喹诺酮类、联合氨基糖苷类	具有抗铜绿假单胞菌作用的复方 β 内酰胺酶抑制剂或碳青霉烯类与氨基糖苷类联合	21～28 d	通常需联合用药
不动杆菌属	氨苄西林 / 舒巴坦、头孢哌酮 / 舒巴坦	碳青霉烯类、氟喹诺酮类	14～21 d	重症患者可联合氨基糖苷类
真菌	氟康唑、两性霉素 B	氟胞嘧啶（联合用药）		
厌氧菌	克林霉素、氨苄西林 / 舒巴坦、阿莫西林 / 克拉维酸	甲硝唑		

（二）常用药物

1. 青霉素类

（1）分类和抗菌谱：①主要作用于革兰阳性菌的青霉素，如青霉素 G、普鲁卡因青霉素、苄星青霉素、青霉素 V。②耐青霉素酶青霉素，如苯唑西林、氯唑西林、氟氯西林等。③广谱青霉素，包括：对部分肠杆菌科细菌有抗菌活性，如氨苄西林、阿莫西林；对多数革兰阴性杆菌包括铜绿假单胞菌有抗菌活性，如哌拉西林、阿洛西林、美洛西林。

（2）用药监护：①对青霉素 G 或青霉素类抗菌药物过敏者禁用本品。②无论采用何种给药途径，用青霉素类抗菌药物前必须详细询问患者有无青霉素类过敏史、其他药物过敏史及过敏性疾病史，并须先做青霉素皮肤试验。③青霉素钾盐不可快速静脉注射。④青霉素可安全地应用于妊娠期妇女；少量本品可经乳汁排出，哺乳期妇女应用青霉素时应停止哺乳。⑤老年人肾功能呈轻度减退，本品主要经肾脏排泄，故治疗老年患者感染时宜适当减量应用。

2．头孢菌素类

（1）分类和抗菌谱：头孢菌素类根据其抗菌谱、抗菌活性、对β内酰胺酶的稳定性以及肾毒性的不同，目前分为四代，详见表4-8。

表4-8　头孢菌素类药物分类

分类	抗菌谱	代表药物
第一代	主要作用于需氧革兰阳性球菌，仅对少数革兰阴性杆菌有一定抗菌活性	注射制剂有头孢唑啉、头孢拉定等，口服制剂有头孢拉定、头孢氨苄和头孢羟氨苄等
第二代	对革兰阳性球菌的活性与第一代相仿或略差，对部分革兰阴性杆菌亦具有抗菌活性	注射制剂有头孢呋辛、头孢替安等，口服制剂有头孢克洛、头孢呋辛酯和头孢丙烯等
第三代	对肠杆菌科细菌等革兰阴性杆菌具有强大的抗菌作用。头孢他啶和头孢哌酮除对肠杆菌科细菌有效外，对铜绿假单胞菌亦具较强的抗菌活性	注射剂有头孢噻肟、头孢曲松、头孢他啶、头孢哌酮等，口服制剂有头孢克肟、头孢地尼等，口服制剂对铜绿假单胞菌均无作用
第四代	对肠杆菌科细菌作用与第三代头孢菌素类大致相仿，其中对阴沟肠杆菌、产气肠杆菌、柠檬酸菌属等部分菌株的作用优于第三代头孢菌素类，对铜绿假单胞菌的作用与头孢他啶相仿，对革兰阳性球菌的作用较第三代头孢菌素类略强	常用头孢吡肟、头孢噻利、头孢匹罗、头孢托仑酯等

（2）用药监护：①本类药物禁用于对任何一种头孢菌素类抗菌药物有过敏史及有青霉素过敏性休克史的患者。②用药前必须详细询问患者既往有无头孢菌素类、青霉素类或其他药物过敏史。有青霉素类、β内酰胺类及其他药物过敏史的患者，有明确应用指征时应谨慎使用本类药物。在用药过程中一旦发生过敏反应，须立即停药。如发生过敏性休克，须立即就地抢救并予以肾上腺素等相关治疗。本类药物多数经肾脏排泄，中度以上肾功能不全者应根据肾功能适当调整剂量。中度以上肝功能减退时，头孢哌酮、头孢曲松可能需要调整剂量。④氨基糖苷类和第一代头孢菌素类注射剂合用可能加重前者的肾毒性，应注意监测肾功能。⑤头孢哌酮可导致低凝血酶原血症或出血，合用维生素K可预防出血；本品亦可引起戒酒硫样反应，用药期间及治疗结束后72 h内应戒酒或避免摄入含酒精饮料。

3．头霉素类

（1）抗菌谱：包括头孢西丁、头孢美唑、头孢米诺等。其抗菌谱和抗菌作用与第二代头孢菌素类相仿，但对脆弱拟杆菌等厌氧菌的抗菌作用较头孢菌素类强。头霉素类对大多数超广谱β内酰胺酶稳定，但其治疗产β内酰胺酶的细菌所致感染的疗效未经证实。

（2）用药监护：①禁用于对头霉素类及头孢菌素类抗菌药物有过敏史者。②有青霉素类过敏史患者确有应用指征时，必须充分权衡利弊后在严密观察下慎用。以往曾发生青霉素休克的患者，不宜再选用本类药物。③有胃肠道疾病史的患者，特别是结肠炎患者应慎用本类药物。④不推荐头孢西丁用于3个月以内的婴儿。⑤使用头孢美唑、头孢米诺期间，应避免饮酒，以免发生戒酒硫样反应。

4. β内酰胺类/β内酰胺酶抑制剂

（1）分类和抗菌谱：目前临床应用的主要品种有阿莫西林/克拉维酸、氨苄西林/舒巴坦、头孢哌酮/舒巴坦、替卡西林/克拉维酸和哌拉西林/他唑巴坦。①阿莫西林/克拉维酸、氨苄西林/舒巴坦对甲氧西林敏感金黄色葡萄球菌、粪肠球菌、流感嗜血杆菌、卡他莫拉菌、淋病奈瑟菌、脑膜炎奈瑟菌、大肠埃希菌、沙门菌属等肠杆菌科细菌，以及脆弱拟杆菌、梭杆菌属等厌氧菌具良好抗菌作用。②头孢哌酮/舒巴坦、替卡西林/克拉维酸和哌拉西林/他唑巴坦对甲氧西林敏感金黄色葡萄球菌、流感嗜血杆菌、肠杆菌科细菌（大肠埃希菌、肺炎克雷伯菌属、肠杆菌属等）、铜绿假单胞菌以及拟杆菌属等厌氧菌具有良好抗菌活性。③氨苄西林/舒巴坦、头孢哌酮/舒巴坦对不动杆菌属具有抗菌活性。④头孢哌酮/舒巴坦、替卡西林/克拉维酸对嗜麦芽窄食单胞菌亦具有抗菌活性。

（2）用药监护：①应用阿莫西林/克拉维酸、氨苄西林/舒巴坦、替卡西林/克拉维酸和哌拉西林/他唑巴坦前必须详细询问药物过敏史并进行青霉素皮肤试验，对青霉素类过敏者或青霉素皮肤试验阳性者禁用。对以上复合制剂中任一成分过敏者亦禁用该复合制剂。②有头孢菌素类或舒巴坦过敏史者禁用头孢哌酮/舒巴坦；有青霉素类过敏史者确有应用头孢哌酮/舒巴坦的指征时，必须在严密观察下慎用，但有青霉素过敏性休克史的患者，不可选用头孢哌酮/舒巴坦。③应用本类药物时如发生过敏反应，须立即停药；一旦发生过敏性休克，应就地抢救，并给予吸氧及注射肾上腺素、肾上腺皮质激素等抗休克治疗。④中度以上肾功能不全者使用本类药物时应根据肾功能减退程度调整剂量。

5. 碳青霉烯类

（1）分类和抗菌谱：碳青霉烯类分为具有抗非发酵菌活性和不具有抗非发酵菌活性两组，前者包括亚胺培南/西司他丁（西司他丁具有抑制亚胺培南在肾内被水解的作用）、美罗培南、比阿培南；后者为厄他培南。亚胺培南、美罗培南、比阿培南等对各种革兰阳性球菌、革兰阴性杆菌（包括铜绿假单胞菌、不动杆菌属）和多数厌氧菌具强大抗菌活性，对多数β内酰胺酶高度稳定，但对甲氧西林耐药金黄色葡萄球菌和嗜麦芽窄食单胞菌等抗菌作用差。厄他培南与其他碳青霉烯类抗菌药物有两个重要差异：一是半衰期较长，可一天一次给药；二是对铜绿假单胞菌、不动杆菌属等非发酵菌抗菌作用较差。

（2）用药监护：①本类药物禁用于对其及配伍成分过敏的患者。②不宜用于治疗轻症感染，更不可作为预防用药。③本类药物所致的严重中枢神经系统反应多发生在原本患有癫痫等中枢神经系统疾病及肾功能减退而未减量用药者，因此有上述基础疾病患者应慎用本类药物。中枢神经系统感染患者不宜应用亚胺培南/西司他丁，有指征时可应用美罗培南，并严密观察是否有抽搐等严重不良反应。④肾功能不全及老年患者应用本类药物时应根据肾功能减退程度减量用药。⑤碳青霉烯类抗菌药物与丙戊酸或双丙戊酸联合应用，可能导致后两者的血药浓度低于治疗浓度，增加癫痫发作风险，因此不推荐本类药物与丙戊酸或双丙戊酸联合应用。

6. 氨基糖苷类

（1）分类和抗菌谱：①对肠杆菌科和葡萄球菌属细菌有良好抗菌作用，但对铜绿假单胞菌无作用者，如链霉素、卡那霉素等。其中，链霉素对葡萄球菌等革兰阳性球菌作用差，但对结核分枝杆菌有强大作用。②对肠杆菌科细菌和铜绿假单胞菌等革兰阴性杆菌具有强大抗菌活性，对葡萄球菌属亦有良好作用者，如庆大霉素、妥布霉素、奈替米星、阿米卡星、异帕米星、小诺米星、依替米星。③抗菌谱与卡那霉素相似，由于毒性较大，现仅供口服或局部应用者有新霉素与巴龙霉素，后者对阿米巴原虫和隐孢子虫有较好作用。此外尚有大观霉素，用于单纯性淋病的治疗。所有氨基糖苷类药物对肺炎链球菌、A 组溶血性链球菌的抗菌作用均较差。本类药物为浓度依赖性杀菌剂。

（2）用药监护：①对氨基糖苷类过敏的患者禁用。②氨基糖苷类的任何品种均具有肾毒性、耳毒性（耳蜗、前庭）和神经肌肉阻滞作用，因此用药期间应监测肾功能（尿常规、血尿素氮、血肌酐），严密监测患者听力及前庭功能，注意观察神经肌肉阻滞症状。一旦出现上述不良反应先兆，须及时停药。需注意局部用药时亦有可能发生上述不良反应。③氨基糖苷类对社区获得性上、下呼吸道感染的主要病原菌肺炎链球菌、A 组溶血性链球菌抗菌作用差，又有明显的耳、肾毒性，因此对门、急诊中常见的上、下呼吸道细菌感染不宜选用本类药物治疗。由于其耳、肾毒性反应，本类药物也不宜用于单纯性上、下尿路感染初发病例的治疗。④肾功能减退患者应用本类药物时，需根据其肾功能减退程度减量给药，并应进行血药浓度监测，调整给药方案，实现个体化给药。⑤新生儿应尽量避免使用本类药物。确有应用指征时，应进行血药浓度监测，根据监测结果调整给药方案。婴幼儿、老年患者应慎用本类药物，如确有应用指征，有条件亦应进行血药浓度监测。⑥妊娠期患者应避免使用。哺乳期患者应避免使用或用药期间停止哺乳。⑦不宜与其他肾毒性药物、耳毒性药物、神经肌肉阻滞剂或强利尿剂同用。与注射用第一代头孢菌素类合用时可能增加肾毒性。⑧不可用于眼内或结膜下给药，因其可能引起黄斑坏死。

7. 大环内酯类

（1）分类：大环内酯类包括红霉素、麦迪霉素、乙酰麦迪霉素、螺旋霉素、乙酰螺旋霉素、交沙霉素、柱晶白霉素等大环内酯类，以及阿奇霉素、克拉霉素、罗红霉素等新大环内酯类。该类药物对革兰阳性菌、厌氧菌、支原体及衣原体等具抗菌活性。阿奇霉素、克拉霉素、罗红霉素等对流感嗜血杆菌、肺炎支原体、肺炎衣原体等的抗微生物活性增强，口服生物利用度提高，给药剂量减小，不良反应亦较少，临床适应证有所扩大。

（2）用药监护：①禁用于对红霉素及其他大环内酯类过敏的患者。②肝功能损害患者有应用指征时，需适当减量并定期复查肝功能。③肝病患者和妊娠期患者不宜应用红霉素酯化物。妊娠期患者有明确指征用克拉霉素时，应充分权衡利弊，决定是否采用。哺乳期患者用药期间应暂停哺乳。④注射用乳糖酸红霉素使用时必须首先以注射用水完全溶解，加入生理盐水或 5% 葡萄糖溶液中，药物浓度不宜超过 0.1% ~ 0.5%，缓慢静脉滴注。

8. 喹诺酮类

（1）分类：临床上常用者为氟喹诺酮类，有诺氟沙星、氧氟沙星、环丙沙星、左氧氟沙星、莫西沙星等。其中，左氧氟沙星、莫西沙星对肺炎链球菌、A 组溶血性链球菌等革兰阳性球菌，以及衣原体属、支原体属、军团菌属等细胞内病原体或厌氧菌的作用强。

（2）用药监护：①对喹诺酮类药物过敏的患者禁用。② 18 岁以下未成年患者避免使用。③制酸剂和含钙、铝、镁等金属离子的药物可减少本类药物的吸收，应避免合用。④依诺沙星、培氟沙星等与咖啡因、丙磺舒、茶碱类、华法林和环孢素合用，可减少后数种药物的清除，使血药浓度升高。⑤妊娠期及哺乳期患者避免应用。⑥偶可引起抽搐、癫痫、意识改变、视力损害等严重中枢神经系统不良反应，在肾功能减退或有中枢神经系统基础疾病的患者中易发生，因此本类药物不宜用于有癫痫或其他中枢神经系统基础疾病的患者。肾功能减退患者应用本类药物时，需根据肾功能减退程度减量，以防发生由于药物在体内蓄积而引起的抽搐等中枢神经系统严重不良反应。⑦可能引起皮肤光敏反应、关节病变、肌腱炎、肌腱断裂（包括各种给药途径，有的病例可发生在停药后）等，并偶可引起心电图 QT 间期延长等，加替沙星可引起血糖波动，用药期间应注意密切观察。⑧应严格限制本类药物作为外科围术期预防用药。

9．糖肽类

（1）分类和抗菌谱：糖肽类包括万古霉素、去甲万古霉素和替考拉宁等。对革兰阳性菌有活性，包括甲氧西林耐药葡萄球菌属、JK 棒状杆菌、肠球菌属、李斯特菌属、链球菌属、梭状芽孢杆菌等。去甲万古霉素、替考拉宁的化学结构、作用机制及抗菌谱与万古霉素相仿。本类药物为时间依赖性杀菌剂，但其 PK/PD 评价参数为 AUC/MIC。

（2）用药监护：①禁用于对糖肽类过敏的患者。②不宜用于外科手术前常规预防用药，中心或周围静脉导管留置术的预防用药，持续腹膜透析或血液透析的预防用药，低体重新生儿感染的预防，甲氧西林耐药性金黄色葡萄球菌带菌状态的清除和肠道清洁，粒细胞缺乏伴发热患者的经验治疗，单次血培养凝固酶阴性葡萄球菌生长而不能排除污染可能者，以及局部冲洗。不作为治疗假膜性肠炎的首选药物。③具一定肾、耳毒性，用药期间应定期复查尿常规与肾功能，监测血药浓度，注意听力改变，必要时监测听力。④有用药指征的肾功能不全者、老年人、新生儿、早产儿或原有肾、耳疾病患者应根据肾功能减退程度调整剂量，同时监测血药浓度，疗程一般不超过 14 d。⑤糖肽类属妊娠期用药 C 类，妊娠期患者应避免应用。确有应用指征时，需进行血药浓度监测，据此调整给药方案。哺乳期患者用药期间应暂停哺乳。⑥应避免将本类药物与各种肾、耳毒性药物合用。⑦与麻醉药合用时，可能引起血压下降。必须合用时，两药应分瓶滴注，并减缓滴注速度，注意观察血压。

第三节　支气管哮喘的药物治疗

支气管哮喘（简称哮喘）以慢性气道炎症为特征，是由多种细胞（如嗜酸性粒细胞、肥大细胞、T 淋巴细胞、中性粒细胞、呼吸道上皮细胞等）和细胞组分参与的呼吸道慢性炎症性疾病。这种慢性炎症导致呼吸道高反应性的发生和发展。临床表现为反复发作的喘息、气急、胸闷、咳嗽等症状，常在夜间和（或）清晨发作、加剧，同时伴有可变的气流受限。多数患者可自行缓解或经治疗缓解。

一、病因与发病机制

（一）病因和危险因素

哮喘是一种具有多基因遗传倾向的疾病，同时，患者个体的过敏体质与外界环境的相互影响是发病的重要因素。很多变应原和诱因会导致哮喘急性发作，具体见表4-9。

表4-9　支气管哮喘的常见变应原和诱因

类别	变应原和诱因
急性上呼吸道感染	病毒、细菌、支原体等
室内变应原	尘螨、家养宠物、霉菌、蟑螂等
室外变应原	花粉、草粉等
职业性变应原	油漆、饲料、活性染料等
药物	阿司匹林，吲哚美辛（消炎痛），心血管药物如普奈洛尔，抗菌药物中的青霉素、磺胺类等，都可诱发哮喘或使病情加重甚至危及生命
食物	鱼、虾、蛋类、牛奶等
非变应原因素	寒冷，运动，精神紧张、焦虑，过劳，烟雾（包括香烟、厨房油烟、污染空气等）

（二）发病机制

1. 气道炎症 – 免疫机制

（1）气道炎症形成机制：气道慢性炎症是哮喘的基本特征，是由多种炎症细胞、炎症介质和细胞因子共同参与、相互作用的结果。

（2）气道高反应性：气道对各种刺激因子如变应原、理化因素、运动、药物等呈现的高度敏感状态，是哮喘的一个基本特征，可通过支气管激发试验量化和评估，有症状的哮喘患者绝大多数存在气道高反应性。

（3）气道重构：哮喘的重要病理特征，多出现于反复发作、长期没有得到良好控制的哮喘患者。气道重构使哮喘患者对吸入激素的敏感性降低，出现不可逆气流受限以及持续存在的气道高反应性。

2. 神经调节机制

神经因素是哮喘发病的重要环节之一。支气管受复杂的自主神经支配，除肾上腺素能神经、胆碱能神经外，还有非肾上腺素能、非胆碱能神经系统。哮喘患者β肾上腺素受体功能低下，而患者对吸入组胺和乙酰甲胆碱反应性显著增高，则提示存在胆碱能神经张力的增加。

非肾上腺素能、非胆碱能神经系统能释放舒张支气管平滑肌的神经介质如血管活性肠肽、一氧化氮，以及收缩支气管平滑肌的介质如P物质、神经激肽，两者平衡失调，则可引起支气管平滑肌收缩。此外，从感觉神经末梢释放的P物质、降钙素基因相关肽、神经激肽A等导致血管扩张、血管通透性增加和炎症渗出，此即神经源性炎症。神经源性炎症能通过局部轴突反射释放感觉神经肽而引起哮喘。

3. 遗传机制

哮喘患者及其家庭成员患过敏性疾病如哮喘、过敏性鼻炎、荨麻疹等的概率比一般人高，并且亲缘关系越近，患病率越高；患者病情越严重，其亲属患病率也越高。哮喘发病机制示意图如图4-1所示。

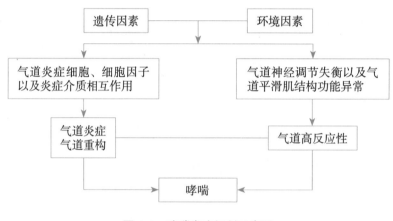

图4-1 哮喘发病机制示意图

二、临床表现

（一）症状

1. 哮喘的典型症状

哮喘的典型症状为发作性伴有哮鸣音的呼气性呼吸困难。多与接触过敏原、冷空气、物理性刺激、化学性刺激、上呼吸道感染、运动等有关。哮喘症状可在数分钟内出现，并持续数小时至数天，可经支气管舒张剂等平喘药物治疗后缓解或自行缓解。某些患者在缓解数小时后可再次发作。夜间及凌晨发作、加重是哮喘的重要临床特征。

2. 运动性哮喘

有些患者尤其是青少年，其哮喘症状在运动时出现，称为运动性哮喘。

3. 咳嗽变异性哮喘

临床上还存在无喘息症状的不典型哮喘，患者可表现为慢性咳嗽症状；以咳嗽为唯一症状的不典型哮喘称为咳嗽变异性哮喘。

（二）体征

哮喘发作时典型的体征是双肺可闻及广泛的哮鸣音，呼气音延长。但非常严重的哮喘发作，哮鸣音反而减弱，甚至完全消失，表现为"沉默肺"，是病情危重的表现。心率增快、奇脉、胸腹反常运动和发绀常出现在严重哮喘患者中。非发作期体检可无异常发现。

因此，未闻及哮鸣音也不能排除哮喘。

（三）哮喘的分期

1. 急性发作期

哮喘急性发作是指喘息、气急、咳嗽、胸闷等症状突然发生，或原有症状急剧加重，常有呼吸困难，以呼气流量降低为其特征，常因接触变应原等刺激物或治疗不当所致。其程度轻重不一，发作持续时间短者几十分钟，长者可达数月。严重哮喘发作，经支气管舒张剂治疗无效，持续 24 h 以上者，称为哮喘持续状态。患者常伴有失水甚至呼吸循环衰竭。病情加重可在数小时或数天内出现，偶尔可在数分钟内危及生命，必须给予及时有效的紧急治疗。

2. 慢性持续期

慢性持续期是指在相当长的时间内，每周均不同频度和（或）不同程度地出现症状（喘息、气急、胸闷、咳嗽等）。根据其严重程度可分为：①轻度持续：每周哮喘症状超过 1 次但小于 7 次，可能影响活动和睡眠。②中度持续：每日有症状且影响活动和睡眠，夜间哮喘症状≥每周 1 次。③重度持续：频繁出现且经常出现夜间哮喘症状，体力活动受限。本期患者必须坚持按照哮喘患者长期治疗方案进行规范化治疗，达到治疗目标。

3. 临床控制期

临床控制期是指患者无喘息、气促、胸闷、咳嗽等症状 4 周以上，1 年内无急性发作，肺功能正常。一般病程越久，临床控制期越短。本期患者需密切监护，及时制订合理的治疗方案和措施。

三、治疗原则

哮喘急性发作期药物治疗的目的是通过平喘及抗感染治疗，尽快缓解症状，改善肺功能，纠正缺氧。长期目标是预防复发及巩固疗效。虽然目前哮喘尚不能根治，但长期规范化治疗可使大多数哮喘患者达到良好或完全的临床控制，减少复发乃至不发作。

目前平喘药主要分为支气管舒张剂及抗炎药物两大类，通过解痉、抗炎达到松弛支气管平滑肌、消除呼吸道炎症及降低呼吸道高反应性的目的。由于支气管舒张剂仅能暂时快速缓解喘息症状，不能消除呼吸道炎症，因此急性发作期在平喘治疗的同时，必须使用抗炎药物消除或抑制呼吸道变应性炎症，降低呼吸道反应性。哮喘的预防和治疗应选择最低的有效剂量，并密切注意有关药物的不良反应。在给药途径方面，吸入给药的疗效优于全身注射或口服给药，前者的优点是呼吸道内局部药物浓度高，用药量少，没有或极少有全身不良反应。吸入剂包括定量型气雾剂、干粉剂和雾化溶液等。

四、药物治疗

（一）常用药物

治疗哮喘的药物主要分为以下两类。

（1）控制类药物，即需要每日使用并长时间维持应用的药物，主要通过其抗炎作用使哮喘患者维持在临床控制状态，包括吸入性糖皮质激素（inhaled corticosteroid，ICS）、ICS/长效β₂受体激动剂（long-acting beta 2-agonists，LABA）、全身性激素、白三烯调节剂（kotriene receptor antagonist，LTRA）、缓释茶碱、抗IgE单克隆抗体。

（2）缓解类药物，又称急救药物，急性发作时可按需使用，主要通过迅速解除支气管痉挛缓解患者的哮喘症状，包括速效吸入和短效口服β₂受体激动剂（short-acting beta 2-agonists，SABA）、ICS/福莫特罗、全身性激素、吸入型抗胆碱能药物（包括长效毒蕈碱拮抗剂，long-acting muscarinic antagonist，LAMA）、短效茶碱。

下面分别进行介绍。

1. 糖皮质激素

糖皮质激素可有效控制气道炎症、降低气道高反应性、减轻哮喘症状、改善肺功能、提高生命质量、减少哮喘发作的频率、减轻发作时的严重程度。

哮喘慢性持续期以吸入给药最为常见，常见的吸入制剂有二丙酸倍氯米松、布地奈德、丙酸氟替卡松。常用吸入性糖皮质激素的药动学特点和使用剂量见表4-10。

表4-10　常用吸入性糖皮质激素的药动学特点和使用剂量

药物	低剂量 /（μg/d）	中剂量 /（μg/d）	高剂量 /（μg/d）	药动学特点
二丙酸倍氯米松（CFC）	200~500	500~1000	>1 000	作用维持4~6 h，吸入后迅速吸收，生物利用度为10%~25%，咽下的部分经胃肠道吸收分布至全身
二丙酸倍氯米松（HFA）	100~200	200~400	>400	
布地奈德（DPI）	200~400	400~800	>800	吸入后30 min达峰，$T_{1/2}$约为4 h，因肝首关效应导致口服生物利用度低
丙酸氟替卡松（HFA）	100~250	250~500	>500	$T_{1/2}$约为3 h，因肝首关效应，口服生物利用度仅约1%

注：CFC为氯氟烃（氟利昂）抛射剂；HFA为氢氟烷抛射剂；DPI为干粉吸入剂。

口服给药用于以下两种情况：

（1）应用大剂量ICS/LABA后仍不能控制的持续性哮喘和激素依赖性哮喘，一般推荐半衰期较短的激素，推荐采用每日或隔日给药的方式，泼尼松的每日维持剂量最好小于等于10 mg。

（2）对SABA初始治疗反应不佳或在控制药物治疗基础上发生急性发作的哮喘患者，推荐使用泼尼松龙0.5~1.0 mg/kg或等效剂量的其他全身激素口服5~7 d。

严重的急性发作患者或不宜口服激素的患者可以静脉给药。推荐用法：氢化可的松400~1 000 mg/d分次给药，或甲泼尼龙80~160 mg/d。地塞米松因半衰期较长，对肾上腺皮质功能抑制作用较强，一般不推荐使用。

用药监护：①长期吸入临床推荐剂量范围内的ICS是安全的，少数患者可出现口咽部的不良反应，如声音嘶哑、咽部不适和念珠菌感染。②吸药后应及时用清水含漱口咽部，选用干粉吸入剂或加用储雾器可减少上述不良反应。③长期大剂量应用可能引起糖皮质激素全身性不良反应，并影响儿童生长发育。

2. β_2 受体激动剂

此类药物通过对气道平滑肌和肥大细胞等细胞膜表面 β_2 受体的作用，舒张气道平滑肌，减少肥大细胞和嗜碱粒细胞脱颗粒及介质的释放，降低微血管的通透性，增加气道上皮纤毛的摆动，缓解哮喘症状。

SABA 主要有沙丁胺醇和特布他林，是缓解轻中度哮喘急性症状的首选药物。沙丁胺醇气雾剂每次 1～2 喷，按需给药；沙丁胺醇片剂每次 1～2 片。

LABA 舒张支气管平滑肌的作用可持续 12 h 以上，主要有沙美特罗和福莫特罗。福莫特罗起效快，也可作为缓解药物按需使用。长期单独使用 LABA 有增加哮喘死亡的风险，不推荐长期单独使用 LABA。

用药监护：①大剂量使用 β_2 受体激动剂可引起心悸、手抖、肌颤和低血钾。②高血压、冠心病、糖尿病、甲状腺功能亢进患者应慎用。③长期使用可形成耐药性，不仅疗效降低，且有加重哮喘的危险，应同时使用吸入或全身糖皮质激素治疗。

常用 β_2 受体激动剂的作用特点和适应证见表 4-11。

表 4-11　常用 β_2 受体激动剂的作用特点和适应证

药名	常用剂型	作用强度	药动学数据		注意事项	适应证
			吸入	口服		
沙丁胺醇	片剂、气雾剂、雾化溶液、泡囊碟、缓释胶囊、控释片	++	1～5min 生效，1h 达峰，持续 4～6h	15～30 min 生效，2～4 h 达峰，持续 6h，生物利用度为 30%	必要时每 20 min 重复吸入 1 次，1 h 后疗效不满意者即应就诊，不宜过量应用	吸入剂是缓解轻中度急性哮喘症状的首选药，也可用于运动性哮喘的预防
特布他林	片剂、粉雾剂（都保）、气雾剂、注射剂	++	5～30 min 生效，1～2 h 达峰，持续 3～6h	60～120 min 生效，2～3 h 达峰，持续 4～8 h	皮下注射 5～15 min 生效，0.5～1 h 达峰，持续 1.5～4 h	干粉吸入不适用于重度哮喘发作；溶液剂雾化吸入适用于轻至重度哮喘发作
班布特罗	片剂			$T_{1/2}$ 约为 13 h	为特布他林前体药物	夜间哮喘的预防和治疗
非诺特罗	雾化吸入液	+++	3 min 生效	2 h 达峰，维持 6～8 h	对儿童疗效、安全性好	轻至重度哮喘发作
丙卡特罗	片剂	+++		1～2 h 达峰，持续 10～12 h	疗效不佳时不可加量，以免引起心律失常及心搏骤停	睡前服用可有效防止夜间哮喘发作

续表

药名	常用剂型	作用强度	药动学数据		注意事项	适应证
			吸入	口服		
福莫特罗	片剂、干糖浆	+++		作用持续 8 ~ 10 h	对慢性阻塞性肺疾病疗效好	哮喘急性发作
沙美特罗	气雾剂	+++	作用持续 12 h		长效，不适于急性发作者	适于夜间哮喘和运动诱发哮喘的预防和持续期的治疗

3. ICS/LABA 复合制剂

ICS 和 LABA 具有协同的抗炎和平喘作用，联合使用可增加患者的依从性、减少大剂量 ICS 的不良反应，尤其适用于中重度慢性持续哮喘患者的长期治疗。常用剂量为：氟替卡松/沙美特罗 50/100 µg 或 50/250 µg，每次 1 吸，2 次/d；布地奈德/福莫特罗 160/4.5 µg，每次 1 ~ 2 吸，2 次/d，每日最大剂量不超过 6 吸。

注意事项：参照 ICS 和 LABA。

4. LTRA

此类药物可减轻哮喘症状、改善肺功能、减少哮喘的恶化。常用的药物有孟鲁司特（10 mg，1 次/d）。不良反应轻微，主要为胃肠道症状，停药后可恢复。

5. 茶碱

茶碱具有舒张支气管平滑肌及强心、利尿、兴奋呼吸中枢和呼吸肌的作用，低浓度茶碱具有一定的抗炎作用。常用口服茶碱：氨茶碱，每次 0.1 ~ 0.2 g，3 次/d；多索茶碱，每次 0.2 ~ 0.4 g，2 次/d；茶碱缓释片（缓释型茶碱），每次 0.1 ~ 0.2 g，每日 2 次。常用静脉茶碱：氨茶碱，首次负荷剂量 4 ~ 6 mg/kg，维持剂量每小时 0.5 ~ 0.8 g/kg；多索茶碱，每次 0.3 g，1 次/d。

用药监护：①茶碱的有效血药浓度与中毒浓度接近，建议临床使用中常规监测血药浓度。②影响茶碱代谢的因素较多，需注意药物相互作用，如同时应用西咪替丁、喹诺酮类或大环内酯类等，可影响茶碱代谢而使其排泄减慢，增加其毒性（恶心、呕吐、心律失常等）。

6. 抗胆碱药物

短效抗胆碱药物异丙托溴铵和长效抗胆碱药物噻托溴铵都具有一定的舒张支气管的作用。短效抗胆碱药物用于哮喘急性发作期，按需使用；噻托溴铵用于中重度慢性持续哮喘患者，每次 18 µg，1 次/d。

用药监护：妊娠早期妇女和患有青光眼或前列腺肥大的患者应慎用。

（二）急性持续期哮喘治疗

治疗原则为去除诱因、使用支气管舒张剂、合理氧疗、适时足量全身使用糖皮质激素。哮喘急性发作管理流程如图 4-2 所示。

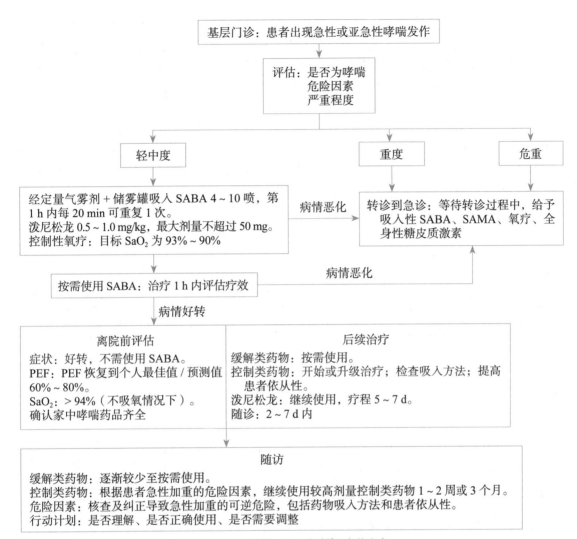

注：SAMA 为短效抗胆碱能药物；PEF 为呼气流量峰值；SaO₂ 为动脉血氧饱和度。

图 4-2　哮喘急性发作管理流程

（三）慢性持续期哮喘治疗

1. 药物治疗方案

（1）初始治疗方案：一旦诊断明确，应尽早开始哮喘的控制治疗。大多数哮喘患者推荐吸入低剂量 ICS 作为初始治疗方案；若患者大多数天数有哮喘症状、夜醒每周 1 次及以上或存在任何危险因素，推荐中 / 高剂量 ICS 或低剂量 ICS/LABA 治疗；对于严重的未控制哮喘或有哮喘急性发作者，推荐短程口服激素，同时选择大剂量 ICS 或中剂量 ICS/LABA 作为维持治疗。此外，近期研究显示按需应用 ICS/LABA 治疗轻度哮喘有效且不良反应少，是治疗轻度哮喘的选择之一。

（2）长期治疗方案：整个哮喘的治疗过程需要对患者进行连续性的评估，观察疗效并适时调整治疗方案。哮喘患者长期（阶梯式）治疗方案见表4–12。从第2级到第5级的治疗方案中都应该有以 ICS 为主的哮喘控制药物。在每一级中都应按需使用缓解药物。如果使用当前治疗方案不能使哮喘得到控制，治疗方案应该升级直至哮喘症状得到控制。

（3）降级治疗原则：①当哮喘症状控制且肺功能稳定至少3个月后，治疗方案可考虑降级，若患者存在急性发作危险因素或固定性气流受限，需在严密监控下进行降级治疗。②选择合适时机进行降级治疗：避开呼吸道感染、妊娠、旅游等情况。③每一次降级治疗都应视为一次试验，使患者参与到治疗中，记录哮喘状态（症状控制、肺功能、危险因素），书写哮喘行动计划，密切观察症状控制情况，定期随访，确保患者有足够的药物恢复到原来的治疗方案。④通常每3个月减少 ICS 剂量25%～50%是安全可行的。

若患者使用最低剂量控制药物达到哮喘控制一年，并且哮喘症状不再发作，可考虑停用哮喘药物治疗。

表4–12　哮喘患者长期（阶梯式）治疗方案

治疗方案	第1级	第2级	第3级	第4级	第5级
首选控制药物	不需要使用药物	低剂量 ICS	低剂量 ICS/ LABA	中/高剂量 ICS/ LABA	添加治疗，如噻托溴铵、口服激素、IgE 单克隆抗体、抗 IL-5 药物
其他可选控制药物	低剂量 ICS	LTRA 低剂量茶碱	ICS/ LTRA 或加茶碱	加用噻托溴铵中/高剂量 ICS/ LTRA（或加茶碱）	/
缓解药物	按需使用 SABA 或 ICS/ 福莫特罗复合制剂	按需使用 SABA 或 ICS/ 福莫特罗复合制剂	按需使用 SABA 或 ICS/ 福莫特罗复合制剂	按需使用 SABA 或 ICS/ 福莫特罗复合制剂	按需使用 SABA 或 ICS/ 福莫特罗复合制剂

注：该推荐适用于成人、青少年和6岁及6岁以上儿童；茶碱不推荐用于12岁以下儿童；6～11岁儿童，第3级治疗首选中等剂量 ICS；噻托溴铵用于有哮喘急性发作史患者的附加治疗，但不适用于12岁以下儿童。

2. 正确使用吸入装置

哮喘药物吸入装置种类繁多，使用不当会因药物不能到达气道而起不到充分抗炎和平喘作用，从而导致哮喘控制不佳，并增加哮喘急性发作的风险，以及口咽部沉积药物过多而增加吸入药物的不良反应，甚至使患者产生抵触吸入制剂的情绪。因此让患者掌握吸入制剂的正确使用方法非常重要。哮喘治疗常用吸入装置的选择与特点见表4–13。

药师在发药时，对于未使用过吸入装置的患者，应进行患者教育，告知患者：使用前尽量将肺部的空气全部呼出，而后将吸嘴放入口中，用嘴将装置的吸嘴全部包住，用最大力气，最快速地从吸入装置中深深地、平稳地吸入药物。切勿从鼻吸入。然后将吸嘴从口中拿出，屏气约10 s，后缓慢吐气。使用含 ICS 的吸入制剂后应漱口，避免药物残留在口咽部。

表 4-13 哮喘治疗常用吸入装置的选择与特点

哮喘病情	吸入装置选择	主要特点
轻中度	定量压力气雾剂	使用方便,廉价,但需要按压操作与吸气配合,为此肺部沉积率差异较大,操作正确的情况下 10%~15% 可达肺部
	定量压力气雾剂 + 储雾罐	不需要按压操作与吸气配合,老少皆宜,减少了口咽部药物的沉积,肺部沉积率为 20%~30% 的;但体积较大,塑料储雾罐易产生静电
	干粉吸入剂	便携,吸气启动,无需给药与吸气配合,但需要一定的吸气速度才能使药物到达肺部,重症和衰弱的患者使用效果差,在操作正确的情况下,干粉吸入剂的肺部沉积率高于定量压力气雾剂
中重度	干粉吸入器	同上
	压缩雾化器溶液雾化剂吸入	需要深而慢的潮式呼吸,肺部沉积率约为 10%
危重	压缩雾化器呼吸机(侧孔连接储雾罐)溶液雾化剂吸入	需要深而慢的潮式呼吸,肺部沉积率约为 10%

3. 非药物治疗

非药物治疗可减轻哮喘患者的症状,减少未来急性发作风险。措施如下:

(1)脱离变应原。

(2)鼓励患者戒烟及避免香烟暴露,进行规律的体育活动。

(3)了解所有成年起病的哮喘患者的职业情况并尽可能识别和去除职业相关哮喘。

(4)处方 NSAIDs 前需询问患者有无哮喘,并告知哮喘患者若哮喘症状加重,需停用 NSAIDs。

(四)特殊患者的用药注意事项

1. 妊娠期哮喘患者用药

轻度发作者可吸入 β_2 受体激动剂沙丁胺醇或特布他林,一般剂量下其对胎儿没有损害作用。β_2 受体激动剂可抑制子宫收缩,故在分娩前应停用。中度发作者需加用糖皮质激素,如倍氯米松。重度发作者,在保护好胎儿的前提下,应使用氨茶碱及糖皮质激素,以求尽快控制哮喘发作。

2. 儿童哮喘患者用药

对于哮喘发作期患儿应早期使用 β_2 受体激动剂及糖皮质激素吸入制剂,找到能控制发作的最低有效剂量。色甘酸钠吸入粉剂具有预防哮喘发作的作用,宜在哮喘发病季节前 1~2 个月开始用药。酮替酚是一种抗过敏药物,也常用于预防,对过敏性哮喘儿童尤其有效。

3. 老年哮喘患者用药

老年哮喘患者如并发有冠心病、高血压、心功能不全及心律失常,应慎用茶碱类药物。

β₂ 受体激动剂亦应减量，并加强临床观察。

第四节　慢性阻塞性肺疾病的药物治疗

慢性阻塞性肺疾病（chronic obstructive pulmonary disease，COPD）是一种严重危害人类健康的常见病和多发病，简称慢阻肺，是一种以持续气流受限为特征的可以预防和治疗的常见疾病。气流受限多呈进行性发展，与气道和肺对有毒颗粒或气体的慢性炎症反应增强有关。急性加重和合并症对个体患者整体疾病的严重程度产生影响。慢性气流受限由小气道疾病（阻塞性支气管炎）和肺实质破坏（肺气肿）共同引起，两者在不同患者中所占比重不同。我国 COPD 患者人数近 1 亿，COPD 已经成为与高血压、糖尿病"等量齐观"的慢性疾病，构成重大疾病负担。

一、病因与发病机制

（一）病因

1. 外因

（1）吸烟：吸烟为 COPD 重要环境发病因素，吸烟能使支气管上皮纤毛变短，不规则，纤毛运动发生障碍，降低局部抵抗力，削弱肺泡吞噬细胞的作用，引起支气管痉挛，增加呼吸道阻力。

（2）理化因素：刺激性烟雾、粉尘、大气污染（如二氧化硫、二氧化氮、氯气、臭氧等）等，对支气管黏膜有刺激和细胞毒性作用，显著增多 COPD 的急性发作。

（3）感染：呼吸道感染是 COPD 发病和加剧的另一个重要因素，肺炎链球菌和流感嗜血杆菌可能为 COPD 急性发作的主要病原菌。病毒也对 COPD 的发生和发展起重要作用。

2. 内因

（1）全身或呼吸道局部防御及免疫功能减低：老年人因此而患病率较高。

（2）弹性蛋白酶及其抑制因子失衡：体内存在弹性蛋白酶及其抑制因子，主要为 α₁- 抗胰蛋白酶（α₁-AT）。如果弹性蛋白酶增多或其抑制因子减少，出现不平衡状态，可引起肺气肿。

（3）哮喘和呼吸道高反应性：其是 COPD 的危险因素，呼吸道高反应性可能与机体某些基因和环境因素有关。

（二）发病机制

COPD 以呼吸道、肺实质和肺血管的慢性炎症为特征，在肺的不同部位有肺泡巨噬细胞、T 淋巴细胞（尤其是 CD + 8）和中性粒细胞增加。激活的炎症细胞释放多种介质，包括白三烯 B4（LTB4）、白介素 8（IL-8）、肿瘤坏死因子 α（TNF-α）。这些介质能破坏肺的结构和（或）促进中性粒细胞炎症反应。

除炎症外，肺部的蛋白酶和抗蛋白酶失衡及氧化与抗氧化失衡也在 COPD 发病中起重要作用。

二、临床表现

（一）症状

1. 慢性咳嗽

慢性咳嗽通常为首发症状。初起咳嗽呈间歇性，早晨较重，以后早晚或整日均有咳嗽，但夜间咳嗽并不显著。少数病例咳嗽不伴咳痰。

2. 咳痰

咳嗽后通常咳少量黏液性痰，部分患者在清晨较多；合并感染时痰量增多，常有脓性痰。

3. 气短或呼吸困难

这是 COPD 的标志性症状，也是患者焦虑不安的主要原因，早期仅于劳累时出现，后逐渐加重，以致日常活动甚至休息时也感气短。

4. 喘息和胸闷

喘息和胸闷不是 COPD 的特异性症状。部分患者特别是重度患者有喘息、胸部紧闷感，通常于劳累后发生，与呼吸费力、肋间肌等容性收缩有关。

5. 其他症状

晚期患者常有体重下降、食欲减退、精神抑郁和（或）焦虑等，合并感染时可咯血痰或咯血。

（二）肺功能检查

肺功能检查是判断气流受限的客观指标，重复性较好，对 COPD 的诊断、严重程度评价、疾病进展、预后及治疗反应等均有重要意义。COPD 高危人群建议每年进行一次肺功能检查。

气流受限是以第 1 秒用力呼气容积（forced expiratory volume in one second，FEV_1）占用力肺活量（forced vital capacity，FVC）百分比（FEV_1/FVC）和 FEV_1 占预计值百分比降低来确定的。FEV_1/FVC 是 COPD 的一项敏感指标，可检出轻度气流受限。FEV_1 占预计值百分比是评价中重度气流受限的良好指标，因其变异性小、易于操作，应作为 COPD 的肺功能检查基本项目。

若患者吸入支气管舒张剂后的 FEV_1/FVC < 0.7，可以确定为持续存在气流受限。单次支气管舒张剂后 FEV_1/FVC 在 0.6~0.8 时，应重复肺功能检查以确诊。因为在某些情况下，间隔一段时间后，由于个体差异，比值可能会发生改变。但对于支气管舒张剂后 FEV_1/FVC < 0.6 的 COPD 患者，比值升至 0.7 以上的可能性不大。

支气管舒张试验作为辅助检查，与基础 FEV_1 值及是否处于急性加重期和以往的治疗状态等有关，在不同时期检查结果可能不尽一致，因此要结合临床全面分析。需要指出的是，气流受限的可逆性程度不能作为区分 COPD 与哮喘的唯一指标，也不能预测对支气管舒张剂或糖皮质激素长期治疗的反应性。

（三）筛查问卷

若基层医院不具备肺功能检查设备，可以通过问卷调查筛查 COPD 高危人群（表 4-14），对疑诊患者应该向上级医院转诊以进一步确诊。

表 4-14 COPD 筛查问卷

这是一份有关您最近的呼吸状况和活动能力的问卷，请您在填写问卷时选择最能描述您实际情况的答案。

问题	选项
1. 过去的一个月内，您感觉气短有多频繁？	□从未感觉气短（0） □很少感觉气短（0） □有时感觉气短（1） □经常感觉气短（2） □总是感觉气短（2）
2. 您是否曾咳出"东西"，例如黏液或痰？	□从未咳出（0） □是的，但仅在偶尔感冒或胸部感染时咳出（0） □是的，每月都咳几天（1） □是的，大多数日子都咳（1） □是的，每日都咳（2）
3. 请选择能够最准确地描述您在过去 12 个月内日常生活状况的答案：因为呼吸问题，我的活动量比从前少了。	□强烈反对（0） □反对（0） □不确定（0） □同意（1） □非常同意（2）
4. 迄今为止，您是否已至少吸了 100 支烟？	□否（0） □是（2） □不到（0）
5. 您今年多少岁？	□35～49 岁（0） □50～69 岁（2） □≥70 岁（0）

问卷评估办法：在以下的空白处，写上每个问题的答案旁边的数字。将这些数字相加，得到总分。总分为 0～10 分。

如果您的总分 ≥ 5 分，说明您的呼吸问题可能是 COPD 导致的。COPD 通常被称为慢性支气管炎和（或）肺气肿，是一种缓慢进展的严重肺病。虽然 COPD 不能治愈。但它是可以控制的。

请将填好的问卷拿给医生看。您的得分越高，说明您有 COPD 的可能性越大。医生可以做一个简单的呼吸测试（也称为肺功能检查），帮您评价您的呼吸状况。

如果您的总分在 0～4 分，而且您有呼吸问题，请将这份问卷拿给医生看。医生会帮您评估您的呼吸问题的类型。

（四）分期

COPD 按病程可分为急性加重期与稳定期。

1. COPD 急性加重期

患者短期内咳嗽、咳痰、气短和（或）喘息加重，痰量增多、呈脓性或黏液脓性，可伴发热等炎症明显加重的表现。

2. COPD 稳定期

患者咳嗽、咳痰、气短等症状稳定或轻微。

三、治疗原则和健康管理

（一）治疗原则

1. COPD 稳定期的治疗

COPD 稳定期的治疗目的是缓解病情症状，降低急性加重的风险和严重程度，改善患者的健康状况和运动耐量，阻止病情发展，提高生活质量，降低病死率。处理原则：根据病情的严重程度，选择不同的治疗方法。根据患者是否能够自主吸入、有无足够的吸气流速、口手是否协调选择正确的吸入装置。雾化吸入给药对于一部分年老体弱、吸气流速较低、疾病较严重、使用干粉吸入器存在困难的患者可能是更好的选择。

也可采用非药物治疗，包括戒烟、运动或肺康复训练、接种流感疫苗与肺炎疫苗。

2. 康复治疗

例如，理疗、高压负离子氧疗等对 COPD 患者肺功能的康复有利。

3. 心理调适以及健康均衡饮食

良好的心情及健康均衡的饮食有利于患者积极面对疾病、增加治疗的依从性、建立良好的人际关系，这将更有助于疾病的康复。

（二）健康管理

（1）戒烟。

（2）了解 COPD 的病理生理与临床基础知识。

（3）学会正确使用吸入装置。

（4）学会自我控制病情的技巧，如腹式呼吸及缩唇呼吸锻炼等。

（5）了解赴医院就诊的时机。

四、药物治疗

（一）COPD 稳定期的药物治疗

COPD 稳定期的分级治疗方案见表 4-15。

表 4-15　COPD 稳定期的分级治疗方案

分级	特征	治疗	备注
全部		避免危险因素，接种流感疫苗	
0 级（高危）	慢性症状（咳嗽、咳痰）；接触危险因素；肺功能正常		
Ⅰ级（轻度）	$FEV_1/FVC < 70\%$；$FEV_1 \geqslant$ 80% 预计值；有或无症状	按需使用短效支气管舒张剂	
Ⅱ级（中度）	ⅡA：$FEV_1/FVC < 70\%$；$50\% \leqslant FEV_1 < 80\%$ 预计值；有或无症状	规律应用一种或多种支气管舒张剂；康复治疗	如应用后症状与肺功能明显改善，可考虑用吸入糖皮质激素
Ⅱ级（中度）	ⅡB：$FEV_1/FVC < 70\%$；$30\% \leqslant FEV_1 < 50\%$ 预计值；有或无症状	规律应用一种或多种支气管舒张剂；康复治疗	如应用后症状与肺功能明显改善，可考虑用吸入糖皮质激素
Ⅲ级（重度）	$FEV_1/FVC < 70\%$；$FEV_1 < 30\%$ 预计值；或 $FEV_1 < 50\%$ 预计值；伴呼吸衰竭或右心衰竭	规律应用一种或多种支气管舒张剂；如应用后症状与肺功能明显改善或反复加重，可吸入糖皮质激素；并发症治疗；康复治疗	如有呼吸衰竭、长期氧疗，可考虑外科治疗

1. 支气管舒张剂

支气管舒张剂可松弛支气管平滑肌、扩张支气管、缓解气流受限，是控制 COPD 症状的主要措施。短期按需应用可缓解症状；长期规律应用可预防和减轻症状，增加运动耐力，但不能使所有患者的 FEV_1 都得到改善。主要的支气管舒张剂有 $β_2$ 受体激动剂、抗胆碱药及茶碱类，根据药物的作用及患者的治疗反应选用。

定期用短效支气管舒张剂较为便宜，但不如长效制剂方便。不同作用机制与作用时间的药物联合可增强支气管舒张的作用，减少不良反应。短效 $β_2$ 受体激动剂与抗胆碱药异丙托溴铵联合应用与各自单用相比，可使 FEV_1 获得较大与较持久的改善；$β_2$ 受体激动剂、抗胆碱药和（或）茶碱类联合应用，亦可使肺功能与健康状况进一步改善。

（1）$β_2$ 受体激动剂：主要有沙丁胺醇、特布他林等，为短效定量雾化吸入剂，数分钟内起效，15 ~ 30 min 达到峰值，持续疗效 4 ~ 5 h，每次剂量 100 ~ 200 µg（每喷 100 µg），24 h 不超过 8 ~ 12 喷。主要用于缓解症状，按需使用。沙美特罗与福莫特罗为长效定量吸入剂，作用持续 12 h 以上。沙美特罗 50 µg，每日 2 次，可改善 COPD 患者的临床症状。

（2）抗胆碱药：可阻断 M 胆碱受体，主要有异丙托溴铵和噻托溴铵，均为吸入剂型。异丙托溴铵定量吸入时，开始作用时间比沙丁胺醇等短效 $β_2$ 受体激动剂晚，但持续时间长，30 ~ 90 min 达最大效果，维持 6 ~ 8 h；常用剂量为 40 ~ 80 µg（每喷 20 µg），每日 3 ~ 4 次；该药副作用小，长期吸入可能改善 COPD 患者的临床症状。噻托溴铵吸入剂为长效抗胆碱药，作用长达 24 h 以上。

（3）茶碱类：可解除呼吸道平滑肌痉挛，在 COPD 治疗中应用广泛。另外，茶碱类还有改善心搏血量、扩张全身和肺血管、增加水盐排出、兴奋中枢神经系统、改善呼吸肌功能以及某些抗炎作用等。但总体来看，在一般治疗量的血药浓度下，茶碱的其他方面作用不很突出。缓释型或控释型茶碱每日 1 次或 2 次口服，可达稳定的血药浓度，对 COPD 有一定效果。茶碱血药浓度监测对估计疗效和不良反应有一定意义。茶碱血药浓度 > 5 mg/L 时，即有治疗作用；茶碱血药浓度 > 15 mg/L 时，不良反应明显增加。吸烟、饮酒、抗惊厥药、利福平等可引起肝酶受损并缩短茶碱半衰期；老年人及持续发热、心衰和肝功能明显障碍者，或同时应用西咪替丁、大环内酯类药物（红霉素等）、氟喹诺酮类药物（环丙沙星等）和口服避孕药等，都可使茶碱血药浓度增加。

2. 糖皮质激素

COPD 稳定期应用糖皮质激素吸入治疗并不能阻止 FEV_1 的降低。吸入激素的长期规律治疗只适用于具有症状且治疗后肺功能改善者。对 FEV_1 < 50% 预计值（Ⅱ级中度或Ⅲ级重度）的 COPD 患者及反复加重需要使用抗菌药物或口服糖皮质激素者亦可考虑使用。有关长期吸入激素治疗 COPD 的效果和安全性目前尚无结论。一些研究发现规律使用 ICS 治疗会增加肺炎的风险，尤其是重度 COPD 患者，需要权衡 ICS 的风险 / 效益比。与 ICS/LABA 或 LAMA 单药使用相比，ICS/LAMA/LABA 三联治疗在改善肺功能、临床症状、健康状况以及减少急性加重方面效果更佳。对于 COPD 患者，不推荐长期口服糖皮质激素治疗。

3. 磷酸二酯酶 -4（PDE-4）抑制剂

PDE-4 抑制剂的主要作用是通过抑制细胞内环腺苷酸降解来减轻炎症。罗氟司特为口服药物，每日 1 次，无直接扩张支气管作用。对于存在慢性支气管炎、重度至极重度 COPD、既往有急性加重病史的患者，罗氟司特治疗可降低需要糖皮质激素治疗的中重度急性加重发生率。此药物目前在我国尚未上市。

4. 其他药物

（1）祛痰药（黏液溶解剂）：COPD 患者呼吸道内可产生大量黏液分泌物，可促使继发感染，并影响呼吸道通畅，应用祛痰药似有利于呼吸道引流通畅，改善通气，但除少数有黏痰患者获效外，总体来说效果并不十分确切。常用药物有溴己新、氨溴索、乙酰半胱氨酸、羧甲司坦、美司坦等（表 4-16）。

表 4-16　常用祛痰药

药名	剂型	给药方法	特点	注意
溴己新	片剂、注射剂	口服、皮下注射、肌内注射、静脉注射、静脉滴注、雾化吸入	降低痰液黏度兼恶心性祛痰	胃溃疡患者慎用，片剂宜饭后服用
氨溴索	片剂、糖浆剂、注射剂、缓释胶囊	口服、注射	促进黏液排出及溶解分泌物	妊娠期、哺乳期、青光眼患者慎用
乙酰半胱氨酸	片剂、颗粒剂、泡腾片、喷雾剂	口服、喷雾吸入、气管滴入或注入	溶解痰液，适于大量黏痰且阻塞呼吸道的危重情况	支气管哮喘患者慎用或禁用
羧甲司坦	片剂、溶液剂	口服	黏液稀化	有消化道溃疡病史者慎用
美司坦	片剂	口服	黏痰溶解及防止黏膜刺激和感染	心脏病、肝病患者禁用

（2）抗氧化剂：COPD 呼吸道炎症使氧化负荷加重，促使 COPD 的病理生理变化。应用抗氧化剂如乙酰半胱氨酸或羧甲司坦等，可降低疾病反复加重的频率。

（3）疫苗：流感疫苗可减少 COPD 患者的严重程度和病死率，可每年给予 1 次（秋季）或 2 次（秋季和冬季）。疫苗包括灭活疫苗和减毒活疫苗，其含有杀死的或活的无活性病毒，每年根据预测的病毒种类制备。肺炎球菌疫苗含有 23 种肺炎球菌荚膜多糖，已对 COPD 患者应用，但尚缺乏有说服力的临床观察资料。

（4）中医治疗：辨证施治是中医治疗的原则，对 COPD 的治疗亦应据此原则进行。实践证明，某些中药具有祛痰、舒张支气管、免疫调节等作用，值得深入研究。

（二）COPD 急性加重期的药物治疗

引起 COPD 急性加重的最常见原因是气管 - 支气管感染，主要是病毒、细菌感染。部分急性加重的原因尚难以确定。COPD 加重的主要症状是气促加重，常伴有喘息、胸闷、咳嗽加剧、痰量增加、痰液颜色和（或）黏度改变以及发热等，此外亦可出现全身不适、失眠、嗜睡、疲乏、抑郁和精神紊乱等症状。超过 80% 的急性加重患者可以在门诊接受药物治疗，包括使用支气管舒张剂、糖皮质激素和抗菌药物。

1. 初始抗菌治疗的建议

当患者呼吸困难加重、咳嗽伴有痰量增加及脓性痰时，应根据患者所在地常见病原菌类型及药物敏感情况积极选用抗菌药物。由于多数 COPD 急性加重由细菌感染诱发，故抗感染治疗在 COPD 急性加重期治疗中十分重要。COPD 患者多有支气管 – 肺部感染反复发作及反复应用抗菌药物的病史，且部分患者合并有支气管舒张，因此这些患者感染的细菌耐药情况较一般肺部感染患者更为严重。长期应用广谱抗菌药物和激素者易继发真菌感染，宜采取预防和抗真菌措施。

（1）无铜绿假单胞菌感染危险因素者：主要依据急性加重严重程度、当地耐药状况、费用和潜在的依从性选择药物。病情较轻者推荐使用青霉素、阿莫西林加或不加克拉维酸、大环内酯类、氟喹诺酮类、第一代或第二代头孢菌素类，一般可口服给药；病情较重者可用 β 内酰胺类 /β 内酰胺酶抑制剂、第二代头孢菌素类、氟喹诺酮类和第三代头孢菌素类。

（2）有铜绿假单胞菌感染危险因素者：如能口服，可选用环丙沙星；需要静脉用药时可选择环丙沙星、抗铜绿假单胞菌的 β 内酰胺类，同时可加用氨基糖苷类，详见表 4-17。

表 4-17　COPD 急性加重期的经验治疗

不同人群	口服抗菌药物	口服替代药物	静脉抗菌药物
轻度 COPD、无合并症	通常不需要；如需要，可给予阿莫西林、多西环素	阿莫西林克拉维酸钾，第一代或第二代头孢菌素类，大环内酯类，左氧氟沙星，莫西沙星	
中重度 COPD、无铜绿假单胞菌感染危险因素	阿莫西林克拉维酸钾	第二代或第三代头孢菌素类，左氧氟沙星，莫西沙星	阿莫西林 / 克拉维酸、头孢曲松、头孢噻肟、左氧氟沙星、莫西沙星
中重度 COPD、伴有铜绿假单胞菌感染危险因素	环丙沙星	左氧氟沙星	抗假单胞菌 β 内酰胺类（头孢他啶、头孢吡肟、β 内酰胺类 /β 内酰胺酶抑制剂、碳青霉烯类）± 氨基糖苷类或环丙沙星、左氧氟沙星

（3）给药途径和疗程：应根据患者病情的严重程度和临床症状是否稳定选择使用口服或静脉用药，静脉用药 3 d 以上，如病情稳定可以改为口服，呼吸困难改善和脓痰减少提示治疗有效，抗菌药物的推荐治疗疗程为 5 ~ 10 d。

2. 支气管舒张剂

短效 β_2 受体激动剂较适用于 COPD 急性加重期的治疗。若疗效不显著，建议加用抗胆碱药。对于较为严重的 COPD 急性加重者，可考虑静脉滴注茶碱类药物；监测茶碱血药浓度对估计疗效和不良反应有一定意义。增加短效支气管舒张剂的剂量和（或）频率，联合 SABA（如沙丁胺醇 2.5 mg 或特布他林 5 mg，每日 3 次，雾化吸入）和 SAMA（如异丙托溴铵 500 μg，每日 3 ~ 4 次，雾化吸入），或者两种速效支气管舒张剂的复方制剂（如复方异丙托溴铵，每支 2.5 mL，含异丙托溴铵 500 μg 和沙丁胺醇 2.5 mg，每次 2.5 mL，每日

3～4次，雾化吸入），使用储雾罐或雾化器雾化吸入治疗。

3. 糖皮质激素

COPD急性加重期患者宜在应用支气管舒张剂的基础上加服或静脉使用糖皮质激素。雾化ICS（如吸入用布地奈德混悬液，每次2 mg，每日3～4次，疗程10～14 d）或者口服泼尼松每日30～40 mg，连续5～7 d。也可静脉给予甲泼尼龙。延长给药时间不能增加疗效，却会使不良反应增加。

4. 其他

在出入量和血电解质监测下适当补充液体和电解质；注意补充营养，对不能进食者需经胃肠补充要素饮食或予静脉高营养；对卧床、红细胞增多症或脱水的患者，无论是否有血栓栓塞性疾病史，均需考虑使用肝素或低分子肝素；积极排痰治疗；识别并治疗伴随疾病（冠心病、糖尿病等）及合并症（休克、弥漫性血管内凝血、上消化道出血、肾功能不全等）。

处方分析和用药咨询

案例1：患者，女，56岁，慢性阻塞性支气管炎。处方：布地奈德福莫特罗粉吸入剂。咨询使用吸入剂时是否吸入药物？因自己没有感觉，不确定是否真正吸入药物。

药师解答

布地奈德福莫特罗粉吸入剂是哮喘或COPD患者的常用药，其装置属于多剂量、储库型干粉吸入装置，药物为存储其中的白色或类白色颗粒。因药物粉末较细小且无明显味道，吸入时不易察觉。检验是否吸入药物，可在用药后用深色的布覆盖吸嘴，吸入后看到深色布吸嘴侧残留白色粉末，表示吸入方法正确。也可在桌子上铺一块深色的布或纸，用药后将装置倒置于深色的布或纸上，敲装置外壁，如有药粉掉出，表示装置正常。

案例2：患者，男，69岁，自述感冒发热，女儿买来一种药，查看为氨麻苯美片（白加黑），家里以前还剩一点复方氨酚烷胺片。女儿说她买的药效果好，老伴说家里剩的药是她吃过的，效果也不错。请问：如何选择？

药师解答

氨麻苯美片的成分是对乙酰氨基酚、苯海拉明（仅夜用片有）、伪麻黄碱和右美沙芬。复方氨酚烷胺片的成分是对乙酰氨基酚、氯苯那敏、咖啡因、金刚烷胺、人工牛黄。首先，这两种药不建议同时服用，因为它们都含有相同或相似作用机理的成分；其次，如果有鼻塞的卡他症状，建议首选含有伪麻黄碱的氨麻苯美片。但是不管选择哪种药，都不可长期使用。

案例3：患者，女，8岁。诊断：呼吸道感染。处方：孟鲁司特钠咀嚼片，口服，每日1次，每次1片；小儿布洛芬栓，口服，每次1枚。

此处方是否合格？

药师解答

此处方存在两个问题：①诊断不全。孟鲁司特钠咀嚼片用于哮喘或过敏性鼻炎。②小儿布洛芬栓应为纳肛，不应口服。

案例4：患者，男，6岁。诊断：上呼吸道感染，发热。处方：对乙酰氨基酚缓释片 0.65 g×18 片 1 盒，1/2 片，prn，po。

药师解答

对乙酰氨基酚缓释片不能掰开服用，也不推荐用于12岁以下儿童，12岁以下儿童退热治疗给予对乙酰氨基酚混悬液更为适合。

自测题

一、名词解释

1. 社区获得性肺炎

2. 医院获得性肺炎

3. 慢性阻塞性肺疾病

二、单项选择题

1. 对乙酰氨基酚属于（   ）。

A. 解热镇痛药
B. 鼻黏膜血管收缩剂
C. 止咳剂
D. 抗过敏剂

2. 与伪麻黄碱联用可能造成重复用药的是（   ）。

A. 泰诺
B. 氯苯那敏
C. 布洛芬
D. 泰诺林

3. 治疗伴有心功能不全的支气管哮喘急性发作宜选用（   ）。

A. 氨茶碱
B. 色甘酸钠
C. 克仑特罗
D. 丙酸倍氯米松

4. 哮喘给药途径以吸入疗法为优，对比以下表述错误的是（   ）。

A. 呼吸道内局部药物浓度高
B. 用药量少
C. 极少有全身不良反应
D. 血药浓度高

5. 吸入激素后的口咽部不良反应可通过如下方式避免，其中错误的是（　　　　）。

A. 吸药后及时用清水含漱口咽部
B. 选用干粉吸入剂
C. 加用储雾罐
D. 选用普通定量气雾剂

6. 长期治疗持续性哮喘的首选药物为（　　　　）。

A. 布地奈德溶液
B. 布地奈德都保
C. 喘康速
D. 喘乐宁

7. 二丙酸倍氯米松不宜用于（　　　　）。

A. 轻度哮喘患者
B. 中度哮喘患者
C. 哮喘持续状态
D. 哮喘临床控制期

8. 严重急性哮喘发作时，静脉给予激素不宜选用（　　　　）。

A. 琥珀酸氢化可的松
B. 甲泼尼龙
C. 地塞米松
D. 氢化可的松

9. 下列有关吸入型短效 β_2 受体激动剂的说法，不正确的是（　　　　）。

A. 为缓解轻中度急性哮喘症状的首选药物
B. 应按需间歇使用
C. 不宜长期、单药使用
D. 为长期治疗持续性哮喘的首选药物

10. 布洛芬自我药疗时，若用于解热，连续使用不超过（　　　　）。

A. 10 d
B. 7 d
C. 3 d
D. 5 d

11. 关于 COPD 急性加重期的治疗，不正确的是（　　　　）。

A. 吸入短效 β_2 受体激动剂
B. 吸入抗胆碱药物
C. 静脉滴注茶碱类药物
D. 吸入糖皮质激素

12. 用药期间饮酒可引起双硫仑反应的药物是（　　　　）。

A. 头孢哌酮
B. 阿奇霉素
C. 依替米星
D. 磷霉素

13. 治疗哮喘的选择性 β_2 受体激动剂是（　　　　）。

A. 沙丁胺醇
B. 异丙肾上腺素
C. 麻黄碱
D. 肾上腺素

14. 不具有平喘作用的药物是（　　　　）。

A. 麻黄碱
B. 沙丁胺醇
C. 肾上腺素
D. 多巴胺

15. 下列糖皮质激素中抗炎作用最强的是（　　　　）。

A. 氢化可的松
B. 泼尼松
C. 泼尼松龙
D. 地塞米松

16. 抢救青霉素引起的过敏性休克，应首选（　　　　）。

A. 去甲肾上腺素
B. 麻黄碱

C. 异丙肾上腺素　　　　　　　　D. 肾上腺素

17. 治疗支原体肺炎宜选用（　　　）。

A. 两性霉素 B　　　　　　　　　B. 苯唑西林

C. 利巴韦林　　　　　　　　　　D. 阿奇霉素

18. 患儿，女，11 岁，咳嗽 10 d，有痰，给予乙酰半胱氨酸治疗，该药的祛痰作用机制是（　　　）。

A. 使痰液生成减少

B. 扩张支气管，使痰液易咳出

C. 增强呼吸道纤毛运动，促使痰液排出

D. 裂解痰中的黏性成分，使痰黏稠度降低而易咳出

19. 患儿，女，12 岁，诊断为金黄色葡萄球菌肺炎，应用红霉素及哌拉西林治疗 5 d，高热不退，精神萎靡，口周发绀，两肺广泛细湿啰音，此时首先考虑（　　　）。

A. 加用地塞米松　　　　　　　　B. 输入新鲜血浆

C. 调整抗生素用药方案　　　　　D. 静脉注射去乙酰毛花苷改善心肌功能

20. 患者，男，30 岁，驾驶员，哮喘重度发作，经住院治疗缓解，出院后应继续治疗，适宜选择的给药途径/药物是（　　　）。

A. 注射肾上腺素　　　　　　　　B. 吸入沙丁胺醇

C. 口服酮替芬溶液　　　　　　　D. 吸入丙酸倍氯米松

自测题答案：

1. A　2. A　3. A　4. D　5. D　6. B　7. C　8. C　9. D　10. C　11. D　12. A　13. A　14. D　15. D　16. D　17. D　18. D　19. C　20. D

第五章

神经与精神常见疾病的药物治疗

学习目标

一、掌握

1. 缺血性脑血管病二级预防相关的用药，血压、血糖、血脂控制的目标值；

2. 阿尔茨海默病的药物治疗原则、主要治疗药物的临床应用；

3. 失眠的治疗原则、药物治疗方案的制订；

4. 抑郁症的治疗原则、抗抑郁药物的临床应用。

二、熟悉

1. 脑血管病的分类；

2. 帕金森病的治疗原则、主要治疗药物的临床应用；

3. 癫痫的药物治疗原则、主要治疗药物的分类、用药监护；

4. 失眠的临床表现、导致失眠的精神活性物质或药物。

三、了解

1. 缺血性脑卒中的临床表现；

2. 癫痫的概念、分类和临床表现；

3. 阿尔茨海默病的临床表现；

4. 抑郁症的临床表现和诊断；

5. 失眠的非药物治疗。

神经系统疾病是指发生于中枢神经系统、周围神经系统、自主神经系统，以感觉、运动、意识、自主神经功能障碍为主要表现的疾病，简称神经病。神经病可由多种病因引起，包括血液循环障碍、免疫损伤、感染、中毒、遗传缺陷、营养障碍、代谢紊乱等。精神疾病又称精神病，是指在多种因素影响下，大脑功能失调，导致认知、情感、意志和行为等精神活动障碍为临床表现的疾病。WHO 统计在册的精神疾病接近 400 种，分为 10 大类 72 小类，包括睡眠障碍、抑郁症、精神分裂症等。

第一节　缺血性脑血管病的药物治疗

缺血性脑血管病是指脑血管供血不足引起的脑功能障碍，包括 TIA、脑梗死等。目前缺血性脑血管病已成为危害我国中老年人身体健康和生命的主要疾病，发病率、病死率和致残率均很高。卒中是脑血管病较为严重的发作，也称中风。

一、病因与发病机制

（一）脑血管病的分类

脑血管病一般分为两大类。

（1）缺血性脑血管病。常见的有 TIA 和脑梗死，后者也称急性缺血性脑卒中，是最常见的卒中类型，占全部脑卒中的 60% ~ 80%。

（2）出血性脑血管病。常见的有脑出血和蛛网膜下腔出血。

本节主要介绍缺血性脑血管病的药物治疗。

（二）缺血性脑卒中的病因与发病机制

当前国际广泛使用急性卒中治疗 Org10172 试验（trial of org10172 in acute stroke treatment，TOAST）病因 / 发病机制分型，将缺血性脑卒中分为大动脉粥样硬化型、心源性栓塞型、小动脉闭塞型、其他明确病因型和不明原因型 5 型。

二、临床表现

本病多见于 50 岁以上患有动脉硬化者，多伴有高血压、冠心病或糖尿病。约 25% 的缺血性脑卒中患者病前曾有 TIA 病史。可有某些前驱症状，如头昏、头痛等。常于睡眠中或安静休息时发病。多数典型病例在 1 ~ 3 d 内达到高峰。患者通常意识清楚，少数患者可有不同程度的意识障碍。生命体征一般无明显改变。由于梗死部位、面积的不同，患者可表现为多种神经功能缺损，包括一侧肢体（伴或不伴面部）无力、笨拙、沉重、麻木；一侧面部麻木或口角歪斜；说话不清或理解语言困难；双眼向一侧凝视；一侧或双眼视力丧失模糊；视物旋转或平衡障碍等。

三、缺血性脑血管病的二级预防

缺血性脑卒中复发的风险很高，卒中后应尽早开始二级预防，进行血压、血糖控制，以及抗血小板、抗凝、他汀等治疗。

（一）高血压

由颅内大动脉粥样硬化性狭窄（狭窄率 70% ~ 99%）导致的缺血性脑卒中或 TIA，推荐收缩压降至 140 mmHg 以下，舒张压降至 90 mmHg 以下。由低血流动力学导致的缺血性脑卒中或 TIA，应权衡降压速度与幅度对患者耐受性及血流动力学的影响。降压药物种类和剂量的选择以及降压目标值应个体化，全面考虑药物、缺血性脑卒中的特点和患者 3 方面因素。

常用降压药物见第三章第一节。

（二）脂代谢异常

胆固醇水平是导致缺血性脑卒中或 TIA 复发的重要因素。降低胆固醇水平可以减少缺血性脑卒中或 TIA 的发生、复发和死亡。对于非心源性缺血性脑卒中或 TIA 患者，推荐给予高强度他汀类药物长期治疗，以减少脑卒中和心血管事件的风险。当血浆 LDL-C 下降 ≥ 50% 或 ≤ 1.8 mmoL/L（70 mg/d L）时，二级预防更为有效。

他汀类药物治疗期间，如果监测指标持续异常并排除其他影响因素，或出现指标异常相应的临床表现，应及时减药或停药观察（参考：肝酶超过 3 倍正常值上限，肌酶超过 5 倍正常值上限，应停药观察）；老年人或合并严重脏器功能不全的患者，初始剂量不宜过大。

常用降脂药物见第三章第二节。

（三）糖代谢异常和糖尿病

无明确糖尿病病史的患者在急性期后应常规接受口服葡萄糖耐量试验来筛查糖代谢异

常和糖尿病。推荐糖化血红蛋白（HbA1c）治疗目标为 < 7%。降糖方案应充分考虑患者的临床特点和药物的安全性，制订个体化的血糖控制目标，警惕低血糖事件带来的危害。

常用降糖药物见第七章第一节。

（四）口服抗血小板药物

阿司匹林（50 ~ 100 mg/d）或氯吡格雷（75 mg/d）单药治疗均可以作为首选抗血小板药物。阿司匹林单药抗血小板治疗的剂量为 75 ~ 100 mg/d。阿司匹林（25 mg）+ 缓释型双嘧达莫（200 mg）2 次 / d，可作为阿司匹林和氯吡格雷的替代治疗药物。应根据患者的危险因素、费用、耐受性和其他临床特性个体化选择抗血小板药物。

双重抗血小板治疗（dual antiplatelet therapy，DAPT）：发病在 24 h 内，对具有脑卒中高复发风险的急性非心源性 TIA（ABCD2 评分 > 4）或轻型缺血性脑卒中患者（NIHSS 评分 ≤ 3）应尽早给予阿司匹林联合氯吡格雷治疗 21 d，但应严密观察出血风险。此后可单用阿司匹林或氯吡格雷作为缺血性脑卒中长期二级预防一线用药。对发病 30 d 内伴有症状性颅内动脉严重狭窄（狭窄率 70% ~ 99%）的缺血性脑卒中或 TIA 患者，应尽早给予阿司匹林联合氯吡格雷治疗 90 d，此后阿司匹林或氯吡格雷单药均可作为长期二级预防一线用药。

目前的研究证据不支持常规用替格瑞洛替代阿司匹林和氯吡格雷。对阿司匹林有禁忌的患者，或氯吡格雷慢代谢的患者，可考虑换用替格瑞洛。表 5–1 为缺血性脑卒中二级预防抗血小板药物。

表 5–1　缺血性脑卒中二级预防抗血小板药物

药名	用法用量	不良反应	药物相互作用
阿司匹林	75 ~ 100 mg，qd，po	出血、腹泻、胃溃疡、消化道不适	增加氨甲蝶呤的血液毒性；合用布洛芬会干扰阿司匹林对血小板的不可逆抑制作用
氯吡格雷	75 mg，qd，po	出血、白细胞减少	奥美拉唑、埃索美拉唑可抑制本品活性代谢产物生成，减弱疗效
双嘧达莫	缓释片，200 mg，bid，po	消化道不适	—
替格瑞洛	起始剂量为单次负荷量 180 mg（90 mg×2 片），此后每次 1 片（90 mg），每日 2 次	出血、高尿酸血症、呼吸困难等	主要经 CYP3A4 代谢，应避免本品与 CYP3A4 强效抑制剂合用；本品为 CYP3A4/5 和 P- 糖蛋白转运体的抑制剂，可使他汀类、地高辛等的血药浓度增加

用药监护和患者教育：注意观察是否出现皮下出血、淤青、鼻腔出血、口腔出血，观察二便颜色。若怀疑异常出血，应及时就诊。

（五）心源性栓塞

病因包括心房颤动、心肌梗死后和瓣膜性心脏病等。其中，心房颤动是最常见的导致心源性栓塞的原因。对伴有心房颤动（包括阵发性）的缺血性脑卒中或 TIA 患者，推荐使用适当剂量的华法林口服抗凝治疗，预防再发的血栓栓塞事件。华法林的目标剂量是维持国际标准化比值（international normalized ratio，INR）在 2.0 ~ 3.0。新型口服抗凝剂（New oral anticoagulants，NOACs）也称直接口服抗凝药（direct oral anticoagulants，DOACs），包括直接凝血酶抑制剂达比加群和直接 Xa 因子抑制剂利伐沙班、阿哌沙班、依度沙班等，可作为华法林的替代药物（表 5-2）。若不能接受口服抗凝药物治疗，推荐应用阿司匹林单药治疗，也可以选择阿司匹林联合氯吡格雷抗血小板治疗。应根据缺血的严重程度和出血转化的风险，选择抗凝时机。

表 5-2　心源性栓塞二级预防口服抗凝药物

药名	作用靶点	半衰期 / h	是否需要常规监测	代谢和排泄途径
华法林	抑制 II、VII、IX、X 羧基化	约 37 h	常规监测 INR	肝代谢、肾排泄。可透过胎盘
利伐沙班	直接抑制 Xa 因子	青年：5 ~ 9 h。老年：11 ~ 13 h	一般不需要	2/3 代谢为无活性物，通过肝、肾排泄，1/3 以原型从肾排泄
阿哌沙班	直接抑制 Xa 因子	12 h	一般不需要	CYP3A4/5 代谢，肝、肾共排泄
达比加群酯	前体，直接抑制 IIa 因子	约 11 h	一般不需要	主要以原型从肾排泄

新型口服抗凝药物不需常规监测凝血指标，目前的研究提示其具有良好的安全性，但仍可能引发出血，甚至严重出血，影响该类药物的广泛使用。为此，研发特效解药迫在眉睫。迄今，美国 FDA 已批准达比加群酯的拮抗剂依达赛珠单抗上市；针对若干沙班类的拮抗剂安沙奈特 α，正在进行临床研究，显示出良好前景的还有广谱沙班类的拮抗剂西帕兰他等，为更多患者安全使用 DOACs 增添了保障。

第二节　癫痫

癫痫是由各种颅内外原因引起的大脑神经元异常放电，可造成暂时性大脑功能失常，表现为运动、感觉、行为、意识及自主神经功能障碍，最常见的发作形式是抽搐。癫痫发作具有三大特点：突然性、暂时性和反复性。癫痫是神经内科的常见疾病之一，癫痫患者的死亡风险是一般人的 2 ~ 3 倍。

一、病因与发病机制

癫痫的发生是内在遗传因素和外界环境因素综合作用的结果。每个癫痫患者的病因学均包括这两种因素，只不过各自所占的比例不同。

遗传因素是导致癫痫，尤其是经典的特发性癫痫的重要原因。大部分遗传性癫痫的分子机制为离子通道或相关分子的结构或功能改变。目前已发现一部分癫痫的致病 / 易感基因，也发现一些与癫痫相关的先天遗传性疾病。癫痫常见的获得性病因包括海马硬化、出生前及围生期脑损伤、中枢神经系统感染、脑血管病、脑肿瘤、颅脑损伤、神经变形和脱髓鞘疾病等。

二、临床表现

（一）癫痫的分类

国际抗癫痫联盟在 2010 年分类工作报告中，将癫痫发作分为以下两种。

1. 局灶性发作（部分性发作）

发作恒定起源于一侧大脑半球内的、呈局限性或更广泛分布的致痫网络，并有放电的优势传导途径，可以继发累及对侧半球。局灶性发作可以起源于皮质下结构。有些患者可以有多个致痫网络和多种发作类型，但每种发作类型的起始部位是恒定的。

2. 全面性发作

发作起源于双侧大脑皮质及皮质下结构所构成的致痫网络中的某一点，并快速波及整个网络。每次发作起源点在网络中的位置均不固定。全面性发作时整个皮质未必均被累及，发作可不对称。

（二）不同类型癫痫的临床表现

1. 全面性发作

（1）全面性强直阵挛发作：是一种表现最明显的发作形式，故既往也称为大发作。典型大发作分为先兆期、强直期、阵挛期、恢复期。表现为突然意识丧失，双侧对称强直收缩，之后紧随阵挛动作，并通常伴有自主神经受累。

（2）失神发作：小儿多见，典型失神发作突发突止，表现为动作突然中止或明显变慢，意识障碍，不伴有或伴有轻微的运动症状。发作通常持续 $5 \sim 20\ s$（$< 30\ s$）。非典型失神发作主要见于严重神经精神障碍患者，类似失神发作，但意识障碍较轻，伴随的运动症状较复杂。

此外，全面性发作还包括强直发作、阵挛发作、肌阵挛发作、失张力发作等。

2. 局灶性发作

（1）简单部分性发作：发作时不伴有意识障碍，包括运动性发作、感觉性发作、自主神经性发作和精神性发作 4 类。后两者常发展为复杂部分性发作。

（2）复杂部分性发作：发作时有不同程度的意识障碍，可伴有一种或多种简单部分性发作的内容。

（3）继发全面性发作：简单或复杂部分性发作均可继发全面性发作，如可继发为全面强直 – 阵挛、强直或阵挛发作。本质上仍为部分性发作。

3. 癫痫持续状态

癫痫持续状态是一种以反复或持续的癫痫发作为特征的神经科常见急危重症，具有病情复杂、进展迅速、难以预测和病死率高的特点。癫痫持续状态总体病死率高达 20%。2012 年，英国国家卫生与临床优化研究所将癫痫持续状态定义更新为：单次发作持续时间较长（5 min 以上），或两次以上发作间期不能恢复意识。

（三）癫痫的辅助检查

癫痫发作最本质的特征是脑神经元异常过度放电，而脑电图是能够反映脑电活动的最直观、最便捷的检查方法。因此，脑电图是诊断癫痫发作、确定发作和癫痫的类型最重要的辅助手段，为癫痫患者的常规检查。

三、治疗原则

（一）一般治疗原则

癫痫临床处理中既要强调遵循治疗原则，又要充分考虑个体差异。

1. 明确诊断

尽可能将诊断细化，如是否为癫痫、癫痫发作的分类、癫痫综合征的分类、癫痫的病因、诱发因素等。在治疗过程中应不断完善诊断，特别强调重新审视初始诊断是否正确，否则常导致长期误诊误治。

2. 合理选择处理方案

癫痫病因学异质性高，目前的治疗方法也有多种，如药物治疗、外科切除性治疗、外科姑息性治疗、生酮饮食、免疫治疗等。选择治疗方案时，应充分考虑癫痫的特点、共患病情况以及患者的个人、社会因素，进行个体化综合治疗。

3. 进行恰当的长期治疗

应当坚持长期足疗程的原则，根据癫痫病因、综合征类型、发作类型以及患者的实际情况选择合适的疗程。

4. 保持规律健康的生活方式

与其他慢性疾病的治疗一样，癫痫患者应保持健康、规律的生活，尤应注意避免睡眠不足、暴饮暴食以及过度劳累，如有发作诱因，应尽量祛除或者避免。

5. 明确治疗目标

目前癫痫治疗主要还是以控制癫痫发作为首要目标，但是应该明确的是，癫痫治疗的最终目标不仅仅是控制发作，更重要的是提高患者的生活质量，尽可能帮助患者获得正常的社会及家庭生活。

（二）药物治疗原则

1. 起始治疗

通常情况下，第二次癫痫发作后推荐开始用抗癫痫药治疗；但两次发作间隔期在一年以上者，可以暂时推迟药物治疗。如患者脑电图提示明确的痫样放电，存在脑结构损害、脑功能缺陷等情况，第一次无诱因发作后就应开始治疗。

2. 正确选药

根据癫痫综合征的类型或癫痫发作类型，正确选择药物。抗癫痫药可分为广谱和窄谱两类。广谱抗癫痫药对多数成年癫痫或癫痫综合征有效，包括丙戊酸、拉莫三嗪、托吡酯、左乙拉西坦等。窄谱抗癫痫药如卡马西平、苯妥英、加巴喷丁、奥卡西平等仅对部分癫痫患者有效，对特发性全面性癫痫综合征（如青少年肌阵挛癫痫、儿童失神癫痫）的疗效弱于广谱抗癫痫药，并可能加重部分癫痫类型的发作。癫痫持续状态首选苯二氮䓬类药物，初始治疗失败后可选择其他抗癫痫药治疗。

3. 尽可能单药治疗

如果选用的第一种抗癫痫药因为不良反应或仍有发作而治疗失败，应试用另一种药物，并加量至足够剂量后，将第一种药物缓慢地减量；如果第二种药物仍无效，在开始另一种药物前，应根据相对疗效、不良反应和药物耐受性将第一种或第二种药物缓慢撤药。

4. 剂量

应从小剂量开始，逐渐增加，在一周内达到标准治疗剂量。有条件时，通过监测血药浓度来调整剂量比较可靠。

5. 减停药

通常情况下，癫痫患者如果持续无发作 2 年以上，即存在减停药的可能性。减停药前须复查脑电图，多数癫痫综合征需要脑电图完全无痫样放电再考虑减停药，而且减停药过程中需要定期（每 3 ~ 6 个月）复查长程脑电图，如果减停药过程中再次出现痫样放电，需要停止减量。单药治疗时减停药过程应当不少于 6 个月；多药治疗时每种抗癫痫药减停时间不少于 3 个月，一次只撤停一种药。

四、主要治疗药物

表 5-3 为根据发作类型的选药原则。

表 5-3　根据发作类型的选药原则

发作类型	一线药物	可能加重发作的药物
全面强直阵挛发作	丙戊酸、拉莫三嗪、卡马西平、奥卡西平、左乙拉西坦、苯巴比妥	—
强直或失张力发作	丙戊酸	卡马西平、奥卡西平、加巴喷丁、普瑞巴林
失神发作	丙戊酸、拉莫三嗪	卡马西平、奥卡西平、苯妥英钠、加巴喷丁、普瑞巴林
肌阵挛发作	丙戊酸、左乙拉西坦、托吡酯	卡马西平、奥卡西平、苯妥英钠、加巴喷丁、普瑞巴林
局灶性发作	卡马西平、拉莫三嗪、奥卡西平、左乙拉西坦、丙戊酸	—

表 5-4 为常用抗癫痫药的药动学特征和血药浓度。

表 5-4　常用抗癫痫药的药动学特征和血药浓度

药名	血浆达峰时间 / h	半衰期 / h	有效浓度	对肝药酶的作用
卡马西平	4 ~ 8	25 ~ 34（初用） 8 ~ 20（4 周后）	4 ~ 12 mg/L	诱导

续表

药名	血浆达峰时间 / h	半衰期 / h	有效浓度	对肝药酶的作用
氯硝西泮	1 ~ 4	20 ~ 60	20 ~ 90 μg/L	自身诱导
苯巴比妥	1 ~ 6	40 ~ 90	14 ~ 40 mg/L	诱导
苯妥英钠	3 ~ 9	12 ~ 22	10 ~ 20 mg/L	诱导
丙戊酸	1 ~ 4	8 ~ 15	50 ~ 100 mg/L	抑制
加巴喷丁	2 ~ 3	5 ~ 7	—	无
拉莫三嗪	2 ~ 3	15 ~ 30	—	无
左乙拉西坦	0.6 ~ 1.3	6 ~ 8	—	无
奥卡西平	4.5 ~ 8	8 ~ 25	—	弱诱导
托吡酯	2 ~ 4	20 ~ 30	—	抑制

1. 苯妥英钠

苯妥英钠对大发作、单纯部分性发作疗效好，对复杂部分性发作次之；对失神发作、失张力发作、肌阵挛发作往往无效，有时还会使失神发作频率增加。本品在脑组织中达有效血药浓度较慢，故起效缓慢，需服药数日才开始出现疗效。

用药监护：①长期服用，常见头痛、眩晕、恶心、呕吐、厌食、皮疹等不良反应，有时见牙龈增生。②可引起淋巴结肿大，如出现应停药，以防恶变。③有抗叶酸作用，常见巨细胞贫血，可加用叶酸及维生素 B_{12}。④偶见共济失调、神经性震颤、视力障碍、白细胞减少，应定期查血象。⑤与酶诱导剂苯巴比妥、卡马西平合用，血药浓度下降，应注意调整剂量。⑥可加速维生素 D 代谢。小儿长期服用，应补充维生素 D，以预防佝偻病。

2. 卡马西平

卡马西平对复杂部分性发作（颞叶癫痫）特别是精神运动性发作最有效，对大发作、局限性发作、混合型癫痫亦有效，对失神小发作、肌阵挛发作、失张力发作效果差。

用药监护：①大剂量可引起心脏传导阻滞，应控制剂量。②可引起皮疹，严重者可导致中毒性表皮坏死松懈症和重症多形性红斑。在开始卡马西平治疗前可对遗传风险人群进行人白细胞抗原等位基因（HLA-B*1502）筛查，此等位基因阳性者极易发生中毒性表皮坏死松懈症和重症多形性红斑，故不得使用卡马西平治疗，除非明确显示治疗效益大于风险。如出现皮疹，应立即停药，积极进行抗过敏和对症支持治疗。③偶见粒细胞减少、可逆性血小板减少，甚至再生障碍性贫血、中毒性肝炎等。应定期查血象、肝功能、尿常规。④苯巴比妥、苯妥英钠能加速卡马西平代谢，降低其血药浓度。⑤大环内酯类、西咪替丁、抗抑郁药等能增加卡马西平的血药浓度，使之出现毒性反应。⑥卡马西平是广谱、强效肝药酶诱导剂，且可自身诱导。

3. 丙戊酸钠

丙戊酸钠对各种因素引起的惊厥均有不同程度的对抗作用。可用于多种发作，适用于全身性发作，如失神发作、强直－阵挛性发作、肌阵挛发作、失张力发作等。服药后可使各型发作频率减少，可用于其他抗癫痫药无效的各型患者。

用药监护：①少数患者出现肝毒性、血清碱性磷酸酶升高、氨基转移酶升高。用药期间及停药后一段时间应定期查肝功能，如肝功能不正常，立即停药及处理。②极少数患者出现淋巴细胞增多、血小板减少、无力、共济失调、脱发、嗜睡等。③可抑制苯妥英钠、苯巴比妥、氯硝西泮的代谢，易使其中毒，合用应注意调整剂量。

4. 苯巴比妥

苯巴比妥对大发作、局限性发作及癫痫持续状态有良效，对小发作疗效差，对精神运动性发作往往无效，且单用本品时还可能使发作加重。为治疗小儿癫痫和预防高热惊厥复发的首选药。

用药监护：①最常见的不良反应为镇静。②长期用药可发生药物依赖，偶见叶酸缺乏和低钙血症。③大剂量时可产生眼球震颤、共济失调和严重的呼吸抑制。④1%～3%的患者出现皮疹，严重者可出现剥脱性皮炎和多形性红斑。⑤为肝药酶诱导剂，可降低口服抗凝药物、口服避孕药物、雌激素、皮质激素、洋地黄类的效应。

5. 氯硝西泮

氯硝西泮对失神发作和肌阵挛发作有较好的疗效，特别是对脑电图变化综合征有效。对精神运动性发作、大发作、局限性发作也有效，对其他常用的抗癫痫药治疗无效的癫痫发作也可试用。静脉注射本品治疗癫痫持续状态，其疗效比地西泮及苯妥英钠好，大多数病例可在几分钟内达到良好效果。因嗜睡、共济失调、行为障碍等毒副反应而少用。

6. 加巴喷丁

加巴喷丁可作为对常规治疗无效的某些部分性发作的辅助治疗，亦可用于治疗部分性发作继发全面性发作。本品可使某些癫痫发作加重，故对包括失神发作在内的混合性癫痫慎用。常见不良反应有嗜睡、头昏、运动失调、疲劳，反应较轻微，且继续服药可减轻。

7. 拉莫三嗪

拉莫三嗪为广谱的抗癫痫药，用于顽固性癫痫，包括部分性及全面性发作。

用药监护：本品有头晕、头痛、复视、共济失调等不良反应，部分患者有视力模糊、嗜睡和皮疹，反应轻微时可不撤药。曾有出现罕见的、严重的、潜在威胁生命的皮疹的报道，包括中毒性表皮坏死松懈症和重症多形性红斑。酶诱导药物能增加其清除，丙戊酸钠可减少其消除。与其他抗癫痫药合用时，要注意调整剂量。

8. 托吡酯

托吡酯用于传统抗癫痫药难以控制的难治性部分性发作和继发全面强直－阵挛发作的癫痫患者。对部分性发作减少50%以上，对婴儿期的癫痫性脑病伴有脑电图变化综合征减少75%以上，2%完全不发作。

用药监护：①不良反应低于5%，主要有头晕、困倦、共济失调等。②抑制CYP2C19而导致苯妥英钠的血浆浓度下降。可降低锂、地高辛、炔雌醇的血清浓度，降低避孕药效能，增加氟哌啶醇血清浓度。

9. 奥卡西平

奥卡西平阻断电压依赖性的钠通道。蛋白结合率为 40%，半衰期为 4~9 h，肝脏清除率为 70%。

用药监护：①常见不良反应为嗜睡、头昏、头痛、共济失调、恶心、呕吐、复视、视力模糊、眩晕、低血钠、皮疹等。②研究发现，随着年龄的增大，发生低血钠的可能性增加。③降低 25-OHD 血清浓度，并在一定程度上影响其他骨代谢标志物。④可使苯妥英钠或苯巴比妥的血药浓度增加，可降低避孕药、炔雌醇、非洛地平的血清浓度。

10. 左乙拉西坦

作用机制目前尚不明确。用于成人及 4 岁以上儿童癫痫患者部分性发作的加用治疗，局灶性癫痫。不与蛋白结合，半衰期为 6~8 h，66% 经肾脏清除，34% 通过水解酶的乙酰胺基化，不由肝脏代谢，不诱导肝酶合成。

用药监护：目前尚未见严重毒副作用，主要不良反应是易怒及行为改变。未见与其他抗癫痫药之间的相互作用。

第三节　帕金森病的药物治疗

帕金森病是一种常见的中老年神经系统退行性疾病，主要病理变化为黑质多巴胺能神经元进行性退变和路易小体形成，生化改变为纹状体区多巴胺递质降低、多巴胺与乙酰胆碱递质失衡。临床表现的显著特征包括静止性震颤、肌强直、动作迟缓、姿势平衡障碍等运动症状，以及流涎、嗅觉减退、便秘、睡眠行为异常和抑郁等非运动症状。我国 65 岁以上人群总体患病率为 1 700/10 万，并随年龄的增长而升高，给家庭和社会带来了沉重的负担。

一、病因与发病机制

目前帕金森病的主要病理改变为黑质多巴胺能神经元变性死亡，但是引起这种神经元变性死亡的病因和发病机制尚不清楚，目前的研究倾向于与遗传、环境、神经系统老化、多因素交互作用有关。

二、临床表现

本病多见于 60 岁以后，40 岁以前相对少见，平均年龄约为 55 岁。男性略多于女性。起病隐匿，缓慢发展。主要症状有两大类，即运动症状和非运动症状。

（一）运动症状

1. 静止性震颤

静止性震颤常为首发症状，多始于一侧上肢远端，静止位时出现或明显，随意运动时减轻或停止，紧张或激动时加剧，入睡后消失。典型表现是拇指与屈曲的食指间呈"搓丸样"动作，频率为 4~6 Hz。少数患者可不出现震颤，部分患者可合并轻度姿势性震颤。

2. 肌强直

被动运动关节时阻力增高，且呈一致性，类似弯曲软铅管的感觉，故称铅管样强直；有静止性震颤的患者可感到在均匀的阻力中出现断续停顿，如同转动齿轮感，称为齿轮样强直。四肢、躯干、颈部肌强直可使患者出现特殊的屈曲体姿，表现为头部前倾，躯干俯屈，肘关节屈曲，腕关节伸直，前臂内收，髋及膝关节略为弯曲。

3. 运动迟缓

随意运动减少，动作缓慢、笨拙。早期为手指精细动作缓慢，如解或扣纽扣、系鞋带等动作缓慢，逐渐发展成全面性随意运动减少、迟钝，晚期因合并肌张力增高致起床、翻身均有困难。体检见面容呆板，双眼凝视，瞬目减少，酷似"面具脸"；口、咽、腭肌运动迟缓时，表现为语速变慢，语音变低；能写的字越来越少，且呈现"小字征"；做快速重复性动作如拇、食指对指时表现为运动速度减慢和幅度减小。

4. 姿势平衡障碍

在疾病早期，患者表现为走路时侧上肢摆臂幅度减小或消失，下肢拖拽。随病情进展，步伐逐渐变小变慢，启动、转弯时步态障碍尤为明显，自坐位、卧位起立时困难。有时行走中全身僵住，不能动弹，称为冻结现象。有时迈步后以较小的步伐越走越快，不能及时止步，称为前冲步态或慌张步态。

（二）非运动症状

非运动症状也是常见和重要的临床征象，可以发生于运动症状出现之前或之后。

1. 感觉障碍

早期即可出现嗅觉减退，中晚期常有肢体麻木、疼痛。

2. 睡眠障碍

患者可出现睡眠障碍，尤其是快速眼动期睡眠行为障碍。有些患者可伴有不宁腿综合征。

3. 自主神经功能障碍

临床常见，如便秘、多汗、溢脂性皮炎等。吞咽活动减少，可导致流涎。疾病后期也可出现性功能减退、排尿障碍或直立性低血压。

4. 精神障碍

近半数患者伴有抑郁或焦虑。15%～30% 的患者在疾病晚期发生认知障碍乃至痴呆以及幻觉，其中视幻觉多见。

三、药物治疗原则

运动症状和非运动症状都会影响患者的工作和日常生活能力，因此，用药原则应该以达到有效改善症状、提高工作能力和生活质量为目标。提倡早期诊断、早期治疗，这不仅可以更好地改善症状，而且可能达到延缓疾病进展的效果。应坚持"剂量滴定"，以避免产生药物的急性不良反应，力求实现"尽可能以小剂量达到满意临床效果"的用药原则，避免或降低运动并发症尤其是异动症的发生率。事实证明，我国帕金森病患者的异动症发生率明显低于其他国家。治疗应遵循循证医学的证据，也应强调个体化特点，不同患者的用药选择需要综合考虑患者的疾病特点（是以震颤为主，还是以强直少动为主）和严重程度、有无认知障碍、发病年龄、就业状况、有无共病、药物可能的不良反应、患者的意愿、经济承受能力等因素，尽可能避免、推迟或减少药物的不良反应和运动并发症。进行抗帕金森病药物治疗时，特别是使用左旋多巴时不能突然停药，以免发生撤药恶性综合征。

四、药物治疗

（一）早期帕金森病的药物治疗

帕金森病一旦发生，将随着时间的推移而渐进性加重，有证据提示疾病早期的病程进展较后期快。因此，一旦诊断，要尽早开始治疗，争取掌握疾病的修饰时机，这对今后帕金森病的治疗起关键性作用。一般疾病早期多予单药治疗，也可采用优化的小剂量多种药物（体现多靶点）的联合应用，力求达到疗效最佳、维持时间更长而运动并发症发生率最低的目标。治疗药物包括疾病修饰治疗药物和症状性治疗药物。疾病修饰治疗药物除了具有可能的疾病修饰作用外，还具有改善症状的作用；症状性治疗药物除了能够明显改善疾病症状外，部分也兼有一定的疾病修饰作用。

疾病修饰治疗的目的是延缓疾病的进展。目前，临床上可能有疾病修饰作用的药物主要包括单胺氧化酶 B（monoamine oxidase-B，MAO-B）抑制剂中的司来吉兰、雷沙吉兰；多巴胺受体（dopamine receptor，DR）激动剂中的普拉克索等。

首选药物原则：

（1）早发型患者，在不伴有智能减退的情况下，可有如下选择：①非麦角类 DR 激动剂；② MAO-B 抑制剂；③金刚烷胺；④复方左旋多巴；⑤复方左旋多巴 + 儿茶酚 -O- 甲基转移酶（catechol-O-methyltransferase，COMT）抑制剂。首选药物并非按照以上顺序，需根据患者的具体情况选择不同的方案。若遵照美国、欧洲的治疗指南应首选方案①、②或⑤；若患者不能承受高价格的药物，可首选方案③；若因特殊工作之需，力求显著改善运动症状，或出现认知功能减退，则可首选方案④或⑤；也可在小剂量应用方案①、②或③时，同时小剂量联合应用方案④。在震颤明显而其他抗帕金森病药物疗效欠佳的情况下，可选用抗胆碱能药，如苯海索。

（2）晚发型或有智能减退的患者，一般首选复方左旋多巴治疗。随着症状的加重，疗效减退时可添加 DR 激动剂、MAO-B 抑制剂或 COMT 抑制剂治疗。尽量不用抗胆碱能药，尤其是老年男性患者，因其具有较多的副作用。

（二）中晚期帕金森病的药物治疗

中晚期帕金森病，尤其是晚期帕金森病的临床表现极其复杂，其中有疾病本身的原因，也有药物副作用或运动并发症的原因。对中晚期帕金森病患者的治疗，一方面要继续力求改善患者的运动症状；另一方面要妥善处理一些运动并发症和非运动症状。

1. 运动并发症的治疗

运动并发症（症状波动和异动症）是帕金森病中晚期常见的症状，调整药物种类、剂量及服药次数可以改善症状。

2. 非运动症状的治疗

帕金森病的非运动症状涉及许多类型，主要包括感觉障碍、精神障碍、自主神经功能障碍和睡眠障碍，需给予积极、相应的治疗。部分非运动症状可能和抗帕金森病药物的应用有关，经调整用药后即可改善。

（三）常用抗帕金森病药物

常用抗帕金森病药物见表5-5。

表5-5 常用抗帕金森病药物

药品分类	药品名称	最大日剂量	不良反应	注意事项
抗胆碱能药	苯海索	6~10 mg	少汗、恶心/呕吐、便秘、意识混乱、记忆力下降、抑郁、幻觉、心动过速、视物模糊	可能改善流涎症状；可引起老年人的意识混乱和认知功能下降
COMT抑制剂	恩他卡朋	1 600 mg	恶心、运动障碍、直立性低血压、头晕、疲劳、幻觉、嗜睡、腹泻、便秘、呕吐、红棕色尿	作为左旋多巴的辅助药；每6个月检查一次肝功能
非麦角类DR激动剂	普拉克索	4.5 mg	低血压、嗜睡、运动障碍、恶心、便秘、幻觉、横纹肌溶解、胸膜和腹膜纤维化	肾功能受损者需调整剂量
	罗匹尼罗	24 mg		
麦角类DR激动剂	溴隐亭	100 mg	冲动控制障碍，镇静，胸膜、腹膜纤维化，头晕，疲劳，头痛，便秘，恶心，鼻炎，低血压，低血糖，感染风险增加	警惕心脏瓣膜纤维化
复方左旋多巴	左旋多巴/卞丝肼	一般不超过1 000 mg/250 mg（5片）	恶心，呕吐，直立性低血压，幻觉，性欲亢进，嗜睡，黑色素瘤	长期应用可见症状波动和运动障碍；早期小剂量应用不增加异动症的发生
	卡比多巴/左旋多巴	一般不超过400 mg/1 600 mg（8片）	参考复方制剂中相应药物	吸收缓慢；可以改善患者的波动症状
	恩他卡朋双多巴	8片/d（3种不同规格）	参考复方制剂中相应药物	当复方制剂中各个药物剂量确定后再使用该药
MAO-B抑制剂	雷沙吉兰	1 mg	直立性低血压、运动障碍、跌倒、头痛、恶心、心绞痛、胸痛、晕厥、抑郁、幻觉、便秘、关节痛、流感综合征、消化不良	与下列药物合用时应谨慎：右美沙芬、美沙酮、圣约翰草或曲马多
	司来吉兰	10 mg	头痛、头晕、恶心、幻觉、精神混乱、运动障碍、口干	与下列药物合用时应谨慎：右美沙芬、美沙酮、圣约翰草、曲马多、SSRI类抗抑郁药；禁止与哌替啶合用
多重作用机制	金刚烷胺	400 mg	恶心、头晕、失眠、精神错乱、幻觉、抑郁、直立性低血压	不能骤然停用，肾功能受损者需调整剂量

第四节　失眠的药物治疗

失眠是常见的睡眠问题，10%～15%的成人符合失眠症诊断标准。失眠是指睡眠的发生和（或）维持障碍致使睡眠缺失，睡眠的质和量不能满足个体的生理需要，加之对睡眠所持心态的影响，导致白日疲乏、困倦、萎靡等一系列神经精神症状。为了区分失眠的不同阶段，将失眠分为入睡困难、睡态不稳、早醒3种形式。长期失眠会造成诸多负面影响，可损害身心健康，降低生活质量，影响工作学习，破坏人际关系，甚至导致意外事故的发生。因此，失眠的治疗不容轻视。

一、病因与发病机制

失眠可分为原发性和继发性两类。原发性失眠通常缺少明确病因，而继发性失眠可能和多种躯体疾病或慢性疾病相关。

（一）单纯精神因素

很多心理因素可使人产生焦虑、紧张、不安、烦恼、悲伤和痛苦等不良情绪，这些都会造成失眠。

（二）躯体疾病

（1）中枢神经系统疾病：如偏头痛、血管神经性头痛、脑肿瘤、松果体瘤、脑血管疾病、帕金森病等。

（2）呼吸系统疾病：如慢性支气管炎、慢性阻塞性肺气肿等。应该注意，这类疾病往往都有缺氧和呼吸抑制情况，应尽量少用镇静催眠药物，因为这些药物可能抑制呼吸中枢，使原有病情加重。

（3）泌尿系统疾病：慢性肾功能衰竭时的睡眠，常常短而破碎，只有肾透析或肾移植才能有效解决。

（4）过敏性疾病：皮肤瘙痒、鼻塞等症状常常干扰睡眠。

（5）消化系统疾病：如溃疡、肠炎、痢疾等，可明显干扰正常睡眠。

（6）心血管系统疾病：心衰、心绞痛、高血压、动静脉炎等都可引起失眠。

（7）炎症和疼痛：骨骼、肌肉、关节的炎症和疼痛，也会不同程度地引起睡眠障碍。

（三）精神疾病

（1）神经症：神经症的基本症状为强烈的焦虑不安，其所派生出来的各种症状都可能成为入睡困难及睡眠维持障碍的原因。

（2）抑郁症：抑郁症主要是一种情感障碍性精神疾病，绝大多数患者伴有睡眠障碍。

（3）躁狂症：躁狂症患者有时整夜睡不着觉，而入睡困难及早醒则更为常见。

（4）精神分裂症：精神分裂症所致的失眠多在急性期发生，随病情恶化而加重。

（四）精神活性物质或药物

抗抑郁药物、中枢兴奋性药物、心血管药物、麻醉性镇痛药物、平喘药物，以及酒精和烟草等均可诱发失眠。

（五）环境因素

（1）温度和湿度。

（2）噪声和光亮。

（3）生物节律紊乱。

二、临床表现

失眠根据病程可分为急性失眠（病程＜1个月）、亚急性失眠（6个月＞病程≥1个月）和慢性失眠（病程≥6个月）。

失眠的临床表现既包括睡眠量和质的下降，也包括与此相关的白天觉醒状态下的不适或功能障碍。和睡眠质量相关的临床表现包括入睡困难、睡眠维持困难、比期望的起床时间醒得早、在适当的时间不肯上床睡觉、没有父母或照顾者干预难以入睡。

与夜间睡眠困难相关的白天症状包括疲劳或萎靡不振，注意力、专注力或记忆力下降，社交、家庭、职业或学业等功能损害，情绪不稳或易激惹，日间瞌睡，行为问题（如活动过度、冲动或攻击性），动力、精力或工作主动性下降，易犯错或易出事故，对自己的睡眠质量非常关切或不满意。

可用睡眠日记、匹兹堡睡眠质量指数等主观测评睡眠质量，也可用多导睡眠图等客观测评工具，对患者的睡眠状况做进一步评估。

三、治疗原则

（一）一般治疗原则

失眠治疗应为综合治疗，首先针对病因进行治疗，并结合教育和心理干预，培养良好的睡眠卫生习惯。对于原发性慢性失眠可采用认知治疗，改变关于睡眠不良的信念和态度。

（二）药物治疗原则

药物治疗包括使用催眠药物和（或）其他非催眠药物（如抗抑郁药物、抗精神病药物等）。不论是否进行药物治疗，都应首先帮助患者建立健康的睡眠习惯。对一过性或急性失眠，应进行早期药物治疗，防止转化成慢性失眠；对短期或亚急性失眠，可采用早期药物治疗联合认知－行为治疗。对入睡困难一般可使用短效抗失眠药物；而睡眠维持障碍和早醒可用中长效抗失眠药物；有时需要几种药物联合应用；超过4周的药物干预需要每个月定期评估。

四、药物治疗

推荐催眠药物治疗的用药顺序为：①短中效的苯二氮䓬受体激动剂，包括苯二氮䓬类和非苯二氮䓬类；②其他苯二氮䓬受体激动剂；③具有镇静作用的抗抑郁剂（如曲唑酮、米氮平、氟伏沙明、多塞平），尤其适用于伴有抑郁和（或）焦虑症的失眠患者；④联合使用BzRAs和具有镇静作用的抗抑郁剂。

（一）药物种类

1. 苯二氮䓬类（benzodiazepine drugs，BZDs）

BZDs的主要品种见表5-6。BZDs的镇静催眠作用明显，能缩短入睡时间，延长睡眠持续时间。然而这类药物连续应用可引起明显的依赖性而发生停药困难；停药时则会代偿性反跳，梦魇增多。BZDs 还具有抗焦虑、抗惊厥以及中枢性肌肉松弛作用，对焦虑性失眠患者的疗效较好。

根据药物作用的持续时间，可将 BZDs 分为短效、中效、长效 3 种。

表 5-6 BZDs 的主要品种

类别	半衰期 /h	作用特点	应用	代表药物
短效	< 10	作用迅速而短暂，一般无延续反应；易形成依赖，且撤药后易产生反跳性失眠	主要用于入睡困难者，特别是白天需要头脑高度清醒的失眠患者。也可用于上半夜醒后难以再入睡的患者	三唑仑、奥沙西泮、咪达唑仑等
中效	10 ~ 20	作用介于短效与长效药物之间	主要用于以睡眠不实、多醒为主兼有入睡困难的患者	艾司唑仑（舒乐安定）、替马西泮、阿普唑仑、劳拉西泮等
长效	20 ~ 50	作用维持时间较长，因而易有蓄积作用和延续反应，容易抑制呼吸	主要用于睡眠易醒、不实或早醒患者，但不宜连续使用。对兼有抗焦虑作用的长效 BZDs，利用其延续作用的特点，每晚睡前服后白天可不再应用其他抗焦虑药物，但疗程不应太长	地西泮（安定）、氟西泮、硝西泮、氯硝西泮等

BZDs 的不良反应如下。

（1）残留效应：指药物的催眠效应延长到白天，产生了一系列不良反应，如宿醉效应、头晕、嗜睡、精神活动损害。

（2）遗忘效应：在服药后不能记忆信息。

（3）停药反应：最常见的停药反应是反跳性失眠，是指停止服用镇静催眠药物后，睡眠质量比没有治疗前还要差。更严重的是，突然撤掉镇静催眠药物可引起一系列精神和躯体症状，如兴奋、不安、失眠、肌肉震颤甚至抽搐，即戒断症状。为了避免反跳性失眠和戒断症状的发生，用药时应从最小有效剂量开始，长期用药后停药时应逐渐减量。

（4）依赖成瘾：BZDs 可致依赖和成瘾，应避免滥用。

2. 非苯二氮䓬类（nonbenzodiazepine drugs，NBZDs）

NBZDs 包括右佐匹克隆、佐匹克隆、唑吡坦、扎来普隆等。该类药物半衰期短，催眠效应类似 BZDs，对正常睡眠结构破坏较少，比 BZDs 安全，日间镇静和其他不良反应较少。

唑吡坦：主要作用是镇静催眠，抗痉挛和肌肉松弛作用较弱。口服吸收快，0.5 ~ 3 h 血药浓度达峰值，半衰期为 2 ~ 4 h（0.7 ~ 3.5 h）。老年人及肝肾功能不全者由于清除率低，半衰期延长，应调整药物剂量。唑吡坦适用于各种类型的失眠，如短暂性失眠、偶发性失眠和慢性失眠的短期治疗。本品不排除发生药物依赖性的可能，最常见的不良反应在胃肠道和神经系统方面，包括腹泻、恶心、消化不良、嗜睡、头晕；半夜起床可能发生反应迟钝、摔倒；也可能发生记忆减退、眩晕、步履不稳、幻觉、意识错乱、梦游症等。

佐匹克隆：主要用于失眠的治疗，此外还有抗焦虑、肌肉松弛和抗惊厥作用。口服易吸收，起效快，服用药物 1.5 ~ 2 h，血药浓度达到峰值，作用持续时间不太长，消除半衰期约为 5 h。不良反应与剂量及患者的敏感性有关，偶见思睡、口苦、口干、肌无力、遗忘、醉态，有些人出现异常的易恐、好斗、易受刺激或精神错乱、头痛、乏力。长期服药后突然停药会出现戒断症状（因药物半衰期短，故出现较快）。

扎来普隆：具有镇静催眠、肌肉松弛、抗焦虑和抗惊厥作用。口服吸收迅速，1 h 左右达到峰浓度，半衰期为 0.9 ~ 1.1 h。本品的耐受性与唑吡坦相似，优于 BZDs。本品的后遗作用较小，长期或短期使用本品时，极少产生耐受性和依赖性，几乎不引起反跳性睡眠障碍；增强深度睡眠作用方面比 BZDs 起效快，较少引起骨骼肌松弛和大脑行为方面的改变；能明显缩短睡眠潜伏期，并提高睡眠效率。本品剂量低于 30 mg 时，最常见的不良反应是眩晕、头痛和嗜睡，用药后 1 h 左右会出现短期的记忆缺失。

3. 具有镇静作用的抗抑郁药物

部分抗抑郁药物具有催眠镇静作用，在失眠伴随抑郁、焦虑心境时应用较为有效。慢性失眠常与抑郁症状同时存在，在应用抗抑郁药物治疗的开始阶段，同时联合使用短效 BzRAs 有益于尽快改善失眠症状，提高患者依从性。

三环类抗抑郁药：多塞平为 FDA 批准的唯一一种可用于治疗失眠的抗抑郁药物。同类药阿米替林能够缩短睡眠潜伏期、减少睡眠觉醒、提高睡眠效率，但不良反应较多。

选择性 5-HT 再摄取抑制剂（selective serotonin reuptake inhibitors，SSRIs）：氟伏沙明可以通过延缓体内褪黑素代谢、升高内源性褪黑素的浓度来改善失眠。也可选用帕罗西汀。SSRIs 一般建议在白天服用。

5-HT 和去甲肾上腺素再摄取抑制剂：包括文拉法新和度洛西汀。通过治疗抑郁和焦虑状态来改善失眠。不足之处几乎与 SSRIs 相同。

米氮平：可以增加睡眠的连续性和慢波睡眠，缩短入睡潜伏期，改善睡眠质量，尤其是对于伴有失眠的抑郁症患者，可以改善客观睡眠参数。

曲唑酮：5-HT 受体拮抗 / 再摄取抑制剂，相比三环类抗抑郁药，无或只有很小的抗胆碱能活性，适合并发抑郁症、重度睡眠呼吸暂停综合征及有药物依赖史的患者。

（二）药物治疗方案的制订

1. 给药方式

对于慢性失眠患者，从安全角度和服药的依从性方面考虑，提倡 BzRAs 间歇治疗，推荐间歇给药的频率为每周 3 ~ 5 次，由患者根据睡眠需求"按需"服用。抗抑郁药物一般不采用间歇给药或按需用药的方式。

2. 疗程

小于 4 周的药物干预可选择连续治疗，超过 4 周的药物干预需重新评估，必要时变更干预方案或者根据患者睡眠改善状况适时采用间歇治疗。

3. 变更药物

换药指征包括：①推荐的治疗剂量无效；②产生耐受性；③不良反应严重；④与治疗其他疾病的药物有相互作用；⑤使用超过 6 个月；⑥高危人群（有成瘾史的患者）。

4. 终止治疗

当患者感觉能够自我控制睡眠时，可考虑逐渐停药。停药应逐步进行，有时需要数周至数月，如在停药过程中出现严重或持续的精神症状，应对患者进行重新评估。常用的减量方法为逐步减少夜间用药量和（或）变更连续治疗为间歇治疗。

5. 特殊类型失眠患者的药物治疗

老年患者：首选非药物治疗手段，如睡眠卫生教育，当针对原发疾病的治疗不能缓解失眠症状或者无法依从非药物治疗时，可以考虑药物治疗。老年失眠患者推荐使用 NBZDs。必须使用 BZDs 药物时需谨慎，服用 BZDs 引起的肌张力降低有可能产生跌倒等意外伤害。

妊娠期妇女：使用镇静催眠药物的安全性缺乏资料，唑吡坦必要时可以短期服用。哺乳期推荐采用非药物干预手段治疗失眠。

伴有呼吸系统疾病患者：COPD、睡眠呼吸暂停低通气综合征患者慎用 BZDs。对高碳酸血症明显的 COPD 急性加重期、限制性通气功能障碍失代偿期的患者禁用 BZDs，必要时可在机械通气支持（有创或无创）的同时应用并密切监护。

共病精神障碍患者：常存在失眠症状，应由精神科执业医生按专科原则治疗和控制原发病，同时治疗失眠症状。

第五节　抑郁症的药物治疗

抑郁障碍是最常见的一种精神障碍，抑郁障碍的疾病负担在所有神经精神疾病中居首位。抑郁障碍的早期诊断、早期有效治疗十分重要，但我国抑郁障碍的漏诊率很高。在抑郁障碍中重度抑郁障碍最为常见，因此将重度抑郁障碍简称为抑郁症。本节主要阐述抑郁症的药物治疗。

一、病因与发病机制

抑郁症可分为内源性抑郁症与反应性抑郁症。反应性抑郁症往往由明显的生活事件诱发，而内源性抑郁症往往没有明显的生活事件，多有生物学致病因素。本病的病因目前还不十分清楚，可能与社会心理因素、遗传因素、神经内分泌和中枢神经递质功能异常有关。因此，抑郁症不仅仅是心理疾病，更是一种器质性疾病。研究发现，抑郁症患者大脑内 3 种神经递质（5-HT、去甲肾上腺素和多巴胺）的浓度均低于常人，目前抑郁症的治疗药物均通过对这 3 种神经递质及其受体产生影响而发挥作用。

二、临床表现

抑郁症是以情绪低落、悲伤、沮丧、失望、活动能力减退以及思维和认知功能迟缓为主要表现的情感障碍性疾病。主要有以下临床表现。

1. 情感症状

患者感到心境低落，无法体会幸福感。低落的心境几乎每天存在，一般不随环境变化而好转，但一天内可能出现特征性的昼夜差异，如有些患者晨起心境低落最为严重，傍晚开始好转。患者还伴有焦虑、痛苦、运动性激越等体验,"心乱如麻",坐立不定,来回走动,注意力不集中的表现更加突出。

2. 认知症状

患者常伴有认知功能减退或损害。患者感到思考问题困难,常诉"脑子变笨了""不会想问题了";注意力不集中,分心,信息加工能力减退;过分贬低自己,甚至发展成自罪妄想。患者往往有消极厌世、自杀的风险,需要认真评估和预防。

3. 躯体症状

多数患者伴有睡眠障碍、早上较平时早醒 2 h 或更多、食欲减退、消化功能不良、体重减轻、口干、便秘、性欲减退等,部分患者还有心慌、胸闷、憋气、恶心等症状。

三、治疗原则

(一)一般治疗原则

抑郁症应尽可能早期诊断。应给予及时规范的治疗,根据患者病情选用心理治疗、药物治疗和物理治疗等。

(二)药物治疗原则

诊断要确切,全面考虑患者的症状特点、年龄、躯体状况、药物耐受性、有无合并症,因人因药而异地个体化合理用药。

剂量逐步递增,尽可能采用最小有效量,使不良反应减至最少,以提高服药依从性。

小剂量疗效不佳时,根据不良反应和耐受情况,增至足量(有效药物上限)和足够长的疗程(＞4 周)。

如仍无效,可考虑换药(同类的另一种或作用机制不同的另一类药)。应注意氟西汀需停用 5 周才能换用单胺氧化酶抑制剂(MAOIs),其他 SSRIs 需停用 2 周。MAOIs 停用 2 周后才能换用 SSRIs。

尽可能单一用药,足量、足疗程治疗和换药无效时可考虑两种抗抑郁药物联合使用。一般不主张联用两种以上的抗抑郁药物。

四、药物治疗

(一)常用抗抑郁药物

1. MAOIs

MAOIs 是发现于 20 世纪 50 年代初的第一代抗抑郁药物,代表药物吗氯贝胺为可逆性MAOIs。现已很少用于临床。

2. 三环类抗抑郁药

三环类抗抑郁药从 20 世纪 60 年代起一直是治疗抑郁症的主要药物,有效率达 70%～75%。其不良反应较多,但疗效可靠,价格便宜。

(1)作用机制:阻断去甲肾上腺素能神经末梢和 5-HT 能神经末梢对去甲肾上腺素和5-HT 的再摄取,增加突触间隙单胺递质的浓度而发挥治疗作用。三环类抗抑郁药抑制递质再摄取的作用发生很快,而其抗抑郁作用需在给药后 2～3 周才奏效,提示三环类抗抑郁药的确切作用机制仍需要进一步研究。

（2）临床应用：三环类抗抑郁药适合于各种抑郁症的治疗，情感低落、兴趣减退、悲观厌世、迟滞等抑郁症状，经三环类抗抑郁药治疗可获得80%~90%的疗效。70%患者的睡眠障碍、躯体症状及自主神经系统症状可得到改善。不同特点的三环类抗抑郁药可用于不同类型的抑郁症。如丙咪嗪和去甲丙咪嗪有较强的振奋作用，可用于迟滞的抑郁症。阿米替林和多塞平具有镇静和抗焦虑作用，可用于具有激越和焦虑症状的抑郁症；氯丙咪嗪用于具有强迫症状的抑郁症。

（3）注意：三环类抗抑郁药在作用于去甲肾上腺素和5-HT能神经系统的同时，同样作用于其他递质系统（如多巴胺、组胺、乙酰胆碱），从而导致相应的不良反应，如口干、心悸、便秘、视物障碍、直立性低血压、尿频、性功能减退等。三环类抗抑郁药对一些严重的心血管疾病，特别是曾经出现心肌梗死的患者是禁忌，也禁用于肝功能损害严重、癫痫、急性青光眼、肠麻痹、尿潴留、前列腺肥大者以及妊娠期妇女等。三环类抗抑郁药急性过量中毒会导致传导阻滞、心律不齐、猝死；对中枢神经系统的毒性可导致癫痫和昏迷。三环类抗抑郁药的血药浓度与其疗效和毒性呈正相关，TDM可帮助调整治疗剂量，提高疗效，避免中毒。

3. 四环类抗抑郁药

代表药物为马普替林和米安舍林。与三环类抗抑郁药相比，疗效并未增加，起效时间并未缩短，作用范围也不比三环类抗抑郁药广泛，但其少有或没有抗胆碱能的不良反应，也少有心血管系统的不良反应（如直立性低血压等）。

4. SSRIs

SSRIs是目前临床上最常用的抗抑郁药物，包括氟西汀、帕罗西汀、舍曲林、西酞普兰/艾司西酞普兰和文拉法辛。

（1）作用机制：通过选择性阻滞突触间隙5-HT的再摄取（对其他神经递质没有明显的影响），使突触间隙5-HT增多，对突触后受体发挥作用而产生抗抑郁作用。5-HT是机体内重要的神经递质之一，与精神活动，特别是情感活动关系密切。5-HT神经元参与许多生理过程，控制食欲、睡眠、痛觉的感受；控制激素释放；控制情绪和觉醒度等。抑郁症的发病机制涉及数种神经递质，其中5-HT含量减少是重要的学说之一。

（2）药代动力学：主要经肝药酶2D6代谢，受药物基因多态性影响较大，相互作用较多。肝硬化时，SSRIs的半衰期几乎延长一倍，故应减少剂量和给药次数，详见表5-7。

表5-7　常见抗抑郁药物的消除半衰期、代谢酶及酶抑制作用

类别	消除半衰期母体药物（活性代谢产物）	代谢中主要涉及的CYP亚型	CYP抑制程度
氟西汀	53（240）	2D6，2C9	强
帕罗西汀	17	2D6	强
舍曲林	23（66）	2D6	弱

续表

类别	消除半衰期母体药物（活性代谢产物）	代谢中主要涉及的 CYP 亚型	CYP 抑制程度
氟伏沙明	18	2D6，1A2，3A4，2C9	强
R，S- 西酞普兰	30	3A4，2C19	弱
S- 西酞普兰	36	3A4，2C19	弱
度洛西汀	11	2D6	弱
文拉法辛	5（11）	2D6，3A4	弱
米氮平	16	2D6	弱

各种 SSRIs 的半衰期相差较大。帕罗西丁、舍曲林、西酞普兰的半衰期较长，一天一次用药即可。氟西汀的半衰期更长，为 2～4 d，其活性代谢物去甲氟西汀的半衰期为 7～15 d，所以隔日使用仍可达到稳态血药浓度。

SSRIs 的代谢物大部分经肾脏排泄，肾功能减退时须减量慎用。

（3）临床应用：SSRIs 可用于各种类型的抑郁症治疗，文拉法辛还可用于抑郁伴发的焦虑、广泛性焦虑以及强迫症的治疗。SSRIs 的特点是起效较快，不良反应较少，但总体来说，疗效未超过三环或四环类抗抑郁药，每种 SSRIs 的有效率约为 60%。SSRIs 的作用机制和疗效相似，但不良反应有所不同。一般不需在 SSRIs 间换药，除非是为了避免某些品种的不良反应。

（4）注意：SSRIs 比三环类抗抑郁药和非选择性 MAOIs 的不良反应少，原因是其药理作用机制相对单纯，对其他神经递质的影响较小，对于患有心肌疾病的患者安全性好，过量时毒性也较小。目前任何一种 SSRIs 在不良反应的总发生率或严重性上均无明显不同，只是不良反应的种类不同。①氟西汀的主要不良反应：神经质、呼吸道症状、消化道症状（恶心、腹泻）、头痛。②帕罗西丁的主要不良反应：性功能障碍、尿频、疲乏、眩晕、出汗等。③舍曲林的主要不良反应：腹泻、震颤、口干。④西普酞兰的主要不良反应：恶心、出汗增多、流涎减少、头痛和睡眠时间减少等。⑤文拉法辛的主要不良反应：胃肠道不适、眩晕、嗜睡、梦境怪异、失眠、紧张、视觉异常、出汗以及性功能异常。不良反应多在治疗的初始阶段发生，随着治疗的进行，这些症状逐渐减轻。须注意的是，SSRIs 的不良反应有时同抑郁症的症状难以区分，如把不良反应误认为抑郁症状加重，反而增加药量的话，会加重不良反应。另外，SSRIs 用药初期可能使患者自杀倾向增强，应注意监护。

5. 5-HT 及 NE 再摄取抑制剂（SNRIs）

SNRIs 的代表药物主要有文拉法辛和度洛西汀。具有 5-HT 和 NE 双重摄取抑制作用，对 M_1、H_1、α_1 受体作用轻微，相应不良反应亦少。

6. NE 能和特异性 5-HT 能抗抑郁药（NaSSAs）

NaSSAs 是近年开发的具有 NE 和 5-HT 双重作用机制的新型抗抑郁药物。代表药物是米氮平，其主要作用机制为增强 NE、5-HT 能的传递及特异阻滞 5-HT$_2$、5-HT$_3$ 受体，拮抗中枢去甲肾上腺素能神经元突触 α_2 自身受体及异质受体，此外对 H$_1$ 受体也有一定的亲和力，同时对外周去甲肾上腺素能神经元突触 α_1 受体的中等程度的拮抗作用，与引起直立性低血压有关。有镇静作用，而抗胆碱能作用小。

7. 5-HT$_2$ 受体拮抗剂及 5-HT 再摄取抑制剂（SARIs）

SARIs 主要有曲唑酮和奈法唑酮两种。药理作用复杂，对 5-HT 系统既有激动作用，又有拮抗作用。抗抑郁作用主要可能由于 5-HT$_2$ 受体拮抗，从而兴奋其他受体特别是 5-HT$_{1A}$ 受体对 5-HT 的反应。

8. NE 和 DA 再摄取抑制剂（NDRIs）

NDRIs 是一种中度 NE 和相对弱的 DA 再摄取抑制剂，不作用于 5-HT。代表药物为安非他酮，其为单环胺酮结构，化学结构与精神兴奋药苯丙胺类似。对于伴有躯体疾病的老年患者较安全。尚可用于戒烟，可减轻戒烟的阶段症状和抽烟的欲望。皮肤不良反应如荨麻疹、瘙痒的发生率高，另可能导致癫痫发作。

9. 噻奈普汀

其结构虽属于三环类抗抑郁药，但具有独特的药理作用，为 5-HT 再摄取激动剂，可增加突触前 5-HT 的再摄取，增加囊泡中 5-HT 的贮存，且改变其活性，减少突触间隙 5-HT 浓度，而对 5-HT 的合成及突触前膜的释放无影响。长期服用可减少抑郁症的复发。对老年抑郁症具有较好的疗效。能改善抑郁症伴发的焦虑症状，其抗焦虑作用与丙咪嗪相当。不良反应明显比传统的三环类抗抑郁药少。

（二）抑郁症的分期治疗

抑郁症为高复发性疾病，目前倡导全程治疗。抑郁症的全程治疗分为急性治疗、巩固治疗和维持治疗 3 期。单次发作的抑郁症，50%～85% 会有第 2 次发作，因此常需维持治疗以防止复发。表 5-8 为抑郁症的治疗结果。

表 5-8　抑郁症的治疗结果

	表现	处理
有效（部分缓解）	症状减轻，HAMD 减分至少达 50%	如不良反应可耐受，继续原方案治疗
临床痊愈（完全缓解）	症状完全消失，HAMD ≤ 7	评价患者是否存在高危因素，是否需要维持治疗
复燃	症状部分缓解或达到临床痊愈（症状完全消失），因过早减药或停药症状再现	预防：巩固治疗和维持治疗
复发	痊愈后一次新的抑郁发作	预防：维持治疗

注：HAMD 为汉密顿抑郁量表（Hamilton Depression Scale）。

1. 急性治疗期

控制症状，尽量达到临床痊愈。治疗严重抑郁症时，一般药物治疗 2～4 周开始起效，治疗的有效率与时间呈线性关系，"症状改善的半减期"为 10～20 d。如果患者用药治疗 6～8 周无效，改用其他作用机制不同的药物可能有效。

2. 巩固治疗期

巩固治疗期至少 4 个月，在此期间患者病情不稳定，复发风险较大。

3. 维持治疗期

抑郁症为高复发性疾病，因此需要维持治疗以防止复发。维持治疗结束后，病情稳定，可缓慢减药直至终止治疗，但应密切监测复发的早期征象，一旦发现有复发的早期征象，迅速恢复原治疗。有关维持治疗的时间意见不一。WHO 推荐仅发作一次（单次发作）、症状轻、间歇期长（≥5 年）者，一般可不用维持治疗。多数意见认为首次抑郁症发作维持治疗的时间为 6～8 个月；有两次以上的复发，特别是近 5 年有两次发作者应维持治疗。维持治疗的时间一般为 2～3 年，多次复发者主张长期维持治疗。

4. 停药

如经评估可停药，应缓慢（数周）减量，以便观察有无复发征象，亦可减少撤药综合征。

第六节　阿尔茨海默病

阿尔茨海默病（Alzheimer's disease，AD）于 1910 年命名，是发生于老年和老年前期（65 岁以前发病者称早老性痴呆，65 岁以后发病者称老年性痴呆）、以进行性认知功能障碍和行为损害为特征的中枢神经系统退行性病变，是痴呆的首要病因。本病的特点是隐匿起病、持续进行性进展。临床表现为认知功能减退和非认知性神经精神症状，如记忆障碍、失语、失用、失认、视空间能力损害、抽象思维和计算力损害、人格和行为改变等。

一、病因与发病机制

AD 的病因迄今尚不清楚，发病机制复杂。特征性病理改变包括以 β-淀粉样肽（Aβ）沉积为核心的老年斑，以过度磷酸化 tau 蛋白为主要成分的神经原纤维缠结，以胆碱能神经元变性和死亡为主的神经元丢失和特定区域的脑萎缩。此外，神经炎性、氧化应激、钙超载、线粒体缺陷、能量代谢障碍、神经营养因子减少、雌激素水平下降、高胆固醇血症、慢性脑缺血等也与 AD 的发病有关。

二、临床表现

AD 通常起病隐匿，持续性进展，主要表现为认知功能减退和非认知性神经精神症状。记忆障碍是 AD 最常见的初始症状，典型 AD 患者在发生记忆障碍时或之后可能出现其他认知域的损害。执行功能障碍和视觉空间技能障碍常在相对早期出现，而语言障碍和行为症状常出现在病程的较晚期。按照病情的严重程度，一般可将 AD 分为 3 期。

1. 早期（轻型痴呆）

以记忆减退为首发症状，伴有情绪不稳定等，渐至语言能力下降，日常生活能力逐渐减退，抽象思维和恰当判断能力受损。

2. 中期（轻型痴呆）

早期症状加重，完全不能学习和回忆新信息，远期记忆下降，生活自理能力完全破坏，定向力基本丧失，失语、失认、失写等症状出现并逐渐加重，人格改变，无自我保护能力等。

3. 晚期（重型痴呆）

生活完全不能自理，智能、记忆丧失，出现共济失调、器质性紧张木僵状态、自主神经功能衰退综合征甚至慢性植物综合征等神经系统综合征，且患者多因并发症死亡。

三、治疗原则

每年 9 月 21 日是"世界老年痴呆日"。AD 的诊断近三十年来有了很大的进展，新的标准不断推出，极大地提高了诊断的准确性，但治疗仍以改善症状、阻止痴呆的进一步发展、维持残存的脑功能、减少并发症为主要原则。

（1）药物治疗：改善认知功能、控制精神症状。

（2）非药物治疗：职业训练、认知康复治疗、音乐治疗等。

（3）支持及对症治疗：营养不良、肺部感染、泌尿系感染等并发症。

（4）生活护理：有效护理能延长患者的生命及改善患者的生活质量，并能防止压疮、肺部感染等并发症，以及摔伤、外出迷路等意外的发生。

四、药物治疗

目前临床治疗 AD 主要应用两类改善认知功能的药物：胆碱酯酶抑制剂（cholinesteraseinhibitors，ChEIs）和 N- 甲基 -D- 天冬氨酸（N-methyl-D-aspartic acid receptor Agonists，NMDA）受体拮抗剂，后者又称为兴奋性氨基酸受体拮抗剂。此外，还包括控制精神症状等药物治疗。

（一）胆碱酯酶抑制剂

胆碱酯酶抑制剂可通过抑制血浆中及组织中胆碱酯酶活性，增加突触间隙乙酰胆碱含量，增强胆碱能神经功能，但因未解决胆碱能神经元变性、死亡的问题，仍属于对症治疗。胆碱酯酶抑制剂是现今治疗轻中度 AD 的一线药物，主要包括多奈哌齐、卡巴拉汀、加兰他敏和石杉碱甲等。其中，多奈哌齐、卡巴拉汀、加兰他敏在改善认知功能、总体印象和日常生活能力方面的疗效确切。现有 4 种胆碱酯酶抑制剂，因作用机制和药物活性的差异，支持胆碱酯酶抑制剂转换治疗，如应用某一胆碱酯酶抑制剂治疗无效或因不良反应不能耐受时，可根据患者病情及不良反应程度，调换其他胆碱酯酶抑制剂或换作贴剂进行治疗。拟胆碱类药物共同的不良反应是胆碱功能亢进，并以女性多见，严重程度各药不一，若出现胆碱综合征，可用阿托品对症治疗。有严重心动过缓、低血压、心绞痛、哮喘、肠梗阻等疾病患者应慎用此类药物。

1. 多奈哌齐

用法用量：推荐起始剂量为 5 mg/d，持续 4～6 周，增至 10 mg/d。推荐日最大剂量为 10 mg。饮食和服药时间对该药无影响。

注意事项：①对于夜间给药引起生动梦境或梦魇的患者，通常在晨起后给药，以避免睡眠紊乱；对于白天服药后出现恶心及胃肠道症状（胃部不适、恶心、腹泻和厌食）的患者，可选择改为夜间睡前给药。②多奈哌齐口崩片改变了给药途径，增加了 AD 患者的服药依从性，在不同程度上减少了药物的不良反应。患者对一种剂型不耐受时，可考虑更换其他剂型。③停止治疗后，盐酸多奈哌齐的疗效逐渐减退，中止治疗无反跳现象。④肾或肝损害患者无需调整剂量。

用药监护：用药期间应注意监测下述不良反应的发生：消化道反应，如恶心、腹泻、厌食和消化不良等，其中以腹泻最为常见；其他反应，如乏力、失眠、头昏、心动过缓等。

2. 卡巴拉汀 / 利斯的明

卡巴拉汀和利斯的明为同一成分，不同中文通用名的英文名均为 Rivastigmine。

卡巴拉汀口服给药：起始剂量为 1.5 mg，一日 2 次，每 2 ~ 4 周上调 1 次剂量，每剂增加 1.5 mg，最大日剂量不应超过 12 mg。若治疗中断超过 3 d，应重新开始使用最低日剂量。为减轻消化道反应，应与食物同服。

利斯的明透皮贴剂：每日一贴，贴在背的上部或者下部，上臂或者胸部。

注意事项：对于口服给药不耐受或者不良反应较多的患者可考虑更换其他剂型，如利斯的明透皮贴剂。研究表明，低剂量贴剂与口服疗效相当，但恶心、呕吐的发生率远远低于口服给药；高剂量贴剂的认知评分略高于口服给药，不良反应发生率相似。

用药监护：服用该药期间可能发生胃肠道异常等不良反应，其中呕吐最为常见。倘若治疗过程中出现不良反应（恶心、呕吐、腹痛、食欲减退等）或体重下降，应将每日剂量减至患者能够耐受的剂量。

3. 加兰他敏

用法用量：一次 4 mg，一日 2 次，4 周后增至 8 mg，一日 2 次，至少再过 4 周后，可将该药剂量调整至日最大剂量，一次 12 mg，一日 2 次，随餐服用。

不良反应：治疗早期（2 ~ 3 周）可有恶心、呕吐及腹泻等胃肠道反应，稍后即消失，其中最常见的不良反应为食欲减退，加兰他敏比多奈哌齐更有可能引起这些症状。治疗剂量偶可致过敏反应。

4. 石杉碱甲

用法用量：一次 0.1 ~ 0.2 mg，一日 2 次。一般从小剂量开始给药。

不良反应：一般无明显不良反应，剂量过大时可引起头晕、恶心、胃肠道不适、乏力等反应，可自行消失，反应明显时减量或停药可使症状缓解或消失。严重者需先停药，再用阿托品对症治疗。

（二）兴奋性氨基酸受体拮抗剂

盐酸美金刚是另一类 AD 治疗一线药物，是 FDA 批准的第一个用于中重度痴呆治疗的药物。美金刚是一种中度亲和力的非竞争性 NMDA 受体拮抗剂，可以阻断谷氨酸浓度病理性升高导致的神经元损伤。对于明确诊断中重度 AD 患者，可以选用美金刚或美金刚与多奈哌齐、卡巴拉汀联合治疗。对出现明显精神行为症状的重度 AD 患者，推荐使用胆碱酯酶抑制剂与美金刚联合使用。

用法用量：治疗第一周的剂量为每次 5 mg，每日 1 次，晨服；第二周每次 5 mg，每日 2 次；第三周每日 15 mg（早上 10 mg，下午 5 mg）；第 4 周开始维持剂量，每次 10 mg，每日 2 次，每日最大剂量 20 mg。空腹、随食物服用均可。

用药监护：禁用于癫痫、有惊厥史或癫痫易感体质的患者。常见的不良反应有幻觉、意识混沌、头晕、头痛和疲倦；用药期间应监测上述不良反应的发生，如有严重不耐受情况，应及时调整药物。

（三）控制精神症状

很多患者在疾病的某一阶段出现精神症状，如幻觉、妄想、抑郁、焦虑、激越、睡眠紊乱等，可给予抗抑郁药物和抗精神病药物，前者常用 SSRIs，如氟西汀、帕罗西汀、西酞普兰、舍曲林等，后者常用不典型抗精神病药，如利培酮、奥氮平、喹硫平等。这些药物的使用原则是：①低剂量起始；②缓慢增量；③增量间隔时间稍长；④尽量使用最小有效剂量，短期使用；⑤治疗个体化；⑥注意药物间的相互作用。

（四）其他药物

轻中度 AD 患者可以选用尼麦角林、尼莫地平、吡拉西坦或奥拉西坦、维生素 E 等作为胆碱酯酶抑制剂、兴奋性氨基酸受体拮抗剂的协同治疗药物。

对于血管性痴呆患者，应有效控制各种血管性危险因素，采用抗高血压、抗血小板、控制糖尿病及调血脂等药物治疗。

处方分析和用药咨询

案例 1：患者，男，65 岁。诊断：脑梗死，高血压。患者半年前发生急性脑梗死，现病情稳定。处方：肠溶阿司匹林 100 mg，qd，饭后服用；阿托伐他汀 20 mg，qn；氨氯地平 5 mg，qd。

（1）以上处方是否合理？处方存在哪些问题？

（2）患者认为自己没有高血脂，并担心阿司匹林引起出血，询问是否可以停用阿托伐他汀和阿司匹林。

药师解答

（1）患者有急性脑梗死病史，为心血管疾病极高危人群，需要长期进行抗血小板聚集、降压、降脂等二级预防。药物选择合理，但阿司匹林肠溶片应饭前服用。

（2）患者有急性脑梗死病史，需长期应用他汀类药物和阿司匹林进行二级预防，否则再梗的风险较大。即使化验单上的 LDL-C 在正常范围内，也仍然需要应用他汀类药物。若患者用药过程中未出现不良反应，应继续目前的治疗，不应停药。

案例 2：患者，女，53 岁。因入睡困难 1 周来药房咨询有哪些催眠药。患者诉记忆力明显下降半年，近 2 个月在家附近遛狗时迷路 3 次。应如何回答患者的问题？

药师解答

患者记忆力明显下降，应考虑阿尔茨海默病等疾病所致，应到神经科就诊，明确诊断。根据患者入睡困难，可选择短效镇静催眠药，短期治疗。到神经科就诊后根据疾病诊断的情况，遵医嘱调整镇静催眠药的使用。

自测题

单项选择题

1. 最常见的卒中类型是（　　　）。

A. 短暂性脑缺血发作　　　　　　　　B. 急性缺血性脑卒中

C. 脑出血　　　　　　　　　　　　　D. 蛛网膜下腔出血

2. 缺血性脑卒中后的二级预防不包括（　　　）。

A. 血压、血糖控制　　　　　　　　　B. 抗血小板聚集、抗凝

C. 他汀　　　　　　　　　　　　　　D. 静脉溶栓

3. 对缺血性脑卒中起到最有效二级预防作用的 LDL-C 水平是（　　　）。

A. ≤ 4.9 mmoL/L　　　　　　　　　B. ≤ 3.4 mmoL/L

C. ≤ 2.6 mmoL/L　　　　　　　　　D. ≤ 1.8 mmoL/L

4. 下列对肝药酶代谢有自身诱导作用的抗癫痫药是（　　　）。

A. 丙戊酸　　　　　　　　　　　　　B. 卡马西平

C. 左乙拉西坦　　　　　　　　　　　D. 托吡酯

5. 丙戊酸的目标浓度是（　　　）。

A. 20 ～ 90 μg/L　　　　　　　　　　B. 14 ～ 40 mg/L

C. 10 ～ 20 mg/L　　　　　　　　　　D. 50 ～ 100 mg/L

6. 推荐在给药前进行 HLA-B*1502 基因筛查的药品是（　　　）。

A. 丙戊酸钠　　　　　　　　　　　　B. 左乙拉西坦

C. 加巴喷丁　　　　　　　　　　　　D. 卡马西平

7. 下列抗帕金森病药通过在脑内转变为多巴胺起作用的是（　　　）。

A. 左旋多巴　　　　　　　　　　　　B. 卡比多巴

C. 金刚烷胺　　　　　　　　　　　　D. 溴隐亭

E. 苯海索

8. 关于左旋多巴不良反应的说法，错误的是（　　　）。

A. 胃肠道反应　　　　　　　　　　　B. 心动过速

C. "开关"现象　　　　　　　　　　　D. 肝性脑病

9. 下列药物单用抗帕金森病无效的是（　　　）。

A. 左旋多巴　　　　　　　　　　　　B. 卡比多巴

C. 金刚烷胺　　　　　　　　　　　　D. 溴隐亭

10. 能提高左旋多巴疗效的药物是（　　　　）。

A. 多巴酚丁胺   B. 多巴胺

C. 氯丙嗪   D. 卡比多巴

11. 阿尔茨海默病患者的首发症状是（　　　　）。

A. 记忆障碍   B. 时间、空间定向障碍

C. 理解力和判断力障碍   D. 睡眠障碍

12. 下列不属于胆碱酯酶抑制剂的是（　　　　）。

A. 石杉碱甲   B. 多奈哌齐

C. 美金刚   D. 加兰他敏

13. 美金刚治疗中重度阿尔茨海默病的日最大使用剂量为（　　　　）。

A. 10 mg/d   B. 20 mg/d

C. 15 mg/d   D. 5 mg/d

14. 下列不属于治疗轻中度阿尔茨海默病的一线药物的是（　　　　）。

A. 卡巴拉汀   B. 美金刚联合多奈哌齐

C. 加兰他敏   D. 多奈哌齐

15. 下列关于失眠治疗的说法，错误的是（　　　　）。

A. 入睡困难一般可使用短效抗失眠药物

B. 睡眠维持障碍可用中长效抗失眠药物

C. 对于急性失眠，不应使用药物治疗，以免形成药物依赖

D. 超过 4 周的药物干预需要每个月定期评估

16. 下列关于失眠首选药物的说法，错误的是（　　　　）。

A. 可首选唑吡坦   B. 可首选劳拉西泮

C. 可首选雷美替胺   D. 可首选氯硝西泮

17. 下列属于短效苯二氮䓬类的是（　　　　）。

A. 咪达唑仑   B. 地西泮

C. 氟西泮   D. 氯硝西泮

18. 催眠药物换药指征不包括（　　　　）。

A. 推荐的治疗剂量无效   B. 产生耐受性

C. 与治疗其他疾病的药物有相互作用 D. 使用超过 1 个月

19. COPD 急性发作患者不宜选用（　　　　）治疗失眠。

A. 唑吡坦   B. 佐匹克隆

C. 劳拉西泮   D. 米氮平

20. 以下抗抑郁药物治疗原则不恰当的是（　　　　）。

A. 剂量逐步递增，尽可能采用最小有效剂量

B. 小剂量疗效不佳时，增至足量、足疗程

C. 如仍无效，可考虑换药，但不能换用同类另一种药

D. 尽可能单一用药

21. 患者，男，16岁，诊断为抑郁症，应用氟西汀3个月后，抑郁症状完全消失，下一步处理是（ ）。

A. 换用更新型抗抑郁药度洛西汀继续治疗

B. 立即停药

C. 缓慢减量，1周后停药

D. 继续原方案治疗

自测题答案：

1. B 2. D 3. D 4. B 5. D 6. D 7. A 8. D 9. B 10. D 11. A 12. C
13. B 14. B 15. C 16. D 17. A 18. D 19. C 20. C 21. D

第六章

消化系统常见疾病的药物治疗

学习目标

一、掌握

1. 胃食管反流病抑酸治疗，不同药物的选用；

2. 消化性溃疡治疗药物的分类以及主要治疗药物的应用；

3. 幽门螺杆菌根除疗法；

4. 非甾体抗炎药相关性溃疡的治疗；

5. 炎症性肠病的治疗，氨基水杨酸制剂和糖皮质激素的应用。

二、熟悉

1. 胃食管反流病的生活方式干预及其他药物治疗；

2. 消化性溃疡和炎症性肠病的临床表现和治疗原则；

3. 溃疡性结肠炎和克罗恩病临床特征的异同；

4. 炎症性肠病的治疗，免疫抑制剂和肿瘤坏死因子拮抗剂的应用。

三、了解

消化性溃疡、胃食管反流病的病因及发病机制。

消化系统疾病多为常见病、多发病，一直在人类疾病谱中占有重要地位。近年来，随着人民生活水平的提高和居住环境的改善，消化系统疾病的发病率略有下降。消化系统疾病主要包括食管疾病、胃疾病、肝脏疾病、胆囊疾病、胰腺疾病和肠道疾病，其疾病谱广，药物治疗手段多样。本章主要讨论胃食管反流病、消化性溃疡、炎症性肠病的药物治疗。

第一节　胃食管反流病的药物治疗

胃食管反流病（gastroesophageal reflux disease，GERD）是指胃十二指肠内容物反流入食管、口腔（包括喉部）或肺所致的症状或并发症。

一、病因与发病机制

正常情况下，食管抗反流机制和反流物对食管黏膜攻击作用处于平衡状态，当前者防御机制下降或后者攻击作用增强，平衡被打破，就可能导致 GERD。引起 GERD 的机制是复杂的，其往往是多因素共同作用的结果。

（一）抗反流机制下降

（1）食管下括约肌结构受损：贲门切除术后、食管裂孔疝、腹内压增高（妊娠、肥胖、腹水等）。

（2）食管下括约肌收缩力下降：某些激素（如缩胆囊素、胰高血糖素、血管活性肠肽等）、食物（如脂肪、巧克力等）、药物（如 CCB、地西泮等）。

（二）食管清除反流物功能降低

食管清除反流物功能降低多见于可引起食管蠕动异常或唾液分泌异常的疾病。

（三）食管黏膜屏障作用减弱

长期吸烟、饮酒及进食刺激性食物等可使食管黏膜抵御反流物损害的能力下降。

二、临床表现

（1）典型症状：胃灼热和反流。胃灼热指胸骨后烧灼感。反流指胃内容物向咽部或口腔方向流动的感觉。

（2）不典型症状：胸痛、上腹痛、上腹部烧灼感、嗳气等。

（3）食管外症状：咳嗽、咽喉症状、鼻窦炎、复发性中耳炎、哮喘和牙蚀症等。

三、治疗原则

（一）治疗目标

缓解症状，治愈食管炎，提高生活质量，预防复发和并发症。

（二）生活方式干预

改变生活方式是治疗 GERD 的基础，而且应贯穿于整个治疗过程。

（1）减轻体重：尽量将 BMI 控制在 25 kg/m^2 以下。

（2）改变睡眠习惯：抬高床头 $15° \sim 20°$，睡前 3 h 不再进食。

（3）戒烟限酒。

（4）避免降低食管下括约肌压力的食物，如浓茶、咖啡、可乐、巧克力、辛辣食物等。避免饮食过多、过快、过饱。

（5）避免降低食管下括约肌压力和影响胃排空的药物，如硝酸甘油、抗胆碱能药物、茶碱、CCB 等。

（6）减少引起腹压增高的因素，如肥胖、便秘、慢性咳嗽、穿紧身衣等。

四、药物治疗

（一）药物选择

1. 质子泵抑制剂

质子泵抑制剂（proton pump inhibitors，PPI）为 GERD 治疗的首选药物，适用于症状重、有严重食管炎的患者。如奥美拉唑，一般为 20 mg、每日 2 次常规剂量口服。其他 PPI 包括奥美拉唑、艾司奥美拉唑、兰索拉唑、泮托拉唑和雷贝拉唑等。单剂量 PPI 无效可改用双倍剂量，一种无效可换用另一种。推荐疗程 8 ~ 12 周。对于出现食管裂孔疝等并发症的患者，PPI 剂量通常需要加倍。因 PPI 为前体药物，需经 H^+ 活化方可生效，为使 PPI 更好地发挥作用，服用时间应为餐前半小时。

用药监护：PPI 短期应用的潜在不良反应包括白细胞计数减少、头痛、腹泻、食欲缺乏。长期应用的不良反应包括维生素缺乏、矿物质缺乏、继发性感染、骨质疏松、髋部骨折、肠道菌群移位等。PPI 可降低消化道 pH，减少一些药物的吸收。奥美拉唑和艾司奥美拉唑为强效 CYP2C19 抑制剂，和其他药物合用时应注意不良相互作用。例如，其可能减少氯吡格雷活性代谢产物的生成，降低氯吡格雷的抗栓疗效。

2. H_2 受体拮抗剂

H_2 受体拮抗剂（H_2 receptor antagonist，H_2RA）适用于轻中症患者。常用药物有西咪替丁、雷尼替丁、法莫替丁和罗沙替丁等，一般采用常规剂量，分次服用。

用药监护：H_2RA 安全性好，但如患者年龄大、伴肾功能损害和其他疾病，易产生不良反应，如腹泻、头痛、嗜睡、疲劳、便秘等，因此老年 GERD 患者需慎用。西咪替丁为肝药酶抑制剂，和其他药物合用时应注意不良相互作用。

3. 促胃动力药

促胃动力药包括多潘立酮、莫沙必利、伊托必利等。不推荐促胃动力药单独用于 GERD 的治疗，而应与抑酸药联合使用。

用药监护：不良反应包括腹痛、腹泻、口干等消化系统不良反应，以及心悸、心图 QT 间期延长等心血管系统不良反应。多潘立酮亦可使血催乳素水平升高，引起非哺乳期泌乳。

4. 黏膜保护剂

黏膜保护剂主要包括硫糖铝和枸橼酸铋钾。其不良反应较少，少数患者可发生便秘、皮疹、消化不良、恶心等不良反应。

5. 抗抑郁或焦虑治疗

三环类抗抑郁药和 SSRIs 可用于伴有抑郁或焦虑症状的 GERD 患者的治疗。

（二）药物治疗方案

1. 维持治疗

维持治疗包括按需治疗和长期治疗。非糜烂性反流病及轻度食管炎患者可采用按需或者间歇治疗。PPI 停药后症状复发、重度食管炎患者需要长期治疗。维持治疗的剂量应调整至患者无症状的最低剂量。

2. 控制夜间酸突破

夜间酸突破是指在每天早晚餐前服用 PPI 治疗的情况下，夜间胃内 pH < 4，持续时间 > 1 h。治疗方案包括调整 PPI 用量，睡前加用 H_2RA，应用血浆半衰期更长的 PPI，如雷贝拉唑、泮托拉唑、艾普拉唑等。

第二节　消化性溃疡的药物治疗

消化性溃疡主要是指发生在胃和十二指肠球部的慢性溃疡。因溃疡的形成与胃酸 / 胃蛋白酶的消化作用有关，黏膜组织的蛋白质发生水解，出现"自体消化"，形成溃疡病，故称为消化性溃疡。胃溃疡和十二指肠溃疡应是独立的疾病，但因其有不少共性，因此将其合并在一起论述。消化性溃疡具有慢性和易复发的特点，虽然病死率很低，却给患者带来了很大的痛苦。

一、病因与发病机制

本病主要与胃十二指肠黏膜的损伤因素和黏膜自身防御 – 修复因素之间失去平衡有关。

近年的研究已经明确，幽门螺杆菌和NSAIDs是损害胃十二指肠黏膜屏障从而导致消化性溃疡发病的最常见因素。其中，幽门螺杆菌感染、NSAIDs和阿司匹林的广泛应用是引起消化性溃疡的常见因素，胃酸和（或）胃蛋白酶引起黏膜自身消化亦是导致溃疡形成的因素。

二、临床表现

临床表现以上腹疼痛为主，多为隐痛、胀痛或灼痛。疼痛有如下特点。

（1）慢性：病程较长，多反复发作达数月、数年以上。

（2）周期性：疼痛周期性出现，每年秋冬季发病多，发作期可历时数日或数周。随着病情的进展，发作期渐长，而缓解期渐短。

（3）节律性：胃溃疡常于餐后 0.5～2 h 发生疼痛，持续 1～2 h 而止。十二指肠溃疡则在餐后 2～4 h 发生疼痛（饥饿性疼痛），持续至下一餐进食后缓解。十二指肠溃疡还常在夜间疼痛。

此外，还有恶心、呕吐、嗳气和返酸等症状，发生于胃溃疡患者比较多。少数患者首次症状可为溃疡出血或穿孔，或出现频繁呕吐、宿食等幽门梗阻的症状。近年来由于抗酸剂和抑酸剂等的广泛使用，症状不典型的患者日益增多，应注意鉴别。

三、治疗原则

治疗的目的是消除病因、缓解症状、愈合溃疡、防止复发和防治并发症。针对性治疗如根除幽门螺杆菌，有可能治愈溃疡病。一般治疗原则包括保持规律的生活，劳逸结合，避免精神过度紧张；注意饮食、戒烟、限酒；服用 NSAIDs 者尽可能停用，即使未用，亦要告诫患者今后慎用。

四、药物治疗

药物治疗旨在消除或减弱侵袭因素，恢复或增强防卫因素。临床对抗溃疡药物总的要求是：①缓解症状；②治愈溃疡；③防止复发和并发症；④避免药物严重不良反应；⑤价格合理。消化性溃疡治疗药物分类见表 6-1。

表 6-1　消化性溃疡治疗药物分类

作用方式	药物
中和胃酸（抗酸剂）	氢氧化镁、三硅酸镁、氢氧化铝凝胶、复方氢氧化铝片、铝碳酸镁
抑制胃酸分泌	H_2 受体阻滞剂：西咪替丁、雷尼替丁、法莫替丁、尼扎替丁。 乙酰胆碱阻滞剂：哌仑西平。 胃泌素受体阻滞剂：丙谷胺。 质子泵抑制剂：奥美拉唑、艾司奥美拉唑、兰索拉唑、泮托拉唑、雷贝拉唑
保护胃黏膜	米索前列醇、硫糖铝、吉法酯、替普瑞酮、枸橼酸铋钾、胶体果胶铋
抗幽门螺杆菌	阿莫西林、四环素、克拉霉素、甲硝唑、替硝唑、呋喃唑酮
促胃肠动力	多潘立酮、莫沙比利

（一）抑酸治疗

抑酸治疗是缓解消化性溃疡症状、愈合溃疡的最主要措施。抑酸治疗可降低胃内酸度，与溃疡尤其是十二指肠溃疡的愈合存在直接关系。如果用药物抑制胃酸分泌，使胃内 pH 升高 ≥ 3，每日维持 $18 \sim 20$ h，则可使大多数十二指肠溃疡在 4 周内愈合。抑酸药物首选 PPI。通常采用标准剂量 PPI，每日 1 次，早餐前 0.5 h 服药，用于治疗十二指肠溃疡时疗程为 $4 \sim 6$ 周，用于治疗胃溃疡时疗程为 $6 \sim 8$ 周。通常胃镜下溃疡愈合率均大于 90%。对于存在高危因素和巨大溃疡患者，建议适当延长疗程。PPI 的应用可降低上消化道出血等并发症的发生率。对于幽门螺杆菌阳性的消化性溃疡，应常规行幽门螺杆菌根除治疗，在抗幽门螺杆菌治疗结束后，仍应继续使用 PPI 至疗程结束。

此外，抑酸药物与抗酸药物亦有助于缓解消化性溃疡的腹痛、反酸等症状，促进溃疡愈合。H_2 受体拮抗剂的抑酸效果逊于 PPI，常规采用标准剂量，每日 2 次，用于治疗十二指肠溃疡时疗程为 8 周，用于治疗胃溃疡时疗程应更长。

（二）抗幽门螺杆菌治疗

幽门螺杆菌（helicobacter pylori，Hp）感染是目前人类存在最广泛的慢性细菌性感染。Hp 的传染方式尚不明确，但通过口—口及粪—口途径传染的可能性较大，故 Hp 感染常呈家庭聚集性。Hp 感染是约 90% 以上十二指肠溃疡和 $70\% \sim 80\%$ 胃溃疡的病因，根除 Hp 可促进溃疡愈合，显著降低溃疡复发率和并发症发生率。因此消化性溃疡，无论是十二指肠溃疡还是胃溃疡，均为 Hp 感染根除指征。根除 Hp，可使 Hp 阳性的消化性溃疡不再是一种慢性、复发性疾病，而是可以完全治愈的。

目前推荐铋剂四联，即 PPI、铋剂及 2 种抗菌药物作为主要的经验性治疗 Hp 方案。标准剂量 PPI 为艾司奥美拉唑 20 mg、雷贝拉唑 10 mg（或 20 mg）、奥美拉唑 20 mg、兰索拉唑 30 mg、泮托拉唑 40 mg。标准剂量铋剂为枸橼酸铋钾 220 mg。PPI 和铋剂均为 2 次 /d，餐前半小时口服。抗菌药物有 7 种组合（表 6-2），均为餐后口服。这些方案疗程均为 $10 \sim 14$ d，根除率可达 $85\% \sim 94\%$。其中含四环素的方案可用于青霉素过敏患者；含左氧氟沙星的方案不推荐用于初次治疗，可作为补救治疗的备选方案。

目前我国 Hp 对阿莫西林、四环素耐药率均较低，但对克拉霉素、左氧氟沙星和甲硝唑的耐药率已很高。不同地区的耐药情况也有差异，可根据当地的耐药情况从推荐的抗菌药物方案中选择。

表 6-2　Hp 根除四联方案中抗菌药物的种类和用法用量

序号	抗菌药物一	抗菌药物二
1	阿莫西林 1 000 mg，2 次 /d	克拉霉素 500 mg，2 次 /d
2	阿莫西林 1 000 mg，2 次 /d	左氧氟沙星 500 mg，1 次 /d
3	阿莫西林 1 000 mg，2 次 /d	甲硝唑 400 mg，3 ~ 4 次 /d
4	阿莫西林 1 000 mg，2 次 /d	呋喃唑酮 100 mg，2 次 /d
5	阿莫西林 1 000 mg，2 次 /d	四环素 500 mg，3 ~ 4 次 /d

续表

序号	抗菌药物一	抗菌药物二
6	四环素 500 mg，3～4 次 /d	甲硝唑 400 mg，3～4 次 /d
7	四环素 500 mg，3～4 次 /d	呋喃唑酮 100 mg，2 次 /d

（三）非甾体抗炎药相关性溃疡（NSAIDs-溃疡）的治疗

在应用 NSAIDs 和小剂量阿司匹林的患者中，15%～30% 会发生消化性溃疡，其中 2%～4% 可能发生溃疡出血或穿孔。目前认为，可能增加应用 NSAIDs 患者胃肠道损伤的因素包括胃肠道溃疡病史或合并 Hp 感染，年龄，存在其他合并症（如糖尿病、肝硬化、缺血性心脏病、肿瘤、脑血管病变、慢性肾功能不全及血液透析等），合并应用抗血小板药物、抗凝药物、糖皮质激素、SSRIs 等。此外，NSAIDs 的使用剂量、类型和疗程也与 NSAIDs-溃疡的发生有关。

对于 NSAIDs-溃疡的治疗，在病情允许的情况下，首选停用 NSAIDs。药物治疗应首选 PPI。其可高效抑制胃酸分泌，显著改善患者的胃肠道症状，预防消化道出血，并能促进溃疡愈合。胃黏膜保护剂可增加前列腺素合成、清除并抑制自由基、增加胃黏膜血流等，对 NSAIDs-溃疡有一定的治疗作用。

NSAIDs-溃疡并发症的预防，可根据不同的风险程度采用不同的方案。如因原发病不能停药，对合并 Hp 感染者，应行根除治疗。预防性用药应采用 PPI，其长期使用预防溃疡复发的效果显著优于 H_2 受体拮抗剂。从药理机制上讲，选择性环氧化酶 -2 抑制剂可避免 NSAIDs 和阿司匹林对环氧化酶的非选择性抑制，减少消化道黏膜损伤的发生。但研究表明，仍有高危人群使用选择性环氧化酶 -2 抑制剂而发生溃疡，因此，对此类患者仍建议同时使用 PPI 维持治疗。

第三节 炎症性肠病的药物治疗

炎症性肠病（inflammatory bowel disease，IBD）包括溃疡性结肠炎（ulcerative colitis，UC）和克罗恩病（Crohn disease，CD），是一组不明病因的肠道慢性非特异性炎症。尽管 UC 和 CD 存在相似症状，但通常根据临床和病理表现可以区别。由于 IBD 病程迁延，症状扰人，治疗上缺乏特异性措施，又有癌变威胁，因此，深入研究该病的病因、发病机制及药物治疗具有十分重要的意义。

一、病因与发病机制

IBD 的病因和发病机制十分复杂，目前研究提示环境因素、遗传因素、免疫反应异常、肠道微生物等多种因素参与了炎症性肠病的发病过程。例如，IBD 患者上皮通透性增强，使细菌发生易位，加重炎症的产生。免疫细胞激活的同时伴正常黏膜功能的下调，从而导致炎症级联放大，局部炎症介质过度释放，造成组织损伤。但迄今，IBD 的病因和发病机制仍未完全明确。

二、临床表现

一般起病缓慢，病情轻重不一，易反复发作。发作诱因有精神刺激、过度疲劳、饮食失调、继发感染等。

1. 腹部症状

（1）腹泻：血性腹泻是 UC 最主要的症状，粪中含血、脓和黏液，轻者每日 2~4 次，严重者可达 10~30 次，呈血水样；腹泻为 CD 常见症状，多数每日大便 2~6 次，糊状或水样，一般无脓血或黏液，与 UC 相比，便血量少，鲜血色少。

（2）腹痛：UC 常为局限于左下腹或下腹部的阵发性痉挛性绞痛，疼痛后可有便意，排便后疼痛暂时缓解。绝大多数 CD 均有腹痛，性质多为隐痛、阵发性加重或反复发作，部分以右下腹多见，与末端回肠病变有关，其次为脐周或全腹痛。

（3）其他：直肠炎症刺激可致里急后重，部分 CD 可出现腹部包块。

2. 全身症状

（1）贫血：患者常有轻度贫血。疾病急性爆发时大量出血可致严重贫血。

（2）发热：急性重症患者有发热伴全身毒血症状，1/3 的 CD 患者可有中等程度发热或低热，间歇出现，由活动性肠道炎症及组织破坏后毒素吸收引起。

（3）营养不良：因肠道吸收障碍和消耗过多，患者常有消瘦、贫血、低蛋白血症等表现。年幼患者伴有生长受阻表现。

（4）其他肠外表现：患者可有皮肤、黏膜、关节、眼、肝、胆等肠外表现。

表 6-3 为 UC 与 CD 的鉴别。

表 6-3　UC 与 CD 的鉴别

项目	UC	CD
症状	脓血便多见	有腹泻但脓血便较少见
病变分布	病变连续，以直肠和结肠为主	呈节段性，可分布在整个消化道
病变深度	主要累及黏膜和黏膜下	累及全层，可导致瘘管、穿孔、狭窄
直肠受累	绝大多数受累	少见
肠腔狭窄	少见，中心性	多见，偏心性
内镜表现	溃疡浅，黏膜弥漫性充血水肿、颗粒状，脆性增加	纵行溃疡，卵石样外观，病变间黏膜外观正常（非弥漫性）

三、一般治疗原则

中华医学会消化病学会曾先后于 1987 年、1993 年、2002 年、2007 年、2012 年、2018 年就 IBD 的诊治给出共识意见。

一般治疗原则如下：

（1）分级、分期、分段治疗。分级指将疾病按严重程度分为轻度、中度、重度，采用不同药物和不同治疗方法；分期指疾病的活动期和缓解期，活动期以控制炎症及缓解症状为主要目标，而缓解期应继续控制发作，预防复发；分段治疗指确定病变范围以选择不同的给药方法，远段结肠炎可采用局部治疗，广泛性及全结肠炎或有肠外症状者则以系统治疗为主。

（2）参考病程和过去治疗情况确定治疗药物、方法及疗程，尽早控制病情，防止复发。

（3）注意疾病并发症，以便估计预后、确定治疗终点及选择内外科治疗方法。注意药物治疗过程中的不良反应，随时调整治疗。

（4）判断全身情况，以便评估预后及生活质量。

（5）综合性、个体化处理，包括营养、支持、心理及对症处理，内外科医生共同会诊以确定内科治疗的限度与进一步处理的方法。

四、药物治疗

IBD 的治疗药物包括氨基水杨酸制剂、糖皮质激素、免疫抑制剂、肿瘤坏死因子 α（TNF-α）拮抗剂、抗菌药、微生态制剂等。

（一）氨基水杨酸制剂

氨基水杨酸制剂包括传统的柳氮磺吡啶（sulfasalazine，SASP）和其他各种不同类型的5- 氨基水杨酸（5-aminosalicylic acid，5-ASA）制剂。SASP 含磺胺吡啶，后者无治疗作用，但存在磺胺类不良反应。SASP 的疗效与其他 5-ASA 制剂相似，但不良反应远较 5-ASA 制剂多见。不同类型 5-ASA 制剂的疗效无明显差异。

对于 UC 活动期，氨基水杨酸制剂是治疗轻中度病例的主要药物；氨基水杨酸制剂也可用于部分轻度活动期的 CD 病例。在维持治疗中，由氨基水杨酸制剂或激素诱导缓解的 UC以及氨基水杨酸制剂诱导缓解的 CD，可继续用氨基水杨酸制剂维持；而对于激素诱导缓解的 CD 病例，氨基水杨酸制剂疗效不确定。维持剂量可用原诱导缓解剂量的全量或半量。如用 SASP 维持，剂量一般为 2 ~ 3 g/d，并应补充叶酸。远段结肠炎以美沙拉嗪局部用药为主（直肠炎用栓剂，每晚 1 次；直肠乙状结肠炎用灌肠剂，隔天至数天 1 次），联合口服氨基水杨酸制剂效果更好。维持治疗的疗程为 3 ~ 5 年或长期维持。氨基水杨酸制剂用药方案见表 6-4。

表 6-4　氨基水杨酸制剂用药方案

药物类别	药品名称	释放部位	制剂	活动期剂量	维持期剂量
SASP	SASP	结肠	片剂	3 ~ 4 g/d，分次口服	2 ~ 3 g/d
5-ASA	奥沙拉嗪	结肠	片剂、胶囊剂	1 ~ 3 g/d，分次口服	原诱导缓解剂量的全量或半量
	美沙拉嗪	回肠末端和结肠	片剂、颗粒剂	2 ~ 4 g/d，分次口服或顿服	原诱导缓解剂量的全量或半量
		远端空肠、回肠、结肠	栓剂、灌肠剂	0.75 ~ 1.5 g/d，分 3 次肛塞；4 g，每晚灌肠	0.25 ~ 0.5 g/d，每晚肛塞；4 g，隔天至数天 1 次灌肠

用药监护：不良反应有厌食、恶心、腹部不适、头痛、关节疼痛、精子数量减少及过敏反应，如发热、皮疹、粒细胞减少或全血细胞减少、溶血性贫血、肝肾损害等，需定期复查血象及肝功能。

（二）糖皮质激素

对于重度 UC 活动期，静脉用糖皮质激素为首选治疗，可给予甲泼尼龙 40～60 mg/d 或氢化可的松 300～400 mg/d，剂量加大不会增加疗效，但剂量不足会降低疗效。对于轻中度 UC 活动期，足量氨基水杨酸制剂治疗后（一般 2～4 周）症状控制不佳者，尤其是病变较广泛者，应及时改用糖皮质激素。按泼尼松 0.75～1 mg/（kg·d）（其他类型全身作用激素的剂量按相当于上述泼尼松剂量折算）给药。症状缓解后开始逐渐缓慢减量至停药，一般需 3～4 周，减量过快会导致早期复发。

对于中度活动期 CD，激素是最常用的治疗药物。如病变局限于回盲部，为减少全身作用激素的相关不良反应，可考虑应用布地奈德控释剂，该药在回肠末端或结肠释放，在局部发挥作用，但该药对中度活动期 CD 的疗效不如全身作用激素，且国内未上市。对于重度活动期 CD，糖皮质激素用法同 UC。

糖皮质激素不能作为 UC 和 CD 的维持治疗药物，维持治疗药物的选择视诱导缓解时的用药情况而定。

（三）免疫抑制剂

1. 硫唑嘌呤及 6- 巯基嘌呤

硫唑嘌呤及 6- 巯基嘌呤为特异的核糖核酸合成抑制剂，主要抑制 T 细胞的免疫反应，发挥抗炎作用。与激素有协同作用，但起效慢（硫唑嘌呤用药 12～16 周才达到最大疗效），因此其主要用于激素诱导症状缓解并撤离后的继续维持治疗。用于激素依赖者、氨基水杨酸制剂无效或不耐受者。

用药监护：不良反应包括胃肠不耐受；变态反应，如发热、胰腺炎、皮疹等；非变态反应，如骨髓抑制、肝炎或恶性疾病（如淋巴瘤、结肠癌等），多与剂量有关。宜定期监测白细胞。用药前可进行具有遗传多态性的硫嘌呤甲基转移酶基因型检查，对基因突变者避免使用或在严密监测下减量使用。硫嘌呤甲基转移酶基因型检查预测骨髓抑制的特异性很高，但灵敏性低。

2. 甲氨蝶呤

甲氨蝶呤用于硫嘌呤类药物治疗无效或不能耐受的 CD 患者，对于 UC 诱导或维持治疗无效。推荐剂量为 25 mg/ 周，肌内或皮下注射。12 周达到临床缓解后，改为 15 mg/ 周，肌内或皮下注射，亦可改为口服，但疗效可能降低。

用药监测：早期胃肠道反应常见。最初 4 周内每周、之后每月定期检查全血细胞和肝功能。叶酸可减轻甲氨蝶呤的不良反应，应常规同时使用。妊娠为甲氨蝶呤使用禁忌证，用药期间和停药后数月内应避免妊娠。

3. 环孢素 A

对于激素无效的重度活动期患者，给予静脉滴注。环孢素 A 起效快，短期有效率可达 60%～80%。使用该药期间需定期监测血药浓度，严密监测不良反应。有效者待症状缓解后，改为继续口服使用一段时间（不超过 6 个月），逐渐过渡到硫嘌呤类药物维持治疗。他克莫司的作用机制与环孢素 A 类似，治疗重度 UC 的短期疗效基本与环孢素 A 相同。

（四）TNF-α 拮抗剂

英夫利西单克隆抗体（infliximab，IFX）是目前唯一获批治疗 IBD 的生物制剂。当激素和上述免疫抑制剂治疗无效或激素依赖或不能耐受上述药物治疗时，可考虑 IFX 治疗。以 IFX 诱导缓解后继续 IFX 维持。

IFX 的使用方法为 5 mg/kg，静脉滴注，在第 0 周、第 2 周、第 6 周给予作为诱导缓解；随后每隔 8 周给予相同剂量行长程维持治疗。目前尚无足够资料提出何时可以停用 IFX。对于 IFX 维持治疗达 1 年，维持无激素缓解伴黏膜愈合和 CRP 正常者，可考虑停用 IFX，继以免疫抑制剂维持治疗。对停用 IFX 后复发者，再次使用 IFX 可能仍然有效。其他如阿达木单抗、塞妥珠单抗和戈利木单抗等亦在临床研究之中。

（五）抗菌药

对轻中度病例一般不需常规给予抗菌药，重度活动期中毒症状明显者可考虑静脉使用广谱抗菌药。对中毒性巨结肠，顽固 CD 伴瘘管、肛裂及脓肿等并发症患者，应积极抗菌治疗，以环丙沙星和甲硝唑应用较多。

（六）微生态制剂

由于 IBD 通常发生于肠道菌群浓度最高的部位，较多研究试图使用微生态制剂（包括益生菌、益生元、合生元）改变肠道微环境来恢复机体免疫调节反应，从而达到缓解炎症和维持缓解的目的。其虽有一定疗效，但缺乏强有力的证据支持。

处方分析和用药咨询

案例 1：患者，男，35 岁，因餐后胸骨后烧灼感、反胃 4 个月就诊。既往无其他病史，吸烟，每日 2 包。诊断：胃食管反流病。处方：奥美拉唑胶囊（20 mg×14 粒），20 mg，2 次/d，口服。发药时应对患者做哪些用药交代和生活方式教育？

药师解答

（1）应告知患者，奥美拉唑胶囊应在餐前半小时服用。应坚持每日按时服用，本次为 2 周处方量，药品快用完前应及时就诊，以保证连续治疗足够疗程。用药期间如需服用其他药物，应向医生和药师咨询，以免发生不良相互作用。

（2）应告知患者戒烟，其他生活方式教育见正文。

案例 2：患者，女，43 岁，因中上腹隐痛不适 1 年加重 3 d 就诊。患者于 1 年前，无明显诱因出现上腹部疼痛不适感，疼痛呈周期性、节律性，以饥饿后明显，伴有恶心、反胃、反酸、嗳气、口苦等症状。既往病史：近 5 年因腰背疼痛长期间断口服双氯芬酸钠，具体剂量不详。诊断：十二指肠溃疡；腰背疼痛待查。患者咨询十二指肠溃疡和腰背疼痛如何用药。

药师解答

（1）患者的消化道溃疡可能和 NSAIDs 类药物双氯芬酸钠的长期应用有关，建议停用双氯芬酸钠。应进行 Hp 检查，如呈阳性，予以相应治疗；如呈阴性，可给予 PPI（具体见本章第二节）。

（2）患者腰背疼痛应进一步检查，明确病因，如疼痛明显，可暂时性给予弱阿片类治疗（具体见第十章第一节）；如存在明显肌紧张，可给予乙哌立松等肌松药，待病因明确后再选择合适的治疗药物。

> 案例 3：患者，男，65 岁，因缺血性脑梗死复发入院，既往有胃溃疡病史。本次入院仍延续入院前用药：氯吡格雷 75 mg，qd，po；阿托伐他汀 20 mg，qd，po；奥美拉唑 20 mg，qd。请审核处方是否存在问题以及如何处理。

药师解答

奥美拉唑和氯吡格雷同时使用时，奥美拉唑抑制 CYP2C19，可能减少氯吡格雷活性代谢产物的生成，降低其抗栓疗效。这可能与患者脑梗死复发相关。建议将奥美拉唑换为雷贝拉唑和泮托拉唑。另可考虑进行氯吡格雷基因检测（具体见第三章）。

> 案例 4：患者，女，32 岁，因大便频次增加、便血就诊。患者近 2 周排便急迫，每日 4～5 次，且便中带血，为鲜红色。口服左氧氟沙星及黄连素无效。结肠镜检查见直肠及降结肠下段黏膜水肿，糜烂。诊断：溃疡性结肠炎。处方：美沙拉嗪灌肠剂 4 g，每晚灌肠。患者用药 2 周后，诉大便次数减少，仍偶有便血，问下一步如何处置。

药师解答

根据结肠镜所见患者病损部位，予美沙拉嗪灌肠剂合理，如联合口服制剂，效果更佳。建议联合口服制剂（具体见本章第三节）。

自测题

单项选择题

1. 反流性食管炎的典型症状是（　　　）。

A. 胸骨后烧灼感　　　　　　　　　B. 上腹痛

C. 嗳气　　　　　　　　　　　　　D. 哮喘

2. 下列关于改变生活方式治疗 GERD 的说法，错误的是（　　　）。

A. 减轻体重：尽量将 BMI 控制在 25 kg/m² 以下

B. 改变睡眠习惯：抬高床头 15°～20°

C. 睡前饮用 200 mL 牛奶以中和胃酸

D. 戒烟限酒

3. 降低食管下括约肌压力或影响胃排空的药物不包括（　　　）。

A. 硝酸甘油　　　　　　　　　　　　B. 铝碳酸镁

C. 茶碱　　　　　　　　　　　　　　D. 硝苯地平

4. GERD 治疗的首选药物是（　　　）。

A. PPI　　　　　　　　　　　　　　B. H_2RA

C. 米索前列醇　　　　　　　　　　　D. 枸橼酸铋钾

5. 下列关于 GERD 治疗方案的说法，错误的是（　　　）。

A. 初始治疗应用常规剂量 PPI，8～12 周

B. 对于出现食管裂孔疝等并发症的患者，PPI 剂量通常需要加倍

C. 轻度食管炎患者在初始治疗症状控制之后，不需继续治疗

D. 如每日早晚餐前服用 PPI，仍存在夜间酸突破，可睡前加用 H_2RA

6. 下列属于较强肝药酶抑制剂的是（　　　）。

A. 雷尼替丁　　　　　　　　　　　　B. 西咪替丁

C. 法莫替丁　　　　　　　　　　　　D. 泮托拉唑

7. 下列关于引起消化性溃疡的攻击因素，错误的是（　　　）。

A. 胃酸和胃蛋白酶　　　　　　　　　B. NSAIDs

C. 幽门螺杆菌　　　　　　　　　　　D. 米索前列醇

8. 下列根除幽门螺杆菌的四联疗法不合理的是（　　　）。

A. 泮托拉唑＋胶体次枸橼酸铋＋四环素＋甲硝唑

B. 奥美拉唑＋胶体果胶铋＋阿莫西林＋甲硝唑

C. 兰索拉唑＋胶体次枸橼酸铋＋克拉霉素＋甲硝唑

D. 雷贝拉唑＋硫糖铝＋阿莫西林＋克拉霉素

9. 可能增加应用 NSAIDs 患者胃肠道损伤的药物不包括（　　　）。

A. 利伐沙班　　　　　　　　　　　　B. 替普瑞酮

C. 甲泼尼龙　　　　　　　　　　　　D. 西酞普兰

10. UC 和 CD 的相同之处为（　　　）。

A. 脓血便多见　　　　　　　　　　　B. 常见症状包括腹痛、腹泻

C. 直肠绝大多数受累　　　　　　　　D. 病变连续但比较浅

11. 下列关于氨基水杨酸制剂在 IBD 的应用，错误的是（　　　）。

A. 是治疗轻中度活动期 UC 的主要药物

B. 可用于部分轻度活动期的 CD 病例

C. 由氨基水杨酸制剂或激素诱导缓解后，继续用氨基水杨酸制剂维持

D. 维持剂量可以和原诱导缓解剂量相同

12. 下列关于 IBD 激素应用的说法，错误的是（　　　）。

A. 对于重度活动期，静脉用糖皮质激素为首选治疗

B. 对于中度活动期 CD，激素是最常用的治疗药物

C. 激素不能作为 UC 和 CD 的维持治疗药物

D. 为避免激素不良反应，症状缓解后应尽快停药

13. 下列关于 IBD 药物的选择，错误的是（　　　）。

A. 环孢素 A 用于激素无效的重度活动期患者

B. IFX 用于激素和免疫抑制剂治疗无效的患者

C. 甲氨蝶呤用于硫嘌呤类药物治疗无效或不能耐受的 CD 和 UC 患者

D. 硫唑嘌呤用于激素依赖者、氨基水杨酸制剂无效或不耐受者

自测题答案：

1. A　2. C　3. B　4. A　5. C　6. B　7. D　8. D　9. B　10. B　11. C

12. D　13. C

第七章
内分泌系统常见疾病

学习目标

一、掌握

1. 常用糖尿病治疗药物的分类和临床应用；

2. 抗甲状腺功能亢进与甲状腺功能减退的药物和临床应用；

3. 抗骨质疏松症药物的分类和临床应用；

4. 降尿酸药物的分类和临床应用。

二、熟悉

1. 糖尿病的治疗原则；

2. 甲状腺功能亢进症及甲状腺功能减退症的一般治疗原则。

三、了解

1. 糖尿病的治疗原则；

2. 甲状腺功能亢进症及甲状腺功能减退症的病因；

3. 骨质疏松症的预防措施；

4. 高尿酸血症的生活方式指导。

正常情况下，血液中激素的含量与人体组织器官的生理需要相适应。某些激素分泌不足，血中浓度过低，会引起某些组织器官的功能失调，导致内分泌功能低下；反之，激素分泌过多，会导致内分泌功能亢进。激素的结构异常、受体异常或激素—受体结合后的任何环节异常，都会扰乱激素的平衡，发生各种内分泌疾病。而代谢性疾病是指由中间代谢某个环节障碍为主所致的疾病，由原发器官疾病为主所致的代谢障碍则归入该器官疾病的范围。但这种划分是人为的，有时没有明确的界限。如糖尿病，可根据其糖代谢障碍为主所引起的疾病归入代谢病，也可根据其胰岛素相对或绝对不足而归入内分泌病。本章主要讨论糖尿病、甲状腺功能异常、骨质疏松症及高尿酸血症的药物治疗。

第一节　糖尿病的药物治疗

糖尿病（diabetes mellitus，DM）是一组因胰岛素绝对或相对分泌不足和（或）胰岛素利用障碍引起的蛋白质、脂肪代谢异常的疾病。以高血糖为主要标志。糖尿病病程延长，可使多系统损害，导致眼、肾、神经、心、血管等组织器官的慢性进行性病变，引起功能缺陷及衰竭。病情严重或应激时可发生急性代谢紊乱，如酮症酸中毒、高渗性昏迷等。本病使患者生活质量降低，寿命缩短，病死率增高，因此，应积极防治。

2019 年 12 月，国际糖尿病联盟（International Diabetes Federation，IDF）发布了全球第八版糖尿病地图。IDF 数据显示，全球糖尿病成人患者已达 4.63 亿，平均每 11 个 20 ～ 79 岁成人中就有 1 位是糖尿病患者。中国糖尿病的患病人数目前排名全球第一，疾病负担是最重的。虽然 IDF 公布的中国糖尿病患者数量巨大，但可能仍低于我国糖尿病患病的实际情况。WHO 发布的"2019 年全球 10 大健康威胁榜单"中位居第二的威胁是非感染性疾病，主要包含心血管疾病、糖尿病和癌症。糖尿病给家庭和社会带来了沉重的负担，是严重威胁人类健康的世界性公共卫生问题。为此卫生部于 1995 年制定了国家糖尿病防治纲要，以指导全国的糖尿病防治工作，并于 2003 年 11 月启动了中国糖尿病指南的推广工作。目前，正在使用的是《中国 2 型糖尿病防治指南（2017 年版）》。

通常不同类型糖尿病的治疗方案不同，患者又往往伴发其他疾病，需长期积极进行药物治疗，故掌握糖尿病的综合管理原则及药物治疗知识非常重要。

一、病因及发病机制

糖尿病的病因尚未完全阐明，其发病与多种因素相关。

1 型糖尿病被认为是由基因易感个体的环境因素暴露导致的。β 细胞自身免疫发生的进展人群比例不到基因易感人群的 10%，而发展到 1 型糖尿病的人群比例不到该易感基因人群的 1%。在不同的人群中，β 细胞自身免疫的患病率和 1 型糖尿病的发病率有直接关系。1 型糖尿病占糖尿病所有病例的 5% ~ 10%，它通常是由自身免疫破坏胰岛 β 细胞导致的。尽管 1 型糖尿病多发生于儿童或成年早期，但是新患病例可以发生在任何年龄阶段。1 型糖尿病的患病率也在增加，但对增加的原因并不完全了解。

成人迟发自身免疫性糖尿病患者中有 14% ~ 33% 检测到了 β 细胞自身免疫标志物。这类糖尿病被称为潜在的自身免疫性的成人型糖尿病，这类糖尿病患者使用口服降糖药无效，必须给予胰岛素治疗。

2 型糖尿病是我国糖尿病的主要类型。目前认为，2 型糖尿病主要是由遗传、环境、行为多种危险因素共同参与和（或）相互作用引起的。大部分 2 型糖尿病是多种因素造成的，潜在的病理生理学仍然是不确定的。目前认为，2 型糖尿病可能与遗传、子宫内发育及早期营养状态、年龄、超重、体力活动缺乏、久坐、吸烟、饮酒等因素有关。

二、糖尿病分型

糖尿病分为四大类型，即 1 型糖尿病、2 型糖尿病、特殊类型糖尿病和妊娠期糖尿病。

（一）1 型糖尿病

1 型糖尿病包含了目前可归结为由自身免疫介导过程所致胰岛 β 细胞破坏的病例（免疫介导型），以及部分病因和发病机制尚不明了的病例（特发性）。在 1 型糖尿病中，胰岛 β 细胞破坏的速度差异很大，在儿童和青少年患者中可能很迅速，临床上起病较快，血浆 C 肽和胰岛素的水平很低，容易发生酮症酸中毒。而在另一些患者（主要是成年人或可发生于任何年龄）中胰岛 β 细胞破坏较为缓慢，可以保留部分残余的胰岛 β 细胞功能，残余的胰岛 β 细胞功能在多年内足以防止酮症酸中毒的发生。在起病的初期口服降糖药有效，易被误诊为 2 型糖尿病，但数月或数年后必须用胰岛素治疗。这类 1 型糖尿病又称为成人隐匿性自身免疫性糖尿病。

（二）2型糖尿病

2型糖尿病是糖尿病中患病率最高的一种类型（约占糖尿病的90%），且在不同的人种/种族中发病率有较大的差异，伴胰岛素抵抗，不发生自身免疫介导的胰岛β细胞破坏，大部分患者体形肥胖或有肥胖史。这种类型的糖尿病患者不容易自然发生酮症酸中毒，但是在某些情况（如感染、创伤、手术）下是可以发生的。2型糖尿病起病隐匿，高血糖逐渐发生，在发病后的相当长一段时间由于无明显症状而不易及时得到诊断。其血浆胰岛素水平可能在正常范围内，或降低，或高于正常水平。多数患者（至少在患病的初期）通过饮食和运动疗法或口服降糖药治疗，可以达到控制血糖的目的，但是在病程较长、胰岛β细胞功能衰竭、口服降糖药失效后，或在某些特殊情况（如较严重的感染、应激、创伤、手术、妊娠等）下应该使用胰岛素治疗。

（三）特殊类型糖尿病

特殊类型糖尿病的病因和发病机制不同，如胰岛β细胞遗传缺陷（青年发病的成年型糖尿病、线粒体糖尿病），胰岛素作用基因缺陷，胰腺外分泌疾病（胰腺炎、胰腺创伤、胰腺切除、胰腺肿瘤、胰腺囊性纤维化、血色病）。内分泌病变可引起血糖异常。一些激素（如生长激素、皮质醇、胰高血糖素、肾上腺素）有拮抗胰岛素的作用。特殊类型糖尿病还包括药物或化学物质诱发的糖尿病，以及感染导致的糖尿病。

（四）妊娠期糖尿病

妊娠期糖尿病是在妊娠期间发生或发现的糖尿病。

三、临床表现

糖尿病的首发症状与高血糖水平的直接作用有关。当血糖水平升至 160～180 mg/dL 以上时，葡萄糖进入尿。当血糖水平继续升高时，肾脏排出额外的水以稀释尿中丢失的大量葡萄糖。由于肾脏产尿增多，糖尿病患者常排尿增多（多尿）。多尿导致口渴（多饮）。由于大量的热量从尿中丢失，体重下降，为了补偿此种变化，患者感到异常饥饿（多食）。其他症状还有视物模糊、嗜睡、恶心及体力下降。

1型糖尿病起病突然，可迅速进展至糖尿病酮症酸中毒。尽管血糖水平升高，但大多数细胞在缺乏胰岛素时不能利用葡萄糖，于是，这些细胞转向寻求其他能源，脂肪细胞开始分解，产生酮体，此类毒性化学复合物可使血液变酸（酮症酸中毒）。糖尿病酮症酸中毒的首发症状为极度口渴和大量排尿、体重下降、恶心、呕吐、疲乏、腹痛，尤其以儿童多见。呼吸常变深变快，以纠正血液酸度。患者呼出的气味像指甲油清除剂，若不进行治疗，常会在数小时内昏迷。1型糖尿病患者在开始胰岛素治疗后，如中断胰岛素注射或遭受感染、意外事故、严重疾病打击，仍可发生酮症酸中毒。

2型糖尿病患者可能数年或数十年无任何症状。当胰岛素缺乏加重时可出现症状。最初，多尿及口渴较轻，数周或数月后逐渐加重。酮症酸中毒少见。血糖显著升高（常超过1 000 mg/dL），通常是感染或药物等重叠应激作用的结果，患者可出现严重脱水，导致精神错乱、嗜睡、抽搐，此种状态称为高渗性非酮症高血糖昏迷。

四、糖尿病的综合管理

（一）糖尿病管理目标

（1）纠正代谢紊乱，消除糖尿病症状，维持良好的营养状况及正常的生活质量与工作能力，保障儿童的正常生长发育。

（2）防止发生糖尿病急性代谢紊乱（主要指高血糖危象）。

（3）预防、延缓和减少慢性并发症的发生与发展。

（二）糖尿病管理基本原则

为达到上述目标，糖尿病管理强调早期治疗、长期治疗、综合治疗和治疗个体化的基本原则。英国糖尿病前瞻性研究（United Kingdom Prospective Diabetes Study，UKPDS）资料表明，2 型糖尿病是一种渐进性疾病。随着研究的继续深入，人们对 2 型糖尿病的治疗目标有了新的认识，在强调严格血糖控制的基础上，全面控制血管病变风险，延缓疾病的进展，预防慢性并发症和动脉粥样硬化性血管病，最终改善生活质量及降低病死率已经成为长期目标。综合控制目标是中华医学会糖尿病学分会制定的《中国 2 型糖尿病防治指南（2017 年版）》公布的糖尿病控制指标（表 7–1）。

表 7–1　中国 2 型糖尿病综合控制目标

指标	目标值
血糖	
空腹	4.4 ~ 7.0 mmol/L
非空腹	＜ 10.0 mmol/L
糖化血红蛋白	＜ 7.0%
血压	＜ 130/80 mmHg
总胆固醇	＜ 4.5 mmol/L
高密度脂蛋白胆固醇	
男性	＞ 1.0 mmol/L
女性	＞ 1.3 mmol/L
甘油三酯	＜ 1.7 mmol/L
低密度脂蛋白胆固醇	
未合并 ASCVD	＜ 2.6 mmol/L
合并 ASCVD	＜ 1.8 mmol/L
BMI	＜ 24.0 kg/m^2

表 7-1 中所列目标值仅适合一般患者,具体目标值的设定必须考虑病情、年龄、健康需求、医疗和经济条件及健康知识等各种因素,即设定个体化目标。

糖尿病综合防治主要包括 5 个方面,即糖尿病教育、医学营养治疗、运动治疗、药物治疗(口服降糖药、胰岛素治疗等)和血糖监测。当饮食和运动不能使血糖控制达标时,应及时采用包括口服降糖药治疗在内的药物治疗。

五、高血糖的药物治疗

高血糖的药物治疗多基于导致人类血糖升高的两个主要病理生理改变——胰岛素抵抗和胰岛素分泌受损。

(一)口服降糖药

根据作用效果的不同,可将口服降糖药分为促胰岛素分泌剂(磺酰脲类、格列奈类、二肽基肽酶 -4 抑制剂)和非促胰岛素分泌剂(双胍类、噻唑烷二酮类、α- 糖苷酶抑制剂、钠葡萄糖共转运蛋白 2 抑制剂)。

任何口服降糖药单独使用均不能使血糖得到永久的控制。因此,随着糖尿病病程的进展,对外源性的血糖控制手段的依赖性逐渐增大。有效控制血糖往往需要多种口服降糖药的联合,或口服药物与注射剂(如胰高血糖素样肽 -1 受体激动剂、胰岛素注射液)的联合。

1. 二甲双胍

目前我国使用的双胍类药物只有二甲双胍,苯乙双胍已于 2016 年 11 月在中国撤市。许多国家和国际组织制定的糖尿病指南中推荐二甲双胍作为 2 型糖尿病患者控制血糖的一线用药和联合用药中的基础用药。《中国 2 型糖尿病防治指南》从 2010 年版至 2017 年版也一直将二甲双胍作为我国 2 型糖尿病口服药物治疗的首选药物。

(1)作用机制:直接作用于糖的代谢过程,促进糖的无氧酵解,增加肌肉、脂肪等外周组织对葡萄糖的摄取和利用,从而保护已受损的胰岛 β 细胞功能免受进一步损害,有利于糖尿病的长期控制。本品抑制肠道吸收葡萄糖,并抑制肝糖原异生,减少肝糖输出,可使糖尿病患者血糖及糖化血红蛋白降低。

(2)药动学:口服二甲双胍非缓释制剂主要在小肠吸收,进食略减少药物的吸收速度和吸收程度。按照常用临床剂量和给药方案口服本品,可在 24 ~ 48 h 达到稳态血药浓度。本品以原型随尿液排出,清除迅速,血浆半衰期为 1.7 ~ 4.5 h,口服后 24 h 内肾脏排泄 90%。

(3)临床应用:①首选用于单纯饮食及体育运动不能有效控制的 2 型糖尿病,特别是肥胖的 2 型糖尿病。②对于 1 型或 2 型糖尿病,与胰岛素合用,可增加胰岛素的降糖作用,减少胰岛素用量,防止低血糖发生。③也可与磺酰脲类口服降糖药合用,二者具协同作用。二甲双胍从小剂量开始使用,根据患者情况,逐渐增加剂量。不同产品说明书中成人最大推荐剂量不同,每日为 2 ~ 2.55 g。

(4)用药监护:①常见不良反应为胃肠道反应,许多患者因此停用二甲双胍,这种做法存在认识上的误区。可建议患者服用二甲双胍时从小剂量开始逐渐加量,随餐服用,这是减少胃肠道反应的有效方法。比如，盐酸二甲双胍片从 0.5 g、每日 2 次开始，逐渐增加剂量至 0.5 g、每日 3 次。②单独使用二甲双胍不易导致低血糖，但二甲双胍与胰岛素或促胰岛素分泌剂联合使用时，可增加低血糖发生的危险性。③二甲双胍与乳酸性酸中毒发生风险之间的关系尚不确定。④ eGFR < 60 mL/（min·1.73 m^2），接受血管内注射碘化造影剂者，应暂时停止服用二甲双胍，因为向血管内注射碘化造影剂会导致肾衰竭，从而引起二甲双胍蓄积，增加乳酸酸中毒的风险。在检查完成至少 48 h 后，再次检查肾功能无恶化的情况下，才可以恢复服用二甲双胍。

2. 磺脲类药物

磺脲类药物是目前许多国家和国际组织制定的糖尿病指南中推荐的控制 2 型糖尿病患者高血糖的主要用药。目前在我国上市的磺脲类药物主要为格列本脲、格列美脲、格列齐特、格列吡嗪和格列喹酮。消渴丸是含有格列本脲和多种中药成分的固定剂量合剂。

（1）药动学：磺脲类药物的降糖作用持续时间通常与这些化合物的半衰期有关。常用的磺脲类药物口服吸收快，蛋白结合率高（90% ~ 100%）。食物不减少药物的吸收率，但会延缓一些药物的达峰时间。磺脲类药物的药动学特征见表 7-2。

表 7-2　磺脲类药物的药动学特征

药品名称	蛋白结合率	达峰时间 / h	半衰期 / h	持续作用时间 / h	代谢	排泄
格列本脲	95%	2 ~ 5	10 ~ 16	16 ~ 24	主要在肝脏代谢，其代谢产物也可刺激胰岛素分泌，有降糖作用	经肝脏、肾脏排出各约 50%
格列齐特	92%	2 ~ 6	10 ~ 12	12 ~ 24	主要在肝脏代谢而失去活性	60% ~ 70% 随尿液排出（其中仅 5% 为原型），10% ~ 20% 随粪便排出
格列吡嗪	—	普通片 1 ~ 2.5；控释片 6 ~ 12	普通片 3 ~ 6	普通片 8 ~ 12	主要在肝脏代谢而失去活性	65% ~ 80% 随尿液排出，10% ~ 15% 随粪便排出
格列喹酮	—	2 ~ 3	1 ~ 2	2 ~ 3	95% 经肝脏很快代谢，代谢产物几乎无降糖活性	由胆汁分泌进入肠道随粪便排出，仅 5% 经肾脏排出
格列美脲	99%	2 ~ 3	5 ~ 8	24	肝脏内经细胞色素 P450 CYP2C9 代谢成无降糖活性的代谢物	58% 随尿液（无原型药物）排出，35% 随粪便排出

（2）临床应用：磺脲类药物具有广泛的循证医学证据。UKPDS 证实，接受磺脲类药物或胰岛素强化治疗的患者 HbA1c 水平与二甲双胍组接近；许多临床试验显示，磺脲类药物可以使 HbA1c 降低 1% ~ 2%。《中国 2 型糖尿病防治指南（2017 年版）》将磺脲类药物置

于单药治疗备选药物或与二甲双胍等联合使用的二联、三联药物治疗方案中。磺脲类药物单独应用时相对安全，具有价格不高、使用方便等特点。但是，一些临床医生更愿意选择降糖作用机制多样、不增加体重或导致低血糖的二甲双胍作为初始用药。出于安全的考虑，使用磺脲类药物时应从小剂量开始，每 1~2 周加量 1 次，逐渐达到预期降糖目标。超过最大剂量并不能产生更好的作用，却可能使患者面临不良反应的危险。表 7-3 为磺脲类药物用药方案。

表 7-3　磺脲类药物用药方案

药物	每片剂量 /(mg/d)	剂量范围 /mg	每日服用次数 / 次
格列本脲	2.5	2.5~15	1~3（餐前）
格列齐特	80	80~320	1~2（餐前）
格列吡嗪	5	5~30	1~3（餐前）
格列喹酮	30	30~80	1~3（餐前）
格列美脲	1~2	1~6	1（早餐前）

（3）用药监护：①较常见的不良反应为胃肠道症状（如恶心、上腹胀满、头痛等），减少剂量即可缓解。②使用不当可导致低血糖，特别是老年患者，肝肾功能不全者，活动过度者，不规则进食、饮酒者。③可导致体重增加。④对磺胺类药物过敏者禁用。

　3. 噻唑烷二酮类

噻唑烷二酮类常被称为胰岛素增敏剂。此类药物包括罗格列酮与吡格列酮。《中国 2 型糖尿病防治指南（2017 年版）》将此类药物置于与二甲双胍联合使用的二联、三联药物治疗方案中。临床试验显示，噻唑烷二酮类可以使 HbA1c 下降 1.0%~1.5%。

（1）作用机制：尚不完全清楚。有研究显示其能降低肌肉和肝脏的胰岛素抵抗，由此促进葡萄糖的利用和降低肝葡萄糖的生成，即主要通过增加靶细胞对胰岛素作用的敏感性降低血糖。胰岛素抵抗的改善降低了胰岛素、葡萄糖、游离脂肪酸和甘油三酯水平。

（2）药动学：口服罗格列酮可完全被吸收，约 1 h 达到血浆峰浓度。血浆半衰期为 3~4 h。罗格列酮主要在肝脏通过 CYP2C8 代谢，以复合代谢物的形式 2/3 经尿排泄，1/3 经粪便排泄。噻唑烷二酮类的作用依赖于基因转录和蛋白质生成，因此其起效和作用时间不依赖血浆半衰期。起效时间为 1~2 周，但最大效果发生于 8~12 周后。主要经胆道从粪便排泄，少量作为代谢产物经尿排泄，肾衰竭患者无需调整剂量。

（3）临床应用：罗格列酮起始剂量为 4 mg，每日 1 次或 2 次，空腹或餐后服用。如空腹血糖控制不理想，可增至每日 8 mg 或与二甲双胍联用；最大推荐剂量为每日 8 mg。吡格列酮 1 次 15 mg，每日 1 次，每日最大剂量为 45 mg。

（4）用药监护：①噻唑烷二酮类可以引起内皮细胞通透性增加，导致血浆容量增加及周围水肿。与胰岛素合用时，周围水肿的发生率会显著增加。外周水肿和血浆容量增加是其诱发和加重心功能不全的主要机制。不推荐用于有症状的心衰患者。②关注其肝毒性、骨密度降低和骨折的不良反应。

4. 格列奈类

我国上市的此类药物有瑞格列奈、那格列奈和米格列奈。《中国 2 型糖尿病防治指南（2017 年版）》将此类药物置于与二甲双胍联合使用的二联、三联药物治疗方案中。

（1）作用机制：本类药物主要通过刺激胰岛素的早期分泌而降低餐后血糖，具有吸收快、起效快和作用时间短的特点。

（2）药动学：瑞格列奈经胃肠道快速吸收，口服生物利用度为 56%。服药后 1 h 内血药浓度达峰值，然后迅速下降，血浆半衰期约为 1 h，4～6 h 被清除。瑞格列奈及其代谢产物主要自胆汁随粪便排泄，粪便中的原型药物少于 1%。小于 8% 的药物以代谢产物经尿排泄。

那格列奈片餐前服用吸收迅速，相对生物利用度约为 72%。血药峰浓度通常出现在服药 1 h 内。之后血药浓度迅速降低，清除半衰期平均为 1.5 h。大部分（83%）那格列奈经尿排泄，所服药物的 6%～16% 以原型经尿排泄，10% 经粪便排泄。

（3）临床应用：由目前的临床研究可知，格列奈类药物可降低 HbA1c 0.3%～1.5%。

瑞格列奈用于饮食控制、减轻体重或运动锻炼不能有效控制血糖的 2 型糖尿病（非胰岛素依赖型）患者。口服本品 30 min 内即出现胰岛素分泌效应。通常在餐前 15 min（0～30 min）服用。可与二甲双胍合用，降糖效果比各自单独使用好。

那格列奈的常用剂量为餐前 120 mg，可单独使用，也可与二甲双胍合用，通常于餐前服用。

（4）用药监护：①服用瑞格列奈或那格列奈有可能发生低血糖，通常较轻微，给予碳水化合物较易纠正。与其他药物合用可能会增加低血糖发生的危险。②避免 CYP2C8 抑制剂吉非贝齐与瑞格列奈合用，以免造成低血糖。

5. α- 糖苷酶抑制剂

国内上市的 α- 糖苷酶抑制剂有阿卡波糖、伏格列波糖和米格列醇。《中国 2 型糖尿病防治指南（2017 年版）》将该类药物放在单药治疗备选或与二甲双胍联合使用的二联、三联药物治疗方案中。

（1）作用机制：α- 糖苷酶抑制剂的结构类似寡糖（假寡糖），能通过竞争性结合 α- 葡萄糖苷酶上的碳水化合物结合位点，使碳水化合物不能水解为单糖，阻止其被吸收而降低餐后血糖。其 α- 糖苷酶抑制作用是可逆的。

（2）药动学：阿卡波糖和伏格列波糖口服吸收很少。米格列醇更易在小肠吸收，口服给药的吸收程度随剂量的增加而降低，口服 25 mg 药物的生物利用度为 100%，口服 100 mg 药物的生物利用度为 50%～70%。米格列醇较少在体内代谢，95% 以上以原型经尿排泄。

（3）临床应用：α- 糖苷酶抑制剂的降糖效果在一定剂量范围内呈剂量依赖性，适用于以碳水化合物为主要食物成分和餐后血糖升高的患者。α- 糖苷酶抑制剂可以单独使用或与磺脲类、二甲双胍或者胰岛素联用。阿卡波糖片一次 50 mg，一日 3 次，以后根据血糖情况逐渐增至每次 100 mg，每日 3 次。米格列醇片一次 25 mg，一日 3 次；维持剂量一次 50 mg，一日 3 次。伏格列波糖片一次 0.2 mg，一日 3 次。α- 糖苷酶抑制剂应在开始进餐（第一口饭）时嚼服。

（4）用药监护：①主要不良反应是腹胀、排气增加、腹痛，偶有腹泻等。这些不良反应由未吸收的 α- 糖苷酶抑制剂在小肠中发酵引起，可以通过缓慢增加剂量，使患者逐渐适应胃肠道不适。②单独服用此类药物通常不会发生低血糖，并可减少反应性低血糖的风险。合用此类药物的患者如果出现低血糖，治疗时需使用葡萄糖或蜂蜜，而食用蔗糖或淀粉类食物纠正低血糖的效果差。③服药后由于肠道内多糖发酵产生气体，或引起腹泻，可能影响某些药物的胃肠道吸收。

6. 二肽基肽酶 -4（dipeptidyl peptidase-4，DPP-4）抑制剂

2010 年以后，国内外逐渐上市的二肽基肽酶 -4 抑制剂有西格列汀、维格列汀、沙格列汀、利格列汀及阿格列汀。

（1）作用机制：肠促胰素是一类在食物、营养物质刺激下，由肠道内分泌细胞合成并分泌的激素，具有葡萄糖依赖性促胰岛素分泌的特性，其中葡萄糖依赖性促胰岛素多肽（glucose-dependent insulinotropic polypeptide，GIP）和胰高血糖样肽 1（glucagon-like peptide 1，GLP-1）是两种主要的肠促胰素。2 型糖尿病患者的肠促胰素作用减弱，外源性给予 GLP-1，可有效降低 2 型糖尿病患者的血糖水平。但是，天然人 GLP-1 的稳定性较差，体内 DPP-4 可使其迅速失去活性，因而限制其在临床的广泛应用。因此，如果一类药物能抑制 DPP-4 酶，防止内源性释放的肠促胰素水解，就可延长活性肠促胰素的葡萄糖调节作用。

DPP-4 抑制剂能抑制 DPP-4，减少 GLP-1 失活，增加其体内水平。DPP-4 抑制剂作用靶点独特，有效性及安全性较好，在糖尿病治疗药物中受到广泛的关注。

（2）药动学：DPP-4 抑制剂中，不同化学结构类型的药物之间，结合特征没有本质区别，但在降糖作用强度、结合持续时间和选择性上有区别。各种 DPP-4 抑制剂的半衰期及对 DPP-4 的抑制不尽相同。DPP-4 抑制剂的药动学特征见表 7-4。

表 7-4　DPP-4 抑制剂的药动学特征

参数	西格列汀	维格列汀	沙格列汀	利格列汀	阿格列汀
t_{max}/h	1 ~ 4	1.7	2（活性代谢产物为 4 h）	1.5	1 ~ 2
半衰期 /h	12.4	2 ~ 3	2.5（母体） 3.1（代谢产物）	12	12.5 ~ 21.1
蛋白结合率	38%	9.3%	低	70% ~ 80%	28% ~ 38%
代谢率	16%	69%（肾脏）	肝脏	80%（肝脏）	
经肾消除率	87%	85%	75%	5%	
原型消除率	79%	23%	24%	90%	60% ~ 70%

（3）临床应用：用于 2 型糖尿病，可作为单药治疗，在饮食和运动基础上改善血糖控

制；当单独使用二甲双胍血糖控制不佳时，可将其与二甲双胍联用，在饮食和运动基础上改善血糖控制。包括我国 2 型糖尿病患者在内的临床试验显示，此类药物可降低 HbA1c 0.4% ~ 0.9%。

（4）用药监护：①低血糖发生率低；②注意鼻咽炎、上呼吸道感染、头痛、超敏反应、血管神经性水肿、肝酶升高、腹泻、咳嗽等不良事件。③沙格列汀与酮康唑或地尔硫䓬（CYP3A4/5 强抑制剂）同时使用时，血药浓度升高，因而可能需要调整剂量。

　　7. 钠葡萄糖共转运蛋白 2（sodium-dependent glucose transporters 2，SGLT2）抑制剂

目前在我国被批准临床使用的 SGLT2 抑制剂为达格列净、恩格列净和卡格列净。

（1）作用机制：通过抑制肾脏肾小管中负责从尿中重吸收葡萄糖的 SGLT2 降低肾糖阈，促进尿葡萄糖排泄，从而达到降低血液循环中葡萄糖水平的作用。

（2）药动学：不同化学结构的 SGLT2 在降糖作用强度、结合持续时间和选择性上有区别。SGLT2 抑制剂的药动学特征见表 7-5。

表 7-5　SGLT2 抑制剂的药动学特征

参数	恩格列净	达格列静	卡格列净
SGLT2/SGLT1 选择性	2 500	1 200	414
T_{max} / h	1.5 ~ 2.1	1 ~ 2	1 ~ 2
$T_{1/2}$ / h	10.6 ~ 13.1	12.9	10.6 ~ 13.1
生物利用度	60%	78%	65%
食物对吸收的影响	不受饮食限制	不受饮食限制	不受饮食限制
蛋白结合率	86.2%	91%	99%
分布容积 /L	73.8	73.8	83.5
排泄	尿（54.4%）粪便（41.2%）	尿（75%）粪便（21%）	尿（33%）粪便（51.7%）

（3）临床应用：SGLT2 抑制剂可配合饮食控制和运动，用于改善 2 型糖尿病患者的血糖控制。当单独使用盐酸二甲双胍不能有效控制血糖时，可与盐酸二甲双胍联合使用，在饮食和运动基础上改善 2 型糖尿病患者的血糖控制。盐酸二甲双胍和磺脲类药物联合使用不能有效控制血糖时，可与本类药物联合使用，在饮食和运动基础上改善 2 型糖尿病患者的血糖控制。SGLT2 抑制剂的降糖疗效与二甲双胍相当，降低 HbA1c 的幅度为 0.5% ~ 1.0%；减轻体重 1.5 ~ 3.5 kg，降低收缩压 3 ~ 5 mmHg。在具有心血管高危风险的 2 型糖尿病患者中，应用恩格列净或卡格列净的临床研究结果显示，此类药物可使主要心血管不良事件和肾脏事件复合终点发生发展的风险显著下降，心衰住院率显著下降。

（4）用药监护：①单独使用时不增加低血糖的发生风险，联合胰岛素或磺脲类药物时，可增加低血糖发生风险。②中度肾功能不全者可以减量使用。重度肾功能不全者因降糖效

果显著下降，不建议使用。③常见不良反应为生殖泌尿道感染，罕见的不良反应包括酮症酸中毒（主要发生于 1 型糖尿病患者）。可能的不良反应包括急性肾损伤（罕见）、骨折风险（罕见）和足趾截肢（卡格列净）。

（二）胰岛素

胰岛素是在葡萄糖或其他生理生化（如氨基酸、自由脂肪酸、胃泌素、副交感神经、β 肾上腺）刺激时胰岛 β 细胞分泌的一种激素。胰岛素由两条肽链（A 链有 31 个氨基酸，B 链有 20 个氨基酸）组成，两个二硫键把两个链连接起来。胰岛素原是胰岛素的前体，是一个单链，是由 86 个氨基酸组成的多肽链。在胰岛 β 细胞中，胰岛素以胰岛素原的形式贮存。C 肽与胰岛素原分离后，所产生的胰岛素与 C 肽数量相等。这样通过测定 C 肽的水平就能了解生成的内源性胰岛素水平及胰岛 β 细胞的功能。

1. 胰岛素的分类和特点

根据来源和化学结构的不同，胰岛素可分为动物胰岛素、人胰岛素和胰岛素类似物。根据作用特点的差异，胰岛素又可分为超短效胰岛素类似物（速效胰岛素）、常规（短效）胰岛素、中效胰岛素、长效胰岛素（包括长效胰岛素类似物）和预混胰岛素（包括预混胰岛素类似物）。临床上不同胰岛素的主要区别在于它们作用开始和持续的时间不同。需要注意的是，这些数据是在健康志愿者空腹状态或控制良好的糖尿病患者代谢稳定时测定及推导出来的。实际上，患者对于胰岛素的反应是不尽相同的，可能受到多种因素的影响，比如胰岛素六聚体的形成、胰岛素结合抗体的出现、剂量、注射方式、注射部位的按摩、周围温度以及混合使用胰岛素的相互影响等。

（1）速效胰岛素：由基因重组技术生产的人胰岛素类似物。与常规人胰岛素相比，最大的优点是快速吸收，迅速起效，更好地降低餐后血糖，避免低血糖事件的发生。通常在饭前 10～15 min 皮下注射。常用品种有赖脯胰岛素注射液与门冬胰岛素注射液。

（2）短效胰岛素：皮下注射的起效时间为 20～30 min，作用高峰为 2～4 h，持续时间为 5～8 h。可与基础胰岛素制剂合并使用。注射后 30 min 内必须进食含碳水化合物的正餐或加餐。常用品种有生物合成人胰岛素。

（3）中效胰岛素：皮下注射后吸收缓慢而均匀，不得静脉给药。起效和持续时间存在较大个体差异。一般注射后 1.5 h 内起效。最大浓度时间为 4～12 h，持续时间为 24 h。在强化胰岛素治疗中，本品可作为基础胰岛素，晚上和（或）早上注射，与短效胰岛素混合餐前使用，也可单独使用。常用品种有精蛋白生物合成人胰岛素注射液。

（4）预混胰岛素：为双时相低精蛋白锌胰岛素制剂，包含一定比例的短效中性可溶性人胰岛素及中效低精蛋白锌人胰岛素。皮下注射的起效和持续时间存在较大的个体差异，一般注射后 0.5 h 起效，2～8 h 达高峰，持续约 24 h。当需要同时使用短效胰岛素和中效胰岛素时，通常给予预混胰岛素一天 1 次或一天 2 次。剂量因人而异。只能皮下注射，绝不能用于静脉注射。注射后 30 min 内必须进食含碳水化合物的正餐或加餐。

（5）长效胰岛素：是可溶性的长效基础胰岛素类似物，作用平缓且持续时间长。每日注射 1 次或 2 次，依剂量不同，最长作用持续时间可达 24 h。由于可能导致重度低血糖，本品绝不能静脉注射。常用品种为地特胰岛素注射液与甘精胰岛素注射液。

2. 药动学

皮下注射后，胰岛素直接吸收入血。胰岛素作用的限速步骤是从注射部位胰岛素的吸收开始的，这取决于胰岛素的类型和其他因素。虽然皮下吸收一般遵循单纯的指数过程，但很不规律。不同注射部位胰岛素的吸收可有差别，腹壁吸收最快，上臂外侧比股前外侧吸收快。不同个体之间吸收差异很大，即使同一个体，不同时间的吸收也可能不同。胰岛素静脉注射后，在血液循环中半衰期为 5～10 min，皮下注射后半衰期为 2 h。胰岛素进入血液循环后，只有 5% 与血浆蛋白结合，但可与胰岛素抗体结合，后者使胰岛素作用时间延长。主要在肾与肝中代谢，少量由尿排出。

3. 临床应用

胰岛素治疗适应证：1 型糖尿病、糖尿病急性并发症（糖尿病酮症酸中毒、糖尿病高渗昏迷）、围术期、妊娠期、妊娠前准备、合并严重感染、合并严重肝肾功能不全以及口服降糖药失效。实际上，使用胰岛素最多的人群为 2 型糖尿病患者，越来越多的指南指出，当口服降糖药治疗 3 个月 HbA1c 仍不能达标时，就应该启动胰岛素治疗。

（1）胰岛素起始治疗中基础胰岛素的使用：2 型糖尿病患者口服降糖药治疗 3 个月 HbA1c 仍不能达标时，可在原有口服降糖药的基础上加用基础胰岛素治疗。基础胰岛素包括中效人胰岛素和长效胰岛素类似物。当仅使用基础胰岛素治疗时，不必停用促胰岛素分泌剂。如 3 个月后空腹血糖控制理想但 HbA1c 不达标，应考虑调整胰岛素治疗方案。

（2）胰岛素起始治疗中预混胰岛素的使用：预混胰岛素包括预混人胰岛素和预混胰岛素类似物。根据患者的血糖水平，可选择每日 1～2 次的注射方案。当使用每日 2 次注射方案时，应停用促胰岛素分泌剂。

（3）胰岛素的强化治疗方案：在上述胰岛素起始治疗的基础上，经过充分的剂量调整，如患者的血糖水平仍未达标或出现反复的低血糖，需进一步优化治疗方案，可以采用餐时 + 基础胰岛素或每日 3 次预混胰岛素类似物进行胰岛素强化治疗。使用方法如下：①餐时 + 基础胰岛素：根据睡前和三餐前血糖的水平分别调整睡前和三餐前的胰岛素用量，每 3～5 日调整 1 次，根据血糖水平每次调整的剂量为 1～4 U，直到血糖达标。开始使用餐时 + 基础胰岛素方案时，可在基础胰岛素的基础上采用仅在一餐前（如主餐）加用餐时胰岛素的方案。之后根据血糖的控制情况，决定是否在其他餐前加用餐时胰岛素。②每日 3 次预混胰岛素类似物：根据睡前和三餐前血糖水平进行胰岛素剂量调整，每 3～5 日调整 1 次，直到血糖达标。

持续皮下胰岛素输注（continuous subcutaneous insulin infusion，CSII）是胰岛素强化治疗的一种形式，需要使用胰岛素泵实施治疗。经 CSII 给入的胰岛素在体内的药动学特征更接近生理性胰岛素分泌模式。与多次皮下注射胰岛素的强化胰岛素治疗相比，CSII 治疗与低血糖发生的风险减少相关。在胰岛素泵中只能使用短效胰岛素或速效胰岛素类似物。

4. 用药监护

（1）低血糖：胰岛素注射过量，或未及时进餐，或运动量增加时，可能会有低血糖发生。需要强调的是，胰岛素治疗需严防严重低血糖的发生。其对低血糖相关知识的教育、生活方式的改善以及一些口服药物如二甲双胍、阿卡波糖的合理联用至关重要。若患者出现低血糖时神志清醒，应口服葡萄糖；若患者失去知觉，应用胰高血糖素治疗（肌内或皮下注射）或静脉注射葡萄糖。

（2）体重过度增加。

（3）过敏反应：胰岛素很少导致过敏反应，可通过换用不同种制剂的胰岛素得到改善。特殊病例可能会发生局部或全身性皮疹、水泡，一般出现时间短暂，可自行消退。

（4）脂肪萎缩罕见，应避免同一部位反复注射。

（三）胰高血糖素样肽–1（GLP–1）类似物

自2005年4月艾塞那肽上市以来，已有包括利拉鲁肽、阿必鲁肽等多个人GLP-1类似物在美国、欧洲及中国上市或进入临床研究，此类药物具有低血糖风险低、能降低体重等优势。

1. 作用机制

GLP-1是具有30个氨基酸的肠肽类激素，由大肠和小肠黏膜L细胞分泌，是肠促胰岛素中发挥重要生理功能的一种肽类激素，通过与广泛分布于全身多种器官和组织的GLP-1受体结合，不仅能促进胰岛素分泌并抑制胰高血糖素分泌，还具有增加饱腹感、延缓胃排空时间、抑制胰岛β细胞凋亡和促进增殖等作用。但是，天然人GLP-1的稳定性较差，体内DPP-4可使其迅速失去活性，因而限制了其在临床的广泛应用。

2. 药动学

2型糖尿病患者皮下注射艾塞那肽后，2.1 h达到中位血药峰浓度。艾塞那肽经蛋白水解酶降解后，主要通过肾小球滤过消除。艾塞那肽在人体的平均表观清除率为9.1 L/h，平均终末半衰期为2.4 h。其药动学特征不受剂量的影响。大多数人给药后约10 h仍可检测到艾塞那肽。

利拉鲁肽经皮下注射后的吸收比较缓慢，绝对生物利用度约为55%，在给药后8～12 h达到最大浓度，血浆蛋白结合率高（＞98%）。

3. 药效学

包括我国2型糖尿病患者在内的临床试验显示，艾塞那肽可以使HbA1c降低0.8%，利拉鲁肽的疗效和格列美脲相当。GLP-1受体激动剂可以单独使用或与其他口服降糖药联合使用。一定剂量的GLP-1受体激动剂有显著的降低体重作用。对于口服降糖药不能有效控制血糖的2型糖尿病患者，艾塞那肽和胰岛素均可有效控制血糖。

4. 临床应用

艾塞那肽可以降低2型糖尿病患者的餐后血糖浓度。艾塞那肽的起始剂量为每次5 μg，每日2次，在早餐和晚餐前60 min内或每日的两顿主餐前使用；给药间隔约6 h或更长，皮下注射。不应在餐后注射本品。根据临床应答，在治疗1个月后剂量可增至每次10 μg，每日2次。

利拉鲁肽的起始剂量为每日0.6 mg。至少1周后，剂量应增至1.2 mg。推荐每日剂量不超过1.8 mg。本品每日注射1次，可在任意时间注射，无需根据进餐时间给药。本品经皮下注射给药，不可静脉或肌内注射。

5. 用药监护

（1）不良反应：常见恶心、呕吐或腹泻等胃肠道反应，眩晕、头痛等神经系统症状，以及多汗等，多为轻中度反应；主要发生于治疗初期，并随治疗时间的延长逐渐减轻。由于此类药物独特的作用机制，发生低血糖事件风险低，目前临床研究数据中未收到严重低血糖事件报告。

（2）药物相互作用：艾塞那肽延缓胃排空作用可减少口服药物的吸收程度和速度。对正在口服需快速通过胃肠道吸收药物的患者，使用本品时应该谨慎。对疗效依赖于阈浓度的口服药物如抗感染药物，建议患者在注射本品前至少 1 h 服用。如果这些药物需要与食物同服，应建议患者在本品注射的间隔与膳食或点心同时服用。

糖尿病给家庭和社会带来了沉重的负担。糖尿病迄今尚无根除的方法，但其可防可治，多种危险因素的联合控制达标可以明显改善患者的预后。目前，在糖尿病治疗领域，多项大规模的临床研究已经完成。基于这些循证医学证据的支持，许多国家已制定出糖尿病防治指南。糖尿病的控制不是传统意义上的治疗，而是一种综合管理。为了良好地控制糖尿病，除合理使用降糖药物外，还需要按时对血糖和心血管危险因素进行监测。药师作为糖尿病管理团队中的成员，需要学会根据糖尿病患者的相关检查结果（血糖、血脂、血压等指标），评价患者指标控制是否达标，并根据个体化的控制目标调整治疗方案。此外，由于糖尿病是终身性疾病，患者的行为和自我管理能力也很关键。所以，根据患者的情况选择合适的药物，监测患者治疗的有效性及安全性，指导患者正确用药，提高患者的依从性和自我管理能力，是药师为改善糖尿病治疗现状应尽的责任。

第二节　甲状腺功能亢进症

甲状腺毒症是血液循环中过多的甲状腺激素（thyroid hormone，TH）引起的以神经、循环、消化等系统兴奋性增高和代谢亢进为主要表现的临床综合征。甲状腺功能亢进症（简称甲亢）是指甲状腺腺体不适当地持续合成分泌过多甲状腺激素所致的一组临床综合征。甲状腺毒症的病因很多，包括甲状腺功能亢进致合成分泌甲状腺激素增多和甲状腺破坏致甲状腺激素释放入血。

甲亢按照发病部位和病因可分为原发性甲亢和中枢性甲亢，如图 7-1 所示。原发性甲亢属于甲状腺腺体本身病变，而中枢性甲亢又称为垂体性甲亢，是垂体促甲状腺激素（thyroid stimulating hormone，TSH）腺瘤分泌过多 TSH 所致。在甲亢分类中，临床上以弥漫性毒性甲状腺肿（diffuse toxic goiter，Graves disease，GD）最常见，属于自身免疫性甲状腺病，占所有甲状腺毒症的 60%～90%。本节主要介绍 GD。GD 以甲亢、弥漫性毒性甲状腺肿为特征，伴有 Graves 眼（眶）病、胫前黏液性水肿等。GD 患病率为 1.1%～1.6%。女性高发，男女比为 1∶（4～6）。高发年龄为 20～50 岁。

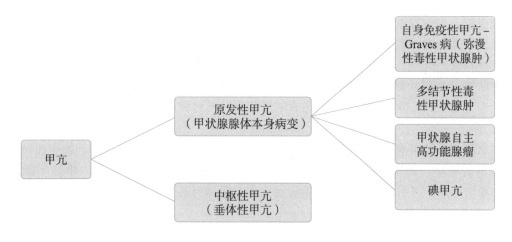

图 7-1 甲亢分类

一、发病机制与危险因素

1. 自身免疫

GD 的发病机制未明，目前公认与甲状腺自身免疫反应有关。GD 的突出特征是血中存在与甲状腺组织反应（抑制或刺激作用）的自身抗体，其中最主要的有 TSH 受体抗体（TSH receptor antibody，TRAb）、甲状腺过氧化物酶抗体（thyroid peroxidase antibody，TPOAb）和甲状腺球蛋白抗体（thyroid thyroglobulin antibody，TgAb）。

2. 遗传因素

部分患者有家族史，同卵双生相继发生 GD 者达 30%～60%（异卵双生为 3%）。GD 患者亲属中患另一种甲状腺炎症（如慢性淋巴细胞性甲状腺炎）的比率和促甲状腺素受体抗体的检出率均高于一般人群。

3. 环境因素

某些病原微生物含有与 TSHR 抗原决定簇相似的结构，病原微生物抗体与自身 TSHR 有交叉反应，如耶森肠杆菌中的 TSHR 样物质能增加 GD 发病的危险性。一些病原微生物还可直接作用于甲状腺和免疫淋巴细胞，或通过感染因子产生的超抗原诱发甲状腺自身免疫反应。

4. 其他

长期、大量摄碘或使用含碘药物（如胺碘酮）可使具有潜在性甲亢高危的患者发生碘甲亢。垂体促甲状腺激素腺瘤可高功能自主性分泌过多的 TSH，导致甲状腺增生肿大和甲状腺激素分泌增多，发生甲亢。

二、临床表现

起病（少数可在应激创伤或感染后）较缓慢。

1. 高代谢症群

患者常表现为疲乏无力、不耐热、多汗、低热（危象时可有高热）；甲状腺激素促进肠道糖的吸收，加速糖的氧化、利用和肝糖分解，可致糖耐量异常或加重糖尿病。蛋白质分解加速致负氮平衡，体重下降。骨骼代谢和骨胶原更新加速。

2. 甲状腺肿

甲状腺肿为甲状腺弥漫性肿大，质软，可随吞咽上下移动。甲状腺血流增多、震颤和血管杂音为 GD 的较特异体征。少数患者的甲状腺肿不对称或无甲状腺肿。

3. 眼部表现

甲状腺相关性眼病表现为结膜充血水肿、复视、视力减退、眼部肿痛、刺痛和异物感。可发现视野缩小、斜视、眼球活动受限甚至固定。眼球突出、常不对称，眼睑不能闭合，结膜和角膜外露，可引起角膜溃疡。重者可出现全眼球炎甚至失明。

4. 精神神经症状

患者多言好动、失眠、紧张、注意力不集中、焦虑、烦躁等。有时出现幻觉，甚至有亚躁狂症；伸舌或双手向前平举时有细颤，腱反射活跃，深反射恢复期缩短。

5. 心血管系统

以高动力循环为特征。心动过速多为持续性，多见于老年患者。休息时有所降低，但仍高于正常。心搏增强。收缩压升高、舒张压下降和脉压增大为甲亢的特征性表现，有时可出现毛细血管搏动、水冲脉等周围血管征。有些老年患者仅表现为心房纤颤或心脏扩大。当心脏负荷加重或合并感染时，可诱发充血性心衰。

6. 消化系统

多数患者表现为食欲亢进，少数出现厌食甚至恶病质；肠蠕动增加；大便溏稀，次数增加。少数患者可出现肝功能异常，转氨酶升高或伴黄疸。

7. 皮肤表现

皮肤光滑细腻，皱纹较少，触之温暖湿润，颜面潮红。

8. 肌肉骨骼系统

甲亢性肌病分急性和慢性两种。急性肌病者于数周内出现吞咽困难和呼吸肌麻痹。慢性肌病者主要累及近端肌群和肩、髋部肌群，部分累及远端肌群；肌无力为进行性尿肌酸排泄量增高。登楼、蹲位起立、梳头困难，使用新斯的明无效。

9. 生殖系统

女性患者常有月经稀少、周期延长甚至闭经。男性患者可出现阳痿，偶见乳腺发育。

三、实验检查

1. TSH 测定

甲状腺功能改变时，TSH 的波动较 T_3、T_4 迅速而显著，因此血 TSH 是反映下丘脑 – 垂体 – 甲状腺轴功能的一线指标，尤其对亚临床型甲亢和亚临床型甲减的诊断有重要意义。

2. 甲状腺激素测定

测定甲状腺激素时，需包括总 T_4（TT_4）、总 T_3（TT_3）和游离 T_4（FT_4）、游离 T_3（FT_3）。FT_4 及 FT_3 是诊断甲状腺功能的首选指标。

四、治疗原则

目前尚不能对甲亢进行病因治疗。临床普遍采用 3 种疗法，即抗甲状腺药物、放射性碘治疗和手术治疗。抗甲状腺药物的作用是抑制甲状腺合成甲状腺激素，放射性碘治疗和手术治疗则是通过破坏甲状腺组织、减少甲状腺激素的产生来达到治疗目的。

患者应适当休息，注意补充足够的热量和营养，包括糖类、蛋白质和 B 族维生素等。限制碘的摄入。精神紧张、不安或失眠者，可给予镇静安眠药（如地西泮）。

五、药物治疗

（一）抗甲状腺药物（antithyroid，ATD）

1. 作用机制

甲亢是甲状腺激素分泌过多所致，其治疗在于减少（暂时或长期）甲状腺激素分泌。ATD 的作用机制基本相同，都可抑制甲状腺过氧化物酶活性，抑制碘化物形成活性碘，影响酪氨酸残基碘化，抑制单碘酪氨酸碘化为双碘酪氨酸及碘化酪氨酸耦联形成碘甲腺原氨酸，但不影响碘的摄取，也不影响已合成激素的释放。年龄较小、病情轻、甲状腺轻度肿大者应选择 ATD 治疗。

2. 适应证和优缺点

ATD 适用于甲亢患者的初始治疗。

（1）优点：①疗效较肯定，但仅能获得 40%～60% 的治愈率。②不易导致永久性甲状腺功能减退。③方便、经济、使用较安全。

（2）缺点：①疗程长，一般需 1 年以上，有时长达数年。②停药后的复发率较高，并存在原发性或继发性失效可能。③可并发肝损害或粒细胞减少症。

3. 药物分类

ATP 包括硫脲类和咪唑类。硫脲类常用的有丙硫氧嘧啶（propylthiouracil，PTU）。咪唑类常用的有甲巯咪唑（methimazole，MMI）。这两种药物的作用机制基本相同，都可抑制甲状腺过氧化物酶活性。

MMI：本品抑制碘化物的氧化，从而阻止酪氨酸的碘化以及甲状腺激素的合成。本品抗甲状腺作用较 PTU 约强 10 倍，且疗效快，持续作用时间长。临床主要用于治疗甲亢，适用于甲亢的内科治疗、甲状腺危象及甲亢的术前准备等。

PTU：能抑制过氧化物酶系统，使被摄入甲状腺细胞内的碘化物不能氧化成活性碘，从而使酪氨酸不能碘化；同时，一碘酪氨酸和二碘酪氨酸的缩合过程受阻，以致不能生成甲状腺激素。由于本品不能直接对抗甲状腺激素，需等已生成的甲状腺激素耗竭后才能产生疗效，故作用较慢。本品在甲状腺外能阻止 T_4 转化为 T_3，亦与其疗效有关。本品可迅速减轻严重甲亢毒性症状。口服后迅速吸收，血浆半衰期约为 1 h，药物在甲状腺、肾上腺、骨髓内的分布浓度较高，约有 80% 的药物在体内破坏，其余部分于 24 h 内从尿中排出，大部分呈结合状态。

近年的研究发现，这两种药物可轻度抑制免疫球蛋白生成，使甲状腺淋巴细胞减少。PTU 通过抑制 5′ 脱碘酶活性而减少外周组织 T_4 转化为 T_3，故首选用于严重病例或甲状腺危象的治疗。但因其肝毒性大于 MMI，故除严重病例、甲状腺危象、妊娠早期或对 MMI 过敏者首选 PTU 治疗外，其他情况下 MMI 应为首选药物。

4. 用药方案

疗程分为初始阶段、减量阶段和维持阶段。

（1）初始阶段：MMI 起始剂量为 20～40 mg/d，每日 1 次或 2 次口服。起始剂量也可参照患者的 FT4 水平：如超过正常值上限 1.0～1.5 倍，为 5～10 mg/d；超过正常值上限 1.5～2.0 倍，为 10～20 mg/d；超过正常值上限 2.0～3.0 倍，为 30～40 mg/d。

PTU 起始剂量为 300 mg/d，视病情轻重采用 150～400 mg/d，最大量为 600 mg/d，分次口服。用药后需要等待甲状腺存储的甲状腺激素消耗，一般在服药 2～3 周后临床症状减轻，4～6 周后代谢状态可以恢复正常，故应在用药 4 周后复查甲状腺功能以评估治疗效果。

（2）减量阶段：当症状好转、甲状腺功能接近正常时可逐步减少药物用量。在减量过程中，每 2～4 周随访 1 次，每次减少 MMI 5 mg 或者 PTU 50 mg，不宜减得过快，此阶段需 2～3 个月。每次随访要监测患者的代谢状况以及检测甲状腺功能，尽量维持甲状腺功能的正常和稳定。如果减量后病情反复，则需要重新增加剂量并维持一段时间。

（3）维持阶段：MMI 5～10 mg/d，PTU 50～100 mg/d，视病情调整剂量，一些患者只需要更少的 ATD 剂量即可维持正常的甲状腺功能，每 2 个月复查一次，为期 1～2 年。个别患者需要延长维持治疗疗程。注意：初始及减量阶段不主张联用左甲状腺素钠片，维持阶段可联用以维持正常的甲状腺功能。

5. 停药指征和复发

甲状腺功能正常、疗程足够、TRAb 阴性可以考虑停药。推荐在停 ATD 前检测 TRAb 水平。甲亢缓解的定义是停药 1 年仍能维持甲状腺功能正常。停用 ATD 后甲亢复发率约为 50%。

6. 用药监护

所有患者在治疗前后均应监测血常规、肝功能等指标，并告知其 ATD 的不良反应。ATD 的不良反应如下。

（1）药疹和过敏性皮肤病：轻者可用抗组胺药物控制，不必停药，但应密切观察；如皮疹加重，应立即停药，以免发生剥脱性皮炎。

（2）粒细胞减少和粒细胞缺乏（MMI 多于 PTU）：前者多发生在用药后的 2～3 个月，也可见于任何时期。如外周血白细胞低于 3×10^9/L 或中性粒细胞低于 1.5×10^9/L，应考虑停药，并严密观察病情变化，试用升白细胞药物，如维生素 B_4、鲨肝醇、利血生等。伴发热、咽痛、皮疹等疑为粒细胞缺乏症时，须停药抢救，并每日皮下注射重组人粒细胞集落刺激因子，白细胞正常后停用。

（3）中毒性肝炎：应立即停药抢救，并尽快将血中甲状腺激素降至正常或基本正常的范围内，为治疗创造条件。

（4）抗中性粒细胞胞浆抗体相关性小血管：多见于用 PTU 治疗的中青年女性患者。

（二）复方碘液

复方碘液仅用于术前准备和甲亢危象。大剂量摄碘可抑制甲状腺激素合成或阻止过量甲状腺激素的释放。尤其在需要迅速控制甲亢症状时，如甲亢危象发作或急诊手术前。但碘不作为甲亢常规或长期治疗药物。

（三）β受体阻滞剂

多种β受体阻滞剂可用于治疗甲亢。普萘洛尔（一次10～40 mg，每日3～4次）阻滞β受体，抑制T_4转换为T_3，可作为甲亢初治期的辅助治疗，控制甲亢某些症状，有效减慢心率，减轻震颤。亦可与碘剂合用于术前准备或甲亢危象。支气管哮喘患者禁用。

第三节 甲状腺功能减退症

甲状腺功能减退症（简称甲减）是由各种原因导致甲状腺激素合成和分泌减少或组织利用不足而引起的全身性低代谢综合征。在引起甲减的病因中，原发性甲减约占99%。无明显甲减症状与体征，甲状腺激素正常，血TSH升高的轻型甲减称为亚临床甲减。严重的甲减可导致黏液性水肿及昏迷。各个地区甲减的患病率存在差异。国外报告的临床甲减患病率为0.8%～1.0%，发病率为3.5/1 000。在美国，临床甲减患病率为0.3%，亚临床甲减患病率为4.3%。我国学者报告临床甲减患病率为1.0%，发病率为2.9/1 000。成年女性患者比成年男性患者多，老年人及一些种族和区域甲减患病率升高。

一、分类

1. 根据病变发生的部位分类

（1）原发性甲减：亦称甲状腺性甲减，最常见，是由甲状腺腺体本身病变如自身免疫、甲状腺手术和甲亢^{131}I治疗所致的甲减。

（2）中枢性甲减：垂体性和下丘脑性甲减的统称，少见。常因下丘脑和垂体肿瘤、手术放疗和产后垂体出血坏死引起。由下丘脑病变引起的甲减也称为三发性甲减。三发性甲减较罕见，由下丘脑综合征、下丘脑肿瘤、炎症及放疗等引起。

（3）甲状腺激素抵抗综合征：属常染色体显性或隐性遗传病，是由甲状腺激素在外周组织不敏感，不能发挥其正常的生物效应所引起的综合征。由于缺陷性质累及组织和代偿程度不同，临床表现差异很大，可有甲减或甲亢表现。

2. 根据病因分类

甲减分为自身免疫性甲减、药物性甲减、^{131}I治疗后甲减、甲状腺手术后甲减、特发性甲减、垂体或下丘脑手术后甲减、先天性甲减等。

3. 根据甲状腺功能减低的程度分类

原发性甲减分为临床甲减（血清TSH升高，FT_4或TT_4降低）和亚临床甲减（血清TSH升高，FT_4或TT_4正常）。

4. 根据甲减发生的年龄分类

甲减分为成年型甲减、幼年型甲减和新生儿甲减。

二、病因

甲减的病因复杂，以原发性多见，自身免疫损伤是最常见的原因，其次为甲状腺被破坏（如手术及^{131}I治疗后）。继发性甲减少见。发病机制因病因不同而异。

三、临床表现

成年型甲减，早期症状多变且缺乏特异性，不宜被察觉，进展缓慢，典型症状经常在几个月甚至几年后才显现。

1. 低代谢症候群

主要表现为易疲劳、怕冷、体重增加、行动迟缓。因血液循环差和热能生成减少，体温可低于正常。

2. 神经系统

轻者有记忆力、注意力、理解力和计算力减退，嗜睡症状突出，反应迟钝。重者可表现为痴呆、幻想、木僵、昏睡或惊厥等。

3. 皮肤改变

皮肤黏液性水肿为非凹陷性，常见于眼周、手和脚的背部以及锁骨上窝。黏液性水肿面容为颜面虚肿，表情呆板、淡漠，呈"假面具样"。鼻、唇增厚，舌厚大，发音不清，言语缓慢，音调低哑。皮肤干燥发凉，粗糙脱屑。毛发干燥稀疏，眉毛外 1/3 脱落。指甲厚而脆，表面常有裂纹。由于高胡萝卜素血症，手脚皮肤呈姜黄色。如果不进行治疗，患者将出现贫血、体温下降、心衰，后逐渐发展至神志模糊、木僵或昏迷（黏液水肿性昏迷）。这是一种危及患者生命的并发症，其表现有呼吸减慢、癫痫发作、脑血流减少。

4. 心血管系统

由于心脏每搏量减少和心率减慢，静息时心输出量降低，外周血管阻力增加，血容量减少，这些血流动力学的改变导致脉压减小、循环时间延长以及组织血供减少。由于组织耗氧量和心输出量的减低相平行，故心肌耗氧量减少，心绞痛和心衰很少发生。但是，甲减患者在应用甲状腺激素治疗期间，心绞痛会出现或者加重。严重的原发性甲减可有心肌间质水肿，心肌纤维肿胀，心脏扩大，心音低弱，心包积液。有学者称之为甲减性心脏病。10% 的患者伴有高血压，久病者易并发动脉粥样硬化及冠心病。

5. 消化系统

食欲减退，腹胀，便秘，偶尔会导致黏液水肿性巨结肠或麻痹性肠梗阻。

6. 内分泌系统

长期甲减可引起腺垂体增大、高催乳素血症和溢乳。甲减可致儿童生长发育迟缓。

7. 血液系统

由于需氧量减少以及促红细胞生成素生成不足，红细胞的数量减少，发生正色素性贫血。吸收不良或者摄入不足所致叶酸、维生素 B_1 缺乏，也可引起大细胞性贫血。月经量多而致失血及胃酸缺乏导致铁吸收不足，进一步引起小细胞性贫血。

8. 呼吸系统

患者可有胸腔积液，只在极少数情况下才出现呼吸困难。阻塞性睡眠呼吸暂停在甲状腺功能恢复正常后可逆转。

9. 生殖系统

婴儿期甲减如果不及时治疗，将会导致性腺发育不全。幼年期甲减会造成无排卵周期、青春期延迟。成年女性重度甲减可伴性欲减退、排卵障碍、月经周期紊乱和经血增多。继发性甲减可导致卵巢萎缩和闭经。男性甲减可致性欲减退、阳痿和精子减少。

10. 肌肉与骨关节系统

肌肉与骨关节系统主要表现为肌肉乏力，可有肌萎缩。部分患者伴关节病变和关节腔积液。婴幼儿期甲减如果没有及时有效治疗，会导致侏儒。甲减患儿即使得到治疗但时间延迟，也不会达到正常的身高。

四、治疗

甲减一般不能治愈，需要甲状腺激素终生替代治疗。但是也有桥本甲状腺炎所致甲减自发缓解的报告。

（一）原发性临床甲减

1. 治疗目标

甲减的症状和体征消失，血清 TSH、FT_4、TT_4 维持在正常范围。继发于下丘脑和（或）垂体病变的甲减，其治疗目标非血清 TSH，而是 FT_4、TT_4 处于正常范围。

2. 药物治疗

甲减患者首选左甲状腺素钠片治疗。

（1）药动学：口服后左甲状腺素钠的半衰期约为 7 d，吸收约为 70%，故可每日服药一次，于早餐前 30～60 min 服用，不应与干扰左甲状腺素吸收的食物或药物同时服用。间隔大于 4 h 时再服用其他药物，以免影响左甲状腺素钠的吸收和代谢。肠道吸收不良及氢氧化铝、碳酸钙、硫糖铝、硫酸亚铁、食物纤维添加剂等均可影响小肠对左甲状腺素钠的吸收；苯巴比妥、苯妥英钠、卡马西平、利福平、异烟肼、洛伐他汀、胺碘酮、舍曲林、氯喹等药物可以加速左甲状腺素钠的清除。甲减患者同时服用这些药物时，需要注意调整左甲状腺素钠片的剂量。

（2）临床应用：左甲状腺素钠片治疗的剂量取决于甲减的程度、病因、年龄、性别、体重和个体差异。如果患者甲状腺功能基本缺失，成人左甲状腺素钠片替代剂量按照标准体重计算是每日 1.6～1.8 μg/kg。如果患者的甲状腺功能完全缺失，比如甲状腺全切术后和（或）放射碘治疗后、中枢性甲减患者替代剂量较高，自身免疫性甲减和亚临床甲减剂量较低。儿童需要较高的剂量；老年人需要的剂量较低；妊娠期的替代剂量需要增加 30%～50%。起始剂量和达到完全替代剂量所需的时间根据患者的年龄、心脏状态、特定状况确定。年轻体健的成年人可以完全替代剂量起始；一般人群起始剂量为 25～50 μg/d，每 3～7 d 增加 25 μg；老年人、有心脏病者应以小剂量起始，缓慢加量，妊娠期妇女则应完全替代剂量起始或尽快增至治疗剂量。

（3）用药监护：左甲状腺素钠片替代治疗后 4～8 周监测血清 TSH，治疗达标后，每 6～12 个月复查一次，或根据临床需要决定监测频率。妊娠期甲减每 4 周复查一次。根据 TSH 水平调整原发性甲减患者服用左甲状腺素钠片的剂量，治疗目标个体化。替代治疗过程中要注意避免用药过量导致临床甲亢或亚临床甲亢。

甲状腺片是动物的甲状腺体制剂，因其甲状腺激素含量不稳定和 T_3 含量过高，目前临床已很少使用。

3. 一般治疗

贫血者可补充铁剂、维生素 B_{12} 和叶酸，缺碘者应补充碘剂，但必须与左甲状腺素合用才能取得疗效。

（二）亚临床甲减

亚临床甲减可导致血脂异常，促进动脉粥样硬化的发生、发展；部分亚临床甲减可发展为临床甲减。重度亚临床甲减（TSH ≥ 10.0 mIU/L）患者，建议给予左甲状腺素钠片替代治疗，治疗的目标与临床甲减一致。轻度亚临床甲减（TSH < 10.0 mIU/L）患者，如果伴有甲减症状、TPOAb 阳性、血脂异常或动脉粥样硬化性疾病，应予左甲状腺素钠片治疗。治疗过程中要监测血清 TSH，以避免过度治疗。老年亚临床甲减患者的治疗目前存在争议，应谨慎选择治疗方案，治疗后 TSH 控制目标要适当放宽。

第四节　骨质疏松症

人类早在数千年前的希波克拉底时代就认识到老年人骨骼变薄并易于骨折，随着历史的发展和科技的进步，人类对骨质疏松症的认识逐渐深化。骨质疏松症是一种与增龄相关的骨骼疾病。随着世界人口的老龄化，骨质疏松症已成为人类最常见的疾病，骨质疏松症严重威胁着人类的健康，降低人类的生活质量。目前我国 60 岁以上人口已超过 2.1 亿（约占总人口的 15.5%），65 岁以上人口近 1.4 亿（约占总人口的 10.1%），是世界上老年人口绝对数最大的国家。随着人口老龄化的日趋严重，骨质疏松症已成为我国重要的公共健康问题。

骨质疏松症是最常见的骨骼疾病，是一种以骨量低、骨组织微结构损坏导致骨脆性增加、易发生骨折为特征的全身性骨病。骨质疏松症可发生于任何年龄，但多见于绝经后女性和老年男性。

一、分类、病因与发病机制

（一）分类

骨质疏松症分为原发性和继发性两大类。原发性骨质疏松症包括绝经后骨质疏松症（Ⅰ型）、老年骨质疏松症（Ⅱ型）和特发性骨质疏松症（包括青少年型）。绝经后骨质疏松症一般发生在女性绝经后 5 ~ 10 年内；老年骨质疏松症一般指 70 岁以后发生的骨质疏松；特发性骨质疏松症主要发生于青少年，病因未明。继发性骨质疏松症指由任何影响骨代谢的疾病和（或）药物及其他明确病因导致的骨质疏松。本节主要介绍原发性骨质疏松症。

（二）病因与发病机制

骨骼需要具有足够的刚度和韧性以维持骨强度及承载外力，避免骨折。为此，要求骨骼具备完整的层级结构，包括Ⅰ型胶原的三股螺旋结构、非胶原蛋白及沉积于其中的羟基磷灰石。骨骼的完整性由不断重复、时空偶联的骨吸收和骨形成过程维持，此过程称为骨重建。骨重建由成骨细胞、破骨细胞和骨细胞等组成的骨骼基本多细胞单位实施。成年前骨骼不断构建、塑形和重建，骨形成和骨吸收的正平衡使骨量增加，并达到骨峰值；骨重建平衡，维持骨量；此后随年龄的增加，骨形成与骨吸收呈负平衡，骨重建失衡，造成骨丢失。适当的力学刺激和负重有利于维持骨重建，修复骨骼微损伤，避免微损伤累积和骨折。

骨质疏松症及其骨折的发生是遗传因素和非遗传因素交互作用的结果。遗传因素主要影响骨骼大小、骨量、结构、微结构和内部特性。峰值骨量的 60%～80% 由遗传因素决定，多种基因的遗传变异被证实与骨量调节相关。非遗传因素主要包括环境因素、生活方式、疾病、药物、跌倒相关因素等。骨质疏松症是多种基因及环境因素等微小作用积累的共同结果。

绝经后骨质疏松症主要是由于绝经后雌激素水平降低，雌激素对破骨细胞的抑制作用减弱，破骨细胞的数量增加、凋亡减少、寿命延长，导致其骨吸收功能增强。尽管成骨细胞介导的骨形成亦有增加，但不足以代偿过度骨吸收，骨重建活跃和失衡致使小梁骨变细或断裂，皮质骨孔隙度增加，导致骨强度下降。雌激素减少降低骨骼对力学刺激的敏感性，使骨骼呈现类似于废用性骨丢失的病理变化。

老年骨质疏松症一方面由于增龄造成骨重建失衡，骨吸收/骨形成比值升高，导致进行性骨丢失；另一方面，增龄和雌激素缺乏使免疫系统持续低度活化，处于促炎性反应状态。老年人常见维生素 D 缺乏及慢性负钙平衡，导致继发性甲亢。年龄相关的肾上腺源性雄激素生成减少、生长激素-胰岛素样生长因子轴功能下降、肌少症和体力活动减少造成骨骼负荷减少，也会使骨吸收增加。

二、临床表现

骨质疏松症初期通常没有明显的临床表现，因而被称为"寂静的疾病"或"静悄悄的流行病"。但随着病情进展，骨量不断丢失，骨微结构破坏，患者会出现骨痛、脊柱变形，甚至发生骨质疏松性骨折等后果。部分患者可没有临床症状，仅在发生骨质疏松性骨折等严重并发症后才被诊断为骨质疏松症。

（一）疼痛

骨质疏松症患者，可出现腰背疼痛或全身骨痛。疼痛通常在翻身时、起坐时及长时间行走后出现，夜间或负重活动时疼痛加重，并可能伴有肌肉痉挛，甚至活动受限。

（二）脊柱变形

严重骨质疏松症患者，因椎体压缩性骨折，可出现身高变矮或驼背等脊柱畸形。多发性胸椎压缩性骨折可导致胸廓畸形，甚至影响心肺功能；严重的腰椎压缩性骨折可能导致腹部脏器功能异常，引起便秘、腹痛、腹胀、食欲缺乏等不适。

（三）骨质疏松性骨折

骨质疏松性骨折属于脆性骨折，通常指在日常生活中受到轻微外力时发生的骨折。骨质疏松性骨折发生的常见部位为椎体（胸、腰椎），髋部（股骨近端），前臂远端和肱骨近端；其他部位如肋骨、跖骨、腓骨、骨盆等部位亦可发生骨折。骨质疏松性骨折发生后，再骨折的风险显著增加。

三、治疗原则

骨质疏松症的防治应贯穿于生命全过程，骨质疏松性骨折会增加致残率或致死率，因此骨质疏松症的预防与治疗同等重要。骨质疏松症的防治措施主要包括基础措施、药物干预和康复治疗。

（一）防治目标

骨质疏松症的主要防治目标：改善骨骼生长发育，促进成年期达到理想的峰值骨量；维持骨量和骨质量，预防增龄性骨丢失；避免跌倒和骨折。

骨质疏松症初级预防：尚无骨质疏松但具有骨质疏松症危险因素者，应防止或延缓其发展为骨质疏松症并避免发生第一次骨折。

骨质疏松症二级预防和治疗：对于已有骨质疏松症或已经发生过脆性骨折的患者，应避免发生骨折或再次骨折。

（二）调整生活方式

1. 加强营养，均衡膳食

建议摄入富含钙、低盐和适量蛋白质的均衡膳食，推荐每日蛋白质摄入量为 0.8 ~ 1.0 g/kg 体重，并且每日摄入牛奶 300 mL 或相当量的奶制品。表 7-6 为中国营养学会膳食钙参考摄入量。

表 7-6　中国营养学会膳食钙参考摄入量

年龄段	膳食钙参考摄入量 /（mg/d）
＜6 月	200
7 ~ 12 月	250
1 ~ 3 岁	600
4 ~ 6 岁	800
7 ~ 10 岁	1 000
11 ~ 13 岁	1 200
14 ~ 17 岁	1 000
18 ~ 49 岁	800
＞50 岁	1 000
孕早期	800
孕中晚期、哺乳期	1 000

2. 充足日照

建议上午 11：00 到下午 3：00，尽可能多地暴露皮肤于阳光下 15 ~ 30 min（取决于日照时间、纬度、季节等因素），每周 2 次，以促进体内维生素 D 的合成，尽量不涂抹防晒霜，以免影响日照效果。但需注意避免强烈阳光照射，以防灼伤皮肤。

3. 规律运动

建议进行有助于骨骼健康的体育锻炼和康复治疗。运动可改善机体敏捷性、力量、姿势及平衡等，减少跌倒风险。运动还有助于增加骨密度。适合骨质疏松症患者的运动包括负重运动及抗阻运动。推荐规律的负重及肌肉力量练习，以减少跌倒和骨折风险。

4. 其他

注意戒烟、限酒，避免过量饮用咖啡、碳酸饮料，尽量避免或少用影响骨代谢的药物。

四、药物治疗

（一）骨健康基本补充剂

1. 钙剂

充足的钙摄入对获得理想的骨峰值、减缓骨丢失、改善骨矿化和维护骨骼健康有益。《中国居民膳食指南》营养素参考摄入量建议，成人每日钙推荐摄入量为 800 mg（元素钙），50 岁及以上人群每日钙推荐摄入量为 1 000～1 200 mg。尽可能通过饮食摄入充足的钙，饮食中钙摄入不足时，可给予钙剂补充。营养调查显示我国居民每日膳食约摄入元素钙 400 mg，故尚需补充元素钙 500～600 mg/d。钙剂选择需考虑其钙元素含量、安全性和有效性。不同种类钙剂中的元素钙含量不同。其中，碳酸钙含钙量高、吸收率高、易溶于胃酸。常见不良反应为上腹不适和便秘等。枸橼酸钙含钙量较低，但水溶性较好，胃肠道不良反应小，且枸橼酸有可能减少肾结石的发生，适用于胃酸缺乏和有肾结石风险的患者。高钙血症和高钙尿症时应避免使用钙剂。补充钙剂需适量，超大剂量补充钙剂可能增加肾结石和心血管疾病的风险。在骨质疏松症的防治中，钙剂应与其他药物联合使用，目前尚无充分证据表明单纯补钙可以替代其他抗骨质疏松症药物治疗。表 7-7 为不同钙剂元素钙含量。

表 7-7　不同钙剂元素钙含量

药品名称	膳食钙参考摄入量 /（mg/d）
碳酸钙	40.00
磷酸钙	38.76
氯化钙	36.00
醋酸钙	25.34
枸橼酸钙	21.0
乳酸钙	18.37
葡萄糖酸钙	9.30
氨基酸螯合钙	～20.00

2. 维生素 D

充足的维生素 D 可增加肠钙吸收、促进骨骼矿化、保持肌力、改善平衡能力和降低跌倒风险。维生素 D 不足可导致继发性甲亢，增加骨吸收，从而引起或加重骨质疏松症。同时补充钙剂和维生素 D 可降低骨质疏松性骨折风险。《中国居民膳食指南》营养素参考摄入量建议，成人推荐维生素 D 摄入量为 400 U（10 μg）/d；65 岁及以上老年人因缺乏日照以及摄入和吸收障碍常有维生素 D 缺乏，推荐摄入量为 600 U（15 μg）/d；可耐受最高摄入量为 2 000 U（50 μg）/d；维生素 D 用于骨质疏松症防治时，剂量可为 800 ~ 1 200 U/d。表 7-8 为中国营养学会膳食维生素 D 参考摄入量。

表 7-8　中国营养学会膳食维生素 D 参考摄入量

年龄段	膳食维生素 D 参考摄入量 /（U/d）
< 65 岁	400
≥ 65 岁	600
妊娠期、哺乳期	400

（二）抗骨质疏松症药物

抗骨质疏松症药物按作用机制可分为骨吸收抑制剂、骨形成促进剂、其他机制类药物及传统中药。通常首选具有较广抗骨折谱的药物（如阿仑膦酸钠、唑来膦酸、利塞膦酸钠和迪诺塞麦等）。对低中度骨折风险者（如绝经后妇女、骨密度水平较低但无骨折者）首选口服药物治疗。对口服不能耐受、禁忌、依从性欠佳及高骨折风险者（如多发椎体骨折或髋部骨折的老年患者、骨密度极低的患者）可考虑使用注射制剂（如唑来膦酸、特立帕肽、迪诺塞麦等）。仅椎体骨折为高风险，而髋部和非椎体骨折风险不高的患者，可考虑选用雌激素或选择性雌激素受体调节剂。中药具有改善临床症候等作用，但在降低骨质疏松性骨折方面尚无充分证据。抗骨质疏松症药物治疗的目的是显著提高骨强度，从而降低骨折风险。

1. 双膦酸盐

双膦酸盐类药物是目前临床上应用最为广泛的抗骨质疏松症药物。双膦酸盐类药物与骨骼羟磷灰石的亲和力高，能够特异性结合到骨重建活跃的骨表面，抑制破骨细胞功能，从而抑制骨吸收。不同双膦酸盐类药物抑制骨吸收的效力差别很大，因此临床上不同双膦酸盐类药物的使用剂量及用法也有差异。目前用于防治骨质疏松症的双膦酸盐类药物主要包括阿仑膦酸钠、唑来膦酸、利塞膦酸钠、伊班膦酸钠、依替膦酸二钠和氯膦酸二钠等。

双膦酸盐类药物总体安全性较好，但需要关注以下几点：胃肠道不良反应、一过性"流感样"症状、肾脏毒性、下颌骨坏死及非典型股骨骨折。进入血液的双膦酸盐类药物约 60% 以原型从肾脏排泄。所以对于肾功能异常的患者，应慎用此类药物或酌情减少药物剂量。特别是静脉输注的双膦酸盐类药物，每次给药前应检测肾功能，肌酐清除率 < 35 mL/min

者禁用。

2. 降钙素

降钙素（calcitonin）是一种钙调节激素，能抑制破骨细胞的生物活性，减少破骨细胞数量，减少骨量丢失并增加骨量。降钙素类药物的突出特点是能明显缓解骨痛，对骨质疏松症及其骨折引起的骨痛有效。目前应用于临床的降钙素类制剂有两种：鳗鱼降钙素类似物和鲑降钙素。降钙素总体安全性良好，少数患者使用后出现面部潮红、恶心等不良反应，偶有过敏现象。

3. 绝经激素治疗

绝经激素治疗类药物能抑制骨转换，减少骨丢失。临床研究已证明，绝经激素治疗包括雌激素补充疗法和雌、孕激素补充疗法。其能减少骨丢失，降低骨质疏松性椎体、非椎体及髋部骨折的风险，是防治绝经后骨质疏松症的有效措施。绝经后女性正确使用绝经激素治疗，总体是安全的。

4. 选择性雌激素受体调节剂

选择性雌激素受体调节剂类（selective estrogenreceptor modulators，SERMs）药物不是雌激素，而是与雌激素受体结合后，在不同靶组织导致受体空间构象发生不同改变，从而在不同组织发挥类似或拮抗雌激素不同生物效应的一类药物。如 SERMs 制剂雷洛昔芬在骨骼与雌激素受体结合，发挥类雌激素的作用，抑制骨吸收，增加骨密度，降低椎体骨折发生的风险；而乳腺和子宫则发挥拮抗雌激素的作用，因而不刺激乳腺和子宫。有研究表明，其能够降低雌激素受体阳性浸润性乳癌的发生率。

雷洛昔芬总体安全性良好。国外的研究报告显示，该药有轻度增加静脉栓塞的危险性，国内未见类似报道；故有静脉栓塞病史及有血栓倾向者，如长期卧床和久坐者禁用。对心血管疾病高风险的绝经后女性的研究显示，雷洛昔芬不增加冠状动脉疾病和卒中风险。雷洛昔芬不适用于男性骨质疏松症患者。

5. 甲状旁腺素类似物

甲状旁腺素类似物（parathyroid hormone analogue，PTHa）是当前促进骨形成的代表性药物，国内已上市的特立帕肽是重组人甲状旁腺素氨基端 1–34（rhPTH1-34）活性片段。间断使用小剂量此类药物能刺激成骨细胞活性，促进骨形成，增加骨密度，改善骨质量，降低椎体和非椎体骨折的发生风险。患者对 rhPTH1-34 的总体耐受性良好。临床常见的不良反应为恶心、肢体疼痛、头痛和眩晕。特立帕肽治疗时间不宜超过 24 个月。

6. 锶盐

锶是人体必需的微量元素之一，参与人体多种生理功能和生化效应。锶的化学结构与钙和镁相似，在正常人体软组织、血液、骨骼和牙齿中少量存在。雷奈酸锶是合成锶盐，体外实验和临床研究均证实，雷奈酸锶同时作用于成骨细胞和破骨细胞，具有抑制骨吸收和促进骨形成的双重作用，可降低椎体及非椎体骨折的发生风险。雷奈酸锶的总体安全性良好。常见的不良反应包括恶心、腹泻、头痛、皮炎和湿疹，一般在治疗初始时发生，程度较轻，多为暂时性，可耐受。

7. 活性维生素 D 及其类似物

目前国内上市用于治疗骨质疏松症的活性维生素 D 及其类似物有 1α- 羟维生素 D3（阿法骨化醇）和 1, 25- 双羟维生素 D3（骨化三醇）两种。因其不需要肾脏 1α 羟化酶羟化就有活性，故得名活性维生素 D 及其类似物。活性维生素 D 及其类似物更适用于老年人、肾功能减退以及 1α 羟化酶缺乏或减少的患者，具有提高骨密度、减少跌倒、降低骨折风险的作用。

治疗骨质疏松症时，应用上述剂量的活性维生素 D 总体是安全的。长期使用应遵医嘱，不宜同时补充较大剂量的钙剂，并建议定期监测患者血钙和尿钙水平。在治疗骨质疏松症时，可与其他抗骨质疏松症药物联合应用。

8. 维生素 K 类（四烯甲萘醌）

四烯甲萘醌是维生素 K_2 的一种同型物，是 γ- 羧化酶的辅酶，在 γ- 羧基谷氨酸的形成过程中起重要作用。γ- 羧基谷氨酸是骨钙素发挥正常生理功能所必需的物质，具有提高骨量的作用。

9. RANKL 抑制剂

地舒单抗是一种核因子 kappa-B 受体活化因子配体（RANKL）抑制剂，为特异性 RANKL 的完全人源化单克隆抗体，能够抑制 RANKL 与其受体 RANK 的结合，减少破骨细胞的形成、功能和存活，从而降低骨吸收，增加骨量，改善皮质骨或松质骨的强度。现已被美国 FDA 批准用于治疗有较高骨折风险的绝经后骨质疏松症。

（三）药物治疗方案制订

1. 疗程

药物疗程应个体化，所有治疗应至少坚持 1 年。除双膦酸盐类药物外，其他抗骨质疏松症药物一旦停止应用，疗效会快速下降。双膦酸盐类药物停用后，其抗骨质疏松性骨折的作用可能会保持数年。此外，由于双膦酸盐类药物治疗超过 5 年的获益证据有限，而且使用超过 5 年，可能会增加罕见不良反应（如下颌骨坏死或非典型股骨骨折）的风险，建议双膦酸盐治疗 3 ~ 5 年后需考虑药物假期。目前建议口服双膦酸盐类药物治疗 5 年后及静脉双膦酸盐类药物治疗 3 年后对骨折风险进行评估，如为低风险，可考虑实施药物假期，停用双膦酸盐类药物；如骨折风险仍高，可以继续使用双膦酸盐类药物或换用其他抗骨质疏松症药物（如特立帕肽或雷洛昔芬）。特立帕肽的疗程不应超过 2 年。

2. 疗效评估

在接受药物治疗期间应对如下情况进行监测：疗效，钙和维生素 D 的摄入是否充足，药物不良反应，对治疗的依从性和新出现的可能改变治疗预期效果的共患病。

3. 联合用药

骨质疏松症如同其他慢性疾病一样，不仅要长期、个体化治疗，也需要药物的联合或序贯治疗。目前已有的联合治疗方案，大多以骨密度变化为终点，其抗骨折疗效尚有待进一步研究。不建议联合应用相同作用机制的药物。

（四）骨质疏松性骨折

在最初 3 ~ 5 年治疗期后，应该全面评估患者发生骨质疏松性骨折的风险，包括骨折史、新出现的慢性疾病或用药情况、身高变化、骨密度变化、骨转换生化指标水平等。如患者治疗期间身高仍下降，则须进行胸、腰椎 X 线摄片检查。

骨质疏松性骨折后应重视积极给予抗骨质疏松症药物治疗，包括骨吸收抑制剂或骨形成促进剂等。迄今很多证据表明使用常规剂量的抗骨吸收药物，包括口服或静脉双膦酸盐类药物，对骨折愈合无明显不良影响。骨质疏松性骨折后，应建议开展多学科联合诊治，及时合理使用抗骨质疏松症药物，以降低再发骨折的风险。

第五节　高尿酸血症与痛风

高尿酸血症（hyperuricemia，HUA）是嘌呤代谢障碍所致的慢性代谢性疾病。HUA 是代谢综合征、2 型糖尿病、心血管疾病发生发展的独立危险因素；有 5% ~ 12% 的 HUA 患者最终会发展成为痛风。

痛风是嘌呤代谢紊乱和（或）尿酸排泄障碍所致的一组异质性疾病，其临床特征为血清尿酸升高，反复发作性急性关节炎，痛风石，关节畸形，尿酸性肾结石，肾小球、肾小管、肾间质及血管性肾脏病变等。

目前，中国 HUA 总体呈现逐年升高的趋势，发病人群年轻化，男性高于女性，且有一定的地区差异，南方和沿海经济发达地区较同期国内其他地区患病率高，这可能与该地区人们摄入较多含嘌呤高的海产品、动物内脏、肉类食品以及大量饮用啤酒等因素有关。痛风患病率差异较大，为 1.0% ~ 15.3%，并随年龄的增加、血清尿酸浓度的升高和持续时间的延长而增加。

一、病因与发病机制

尿酸是人体嘌呤代谢的产物。人体嘌呤来源有两种：内源性为自身合成或核酸降解（大约 600 mg/d），约占体内总尿酸量的 80%；外源性为摄入嘌呤饮食（大约 100 mg/d），约占体内总尿酸量的 20%。正常状态下，体内尿酸约为 1 200 mg，每日产生尿酸约 750 mg，排出 800 ~ 1 000 mg，70% 经肾脏排泄，30% 从肠道和胆道排泄。肾脏是尿酸排泄的重要器官，如果肾肌酐清除率减少 5% ~ 25%，就可导致 HUA。正常情况下，人体每日尿酸的产生和排泄基本上保持动态平衡，凡是影响血尿酸生成和（或）排泄的因素均可导致血尿酸水平升高。痛风的病因和发病机制还不十分清楚，但 HUA 是痛风最重要的生化基础。HUA 的理化含义指血清尿酸浓度超过了饱和浓度（37 ℃时为 400 mol/L，即 6.8 mg/d）。

HUA 可分为原发性和继发性两类。

（一）原发性 HUA

原发性 HUA 主要由先天性嘌呤代谢障碍所致。绝大部分原发性 HUA 与尿酸排泄障碍有关，如肾小管分泌减少和重吸收增多、肾小球滤过减少。约 10% 的患者为尿酸生成增多。遗传因素有重要的影响。

1. 尿酸排泄减少

80% ~ 90% 的 HUA 患者具有尿酸排泄障碍，包括：①肾小管分泌减少，最为重要；②肾小球滤过减少；③肾小管重吸收增多；④尿酸盐结晶沉淀。

2. 尿酸生成增多

原发性 HUA 由先天性嘌呤代谢障碍引起，包括：①尿酸氧化酶基因失活，是人类罹患 HUA 的主要原因；②尿酸合成过程中关键酶的基因缺陷，如次黄嘌呤 – 鸟嘌呤磷酸核糖转移酶（HGPRT）、磷酸核糖焦磷酸合酶（PRS）等；③尿酸转运关键离子通道的基因缺陷，如 UMOD、SLC22A6、SLC22A8 等。

（二）继发性 HUA

继发性 HUA 多由某些系统性疾病或药物所致。主要病因有：

（1）某些遗传性疾病，如 1 型糖原累积病、Lesch-Nyhan 综合征。

（2）某些血液病，如白血病、多发性骨髓瘤、淋巴瘤及恶性肿瘤化疗或放疗后。

（3）慢性肾脏病，因肾小管分泌尿酸减少而使血尿酸升高。

（4）某些药物，如呋塞米、依他尼酸、吡嗪酰胺、阿司匹林等，均能抑制尿酸排泄。

二、临床表现

HUA 多见于中老年人，男性占 95%，女性多于绝经期后发病，常有家族遗传史。HUA 患者仅有血尿酸波动性或持续性升高。从血尿酸升高至关节炎症状出现可长达数年至数十年。仅有血尿酸升高而不出现症状者，称为无症状性 HUA。较多患者伴有肥胖 2 型糖尿病、脂质异常血症、高血压、动脉硬化和冠心病等。5%～12% 的 HUA 患者最终会发展成痛风。痛风自然病程分为 3 个阶段：①无症状性 HUA；②急性痛风性关节炎反复发作及间歇期；③痛风石及慢性痛风性关节炎。

三、治疗原则

HUA 是多种心血管危险因素及相关疾病（代谢综合征、2 型糖尿病、高血压、心血管事件及死亡、慢性肾脏病等）的独立危险因素。所以，需要良好地管理 HUA，以期达到以下防治目的：①控制 HUA，预防尿酸盐沉积，以减少和防止尿酸结石形成及肾功能损害；②防治 HUA 相关的代谢性和心血管危险因素。

四、生活方式改变

生活方式改变、避免引发 HUA 的因素是预防 HUA 的核心策略。其包括健康饮食、戒烟、戒酒、坚持运动和控制体重。已有 HUA、痛风、有代谢性心血管疾病危险因素及中老年人群。

1. 饮食

饮食应以低嘌呤食物为主（如各种谷类制品、水果、蔬菜、牛奶及奶制品、鸡蛋），严格控制嘌呤含量高的食物（主要包括动物内脏、沙丁鱼、凤尾鱼、浓肉汤及啤酒，此外还有海味、肉类、豆类等）。蛋白质摄入量限制在每日每千克标准体重 1 g 左右。

2. 饮水和碱化尿液

鼓励多饮水，使每日尿量在 2 000 mL 以上。尿酸在酸性尿液中不容易溶解，当尿液 pH 为 5.0 时，每升尿液只能溶解尿酸 80～120 mg；而尿液 pH 为 6.0 时，约溶解尿酸 220 mg；

尿液 pH 为 6.2 ~ 6.8 时，尿酸溶解度最高，达 100%，可防止尿酸盐在体内沉积而形成结石。当尿液 pH 小于 6.0 时，需碱化尿液。可服用碳酸氢钠，一般一次 0.5 ~ 1.0 g（1 ~ 2 片），一日 3 次。在服用过程中要复查尿液 pH，将尿液 pH 维持在 6.2 ~ 6.8 最合适，其有利于尿酸盐结晶溶解和从尿液排出。尿液 pH 超过 7.0 时，易形成草酸钙及其他类结石。碳酸氢钠不可剂量过大及长期应用，以防代谢性碱中毒的发生。

五、药物治疗

（一）无症状 HUA 的治疗

尽管只有 5% ~ 12% 的 HUA 患者最终发展成痛风，但是 HUA 与许多传统的心血管危险因素包括老年、男性、高血压、糖尿病、高脂血症、肥胖、胰岛素抵抗等相关联。许多大规模流行病学研究已经证实，血尿酸是心血管事件和冠心病死亡的独立危险因素，HUA 还可增加新发肾脏疾病风险并损害肾功能，因此应重视 HUA 的检出与诊断，并积极予以治疗。

无症状 HUA 应以非药物治疗为主，一般不推荐使用降尿酸药物。如经过饮食控制，血尿酸仍高于 536 μmol/L（9 mg/dL），或血尿酸高于 476 μmol/L（8 mg/dL）并有家族史或伴发心血管疾病（包括高血压、糖耐量异常或糖尿病、高脂血症、冠心病、脑卒中、心衰、肾功能异常），可考虑使用药物降尿酸。

鉴于 HUA 中因尿酸生成增多所致者仅占 10% 左右，绝大多数均由尿酸排泄减少引起，临床上应根据 HUA 的分型选择相应的药物进行治疗。研究证实，持续降尿酸治疗，比间断服用降尿酸药物更能有效控制痛风发作。

HUA 治疗目标值：降尿酸治疗的目标是促进晶体溶解和防止晶体形成，需要使血尿酸水平低于尿酸溶解度的饱和点。因此，血尿酸应低于 357 μmol/L（6 mg/dL）。有研究证据显示，最好使血尿酸低于 300 μmol/L，并长期维持，以防止痛风反复发作。

1. 增加尿酸排泄的药物

此类药物的作用机制是抑制肾近曲小管细胞顶侧刷状缘尿酸转运蛋白，即抑制肾小管对尿酸的重吸收，增加尿尿酸排泄，从而降低血尿酸浓度。适用于肾功能正常、每日尿尿酸排泄不多的患者。由于 90% 以上的 HUA 患者为尿酸排泄减少所致，促进尿酸排泄药物适用人群更为广泛。常用药物有苯溴马隆、丙磺舒等。在使用此类药物之前要测定尿尿酸的排泄量，对于 24 h 尿尿酸排泄量 > 3.57 mmol（600 mg）或已有尿酸性结石形成者，有可能造成尿路阻塞或促进尿酸性结石的形成，所以禁用此类药物。此外，肾功能不全者慎用。

（1）苯溴马隆：强效的促尿酸排泄药，成人起始剂量为 25 mg/d，于早餐后服用，1 ~ 3 周后根据血尿酸水平调整剂量至 50 mg/d，最大剂量 100 mg/d。肾功能不全时（C_{cr} < 60 mL/min）剂量调整为 50 mg/d。不良反应有胃肠道症状、皮疹、肾绞痛、粒细胞减少等，罕见有严重的肝毒性。

（2）丙磺舒：初始剂量为 0.5 g/d，逐渐增加，最大剂量为 2 g/d。主要不良反应有胃肠道症状、皮疹、药物热、一过性肝酶升高及粒细胞减少。对磺胺过敏者禁用。

应用时需碱化尿液，尤其已有肾功能不全者，应注意定期监测清晨第一次尿液的 pH，将尿液 pH 维持在 6.2 ~ 6.9。同时保证每日饮水量在 2 000 mL 以上。注意监测肝肾功能。该类药物由于促进尿酸排泄，可能引起尿酸盐晶体在尿路沉积。

2. 抑制尿酸合成的药物

此类药物的作用机制是竞争性抑制黄嘌呤氧化酶，使次黄嘌呤、黄嘌呤合成尿酸受阻，有效减少尿酸生成，从而降低血尿酸的浓度；与促进尿酸排泄药物合用可使血尿酸迅速下降，并动员沉积在组织中的尿酸盐，使痛风石溶解。常用药物有别嘌醇和非布司他等。

（1）别嘌醇：成人初始剂量一次 50 mg，qd 或 bid，每周可递增 50 ~ 100 mg，至 200 ~ 300 mg/d。每 2 周测血尿酸水平，如已达正常水平，则不再增量；如仍高，可再递增剂量，但最大剂量不得大于 600 mg/d；至血尿酸恢复到 357 μmol/L（6 mg/dL）以下后逐渐减量，用最小有效量维持较长时间。如 C_{cr} < 60 mL/min，别嘌醇推荐剂量为 50 ~ 100 mg/d。C_{cr} < 15 mL/min 时禁用。别嘌醇的不良反应有胃肠道症状、皮疹、肝功能损害、过敏反应及骨髓抑制等。重度过敏者（迟发性血管炎、剥脱性皮炎）常有生命危险。该药导致的严重超敏反应与 HLAB*5801 密切相关，亚裔人群阳性率比白人高。因此，建议有条件时，亚裔人群用药前进行 HLA-B*5801 检测。

（2）非布司他：一种分子结构与别嘌醇完全不同的选择性黄嘌呤氧化酶抑制剂。常用剂量为 10 ~ 100 mg/d，qd，最大剂量可达 80 mg/d。其降血尿酸作用优于别嘌醇，其 40 mg/d 疗效与别嘌醇 300 mg/d 相当。该药不完全依赖肾脏排泄，可用于轻中度肾功能不全者。不良反应主要有肝功能异常、腹泻、头痛、肌肉骨骼系统症状等。

3. 促进尿酸分解的药物

该类药物的作用机制是催化尿酸氧化为水溶性更高的尿囊素从肾脏排出，从而降低血尿酸水平。国外有拉布立酶、果乙二醇尿酸氧化酶（培格洛酶）等，国内未上市。

4. 避免应用使血尿酸升高的药物

利尿剂（尤其是噻嗪类）、糖皮质激素、胰岛素、环孢素、他克莫司、吡嗪酰胺、烟酸等药物可引起尿酸升高，应尽量避免。

如果单药治疗不能使尿酸控制达标，可以考虑联合治疗，即抑制尿酸合成的药物与促进尿酸排泄的药物联合。

（二）急性痛风性关节炎的治疗

秋水仙碱、NSAIDs 是急性痛风性关节炎治疗的一线药物。急性发作期不进行降尿酸治疗，但已服用降尿酸药物者不需停用，以免引起血尿酸波动，导致发作时间延长或再次发作。

1. 秋水仙碱

秋水仙碱是治疗急性痛风性关节炎的传统药物，应用小剂量即有效，且不良反应少。首次剂量 1 mg，1 h 后再给予 0.5 mg，24 h 不超过 1.5 mg，小剂量持续应用至关节红肿消退。不推荐使用大剂量，大剂量不良反应较多，主要是严重的胃肠道反应，如恶心、呕吐、腹泻、腹痛等，也可引起骨髓抑制、肝细胞损害、过敏、神经毒性等。肾功能不全者减量使用。

2. NSAIDs

NSAIDs 可有效缓解急性痛风性关节炎症状。常用药物有双氯芬酸，每次 50 mg，每日 2～3 次；依托考昔 120 mg，每日 1 次。常见不良反应包括胃肠道溃疡及出血、心血管系统毒性反应。活动性、消化性溃疡患者禁用，伴肾功能不全者慎用。

3. 糖皮质激素

糖皮质激素对急性痛风性关节炎有明显疗效，可口服中剂量或关节腔注射糖皮质激素，但停药后易复发。仅用于 NSAIDs、秋水仙碱治疗无效或有禁忌及肾功能不全者。

HUA 是代谢综合征、2 型糖尿病、心血管疾病发生发展的独立危险因素。总体预后是良好的，有 5%～12% 的 HUA 患者最终会发展成痛风。痛风是一种终身性疾病，如果早诊断早治疗，痛风患者可正常工作生活。慢性期病变可致关节残毁，但具有一定的可逆性。有的患者因 HUA 控制不良，出现反复发作的急性痛风性关节炎、间质性肾炎和痛风石形成，严重者伴关节畸形或尿酸性尿路结石。应劝说患者积极治疗，并减少与血尿酸升高相关的代谢性危险因素，积极控制与 HUA 相关的心血管疾病危险因素，如脂质异常血症、高血压、高血糖及肥胖等。

处方分析和用药咨询

案例 1：患者，男，67 岁。诊断：2 型糖尿病，高血压，冠状动脉硬化性心脏病。空腹血糖 7.2 mmol/L，低密度脂蛋白胆固醇 3.02 mmol/L，高密度脂蛋白胆固醇 0.95 mmol/L。处方：盐酸二甲双胍片 0.5 g，bid；阿司匹林肠溶片 100 mg，早餐前服用；阿托伐他汀钙片 10 mg，qn；氯沙坦钾片 5 mg，qd。

（1）请分析以上处方是否合理。

（2）患者认为自己血脂不高，并担心服用阿司匹林会引起出血，询问是否可停用阿托伐他汀钙片和阿司匹林肠溶片。

药师解答

（1）患者患有 2 型糖尿病、冠状动脉硬化性心脏病，为心血管疾病极高危人群，需要长期降糖、抗血小板聚集、降压、降脂等综合治疗。本次处方药物选择合理。

（2）建议患者长期应用他汀类药物和阿司匹林肠溶片。即使化验单上的 LDL-C 在正常范围内，也需要应用他汀类药物。经询问患者用药中未出现不良反应，建议患者最好坚持以上治疗。

案例 2：患者，女，35 岁。诊断：甲状腺功能亢进症。服用甲巯咪唑 5 mg，tid，治疗半年，目前备孕，咨询是否应停用甲巯咪唑。

药师解答

首先需要查看患者本次就诊甲状腺激素的测定结果：FT_3、FT_4 正常，TSH 偏低。患者仍需抗甲状腺治疗。建议备孕期间可将甲巯咪唑更换为丙硫氧嘧啶，一个月以后监测肝功能、血常规和甲状腺功能等。

案例 3：患者，女，72 岁。诊断：骨质疏松症，腰椎压缩性骨折。医生给予碳酸钙片 750 mg，qd；维生素 D 软胶囊 400 U，qd。

（1）请分析以上处方是否合理。

（2）医生为什么要让患者服用维生素 D 软胶囊？

药师解答

（1）此处方用药合理。骨质疏松症是一种与增龄相关的骨骼疾病。50 岁以后椎体骨折的患病率随增龄而渐增。严重骨质疏松症患者，有时会出现椎体压缩性骨折。建议改变不健康的生活方式，并给予药物治疗。不健康的生活方式有体力活动少、过多饮用含咖啡因的饮料、营养失衡、蛋白质摄入过多或不足、高钠饮食、体重过低等。患者应补充钙和（或）维生素 D。

（2）充足的维生素 D 可增加肠钙吸收、促进骨骼矿化、保持肌力、改善平衡能力和降低跌倒风险。在给予碳酸钙片和维生素 D 软胶囊的基础上，医生还会根据其他情况给予其他抗骨质疏松症药物。

案例 4：患者，男，45 岁，近三个月来第二次痛风急性发作。曾服用秋水仙碱，虽然出现腹泻的情况，但痛风很快缓解。希望医生再多开些秋水仙碱，以备下次痛风发作时服用。面对这个问题，该如何解决呢？

药师解答

秋水仙碱能够抑制人体内参与痛风炎症的白细胞活性，使其不能产生炎症因子，从而发挥消炎止痛的作用。所以，在痛风急性发作时选择秋水仙碱治疗是正确的。但秋水仙碱在临床应用中有一个非常值得注意的问题，就是其有效剂量和中毒剂量非常接近。目前，国内大部分秋水仙碱药品说明书上对于治疗痛风的用法和用量是这样写的："口服。急性期：成人常用量为一次 1 mg，一日 3 次，症状缓解后酌情减量；或每 1~2 h 服 0.5~1 mg，直到关节症状缓解，或出现腹泻或呕吐。"对于不良反应是这样写的："胃肠道症状、腹痛、腹泻、呕吐及食欲不振为常见的不良反应，发生率可达 80%，严重者可造成脱水及电解质紊乱等表现。"减少痛风的发作，需要改变不健康的饮食方式，减少嘌呤类食物的摄入，并在痛风缓解期服用降尿酸药物，不能单单依靠发作时吃秋水仙碱缓解症状这样的方法临时应急。

自测题

单项选择题

1. 以下不属于促胰岛素分泌剂的是（　　　　）。

A. 二肽基肽酶-4抑制剂　　　　　　　B. 磺酰脲类

C. 格列奈类　　　　　　　　　　　　D. 二甲双胍类

2. 根据《中国2型糖尿病防治指南（2017年版）》，2型糖尿病患者低密度脂蛋白胆固醇升高时应首先使用（　　　　）。

A. 他汀类　　　　　　　　　　　　　B. 贝特类

C. 烟酸及其衍生物　　　　　　　　　D. 胆固醇吸收抑制剂

3. 代谢产物由胆汁排入肠道，很少经过肾脏排泄的磺脲类药物是（　　　　）。

A. 格列本脲　　　　　　　　　　　　B. 格列吡嗪

C. 格列齐特　　　　　　　　　　　　D. 格列喹酮

4. 生物半衰期最长的磺脲类降糖药是（　　　　）。

A. 格列美脲　　　　　　　　　　　　B. 格列本脲

C. 格列齐特　　　　　　　　　　　　D. 格列喹酮

5. 以下非磺脲类促胰岛素分泌剂的是（　　　　）。

A. 双胍类　　　　　　　　　　　　　B. 噻唑烷二酮类

C. 格列奈类　　　　　　　　　　　　D. α-糖苷酶抑制剂

6. 下列关于左甲状腺素钠片临床应用的说法，错误的是（　　　　）。

A. 左甲状腺素钠片治疗的剂量取决于患者甲减的程度、病因、年龄、性别、体重和个体差异

B. 左甲状腺素钠片的半衰期约为7 d，口服吸收约70%，故可每日服药一次

C. 因为左甲状腺素钠片的半衰期较长，所以每日任意时间服用都可以

D. 左甲状腺素钠片替代治疗4～8周且血清治疗指标达标后，每6～12个月复查一次

7. 下列关于高尿酸血症临床特征的说法，正确的是（　　　　）。

A. 高尿酸血症是代谢综合征、2型糖尿病、心血管疾病发生发展的独立危险因素

B. 需要积极控制与高尿酸血症相关的心血管疾病危险因素，如脂质异常血症、高血压、高血糖、肥胖等

C. 5%～12%的高尿酸血症患者最终会发展成痛风

D. 以上各项都正确

8. 下列关于抗甲状腺药物作用机制及临床应用的说法，错误的是（　　　　）。

A. 甲巯咪唑与丙硫氧嘧啶的作用机制基本相同

B. 因治疗需要，抗甲状腺药物导致的过敏反应可用抗组胺药物治疗，不能停药

C. 甲巯咪唑导致的粒细胞减少和粒细胞缺乏多发生在用药后的 2~3 个月内，也可见于任何时期

D. 甲巯咪唑抗甲状腺作用较丙硫氧嘧啶约强 10 倍，且起效快，持续作用时间长

9. 下列关于二甲双胍临床应用的说法，错误的是（　　　）。

A. 本品不可与磺脲类口服降糖药合用，合用时低血糖风险增加

B. 对于 1 型或 2 型糖尿病，本品与胰岛素合用，可增加胰岛素的降糖作用，减少胰岛素用量

C. 许多国家制定的糖尿病指南中推荐本品作为 2 型糖尿病患者控制高血糖的一线用药

D. 本品首选用于单纯饮食及体育运动不能有效控制的 2 型糖尿病，特别是肥胖的 2 型糖尿病

10. 下列关于高脂血症药物治疗的说法，正确的是（　　　）。

A. 混合性高脂血症如果以 TC 和 LDL-C 增高为主，首选他汀类

B. 高胆固醇血症首选他汀类

C. 高甘油三酯血症首选贝特类

D. 以上各项都正确

11. 尿酸的溶解度与血液的 pH 相关，使尿酸溶解度最高的 pH 是（　　　）。

A. pH＜5.0

B. pH＜6.0

C. pH 6.2~6.8

D. pH＞7.0

12. 下列关于降尿酸治疗的观点，错误的是（　　　）。

A. 急性发作期不进行降尿酸治疗，但已服用降尿酸药物者不需停用，以免引起血尿酸波动

B. 促尿酸排泄药别嘌醇重度过敏患者可能有生命危险

C. 苯溴马隆是强效的促尿酸排泄药

D. 秋水仙碱、NSAIDs 是急性痛风性关节炎治疗的一线药物

13. 下列关于抗甲状腺药物临床应用的说法，正确的是（　　　）。

A. 抗甲状腺药物适用于甲亢患者的初始治疗，不易导致永久性甲减

B. 疗效较肯定，但仅能获得 40%~60% 的治愈率

C. 停药后的复发率较高，并存在原发性或继发性失效可能

D. 以上说法都正确

14. 下列关于 ASCVD 的危险因素，正确的是（　　　）。

A. 高血压　　　　　　　　　　　B. 糖尿病

C. 肥胖　　　　　　　　　　　　D. 以上都是 ASCVD 的危险因素

15. 下列胰岛素及胰岛素类似物中，属于短效胰岛素的是（　　　）。

A. 生物合成人胰岛素　　　　　　B. 赖脯胰岛素

C. 门冬胰岛素　　　　　　　　　D. 甘精胰岛素

16. 下列药物中，属于骨吸收抑制剂的是（　　　）。

A. 钙制剂　　　　　　　　　　　B. 维生素 D

C. 双膦酸盐　　　　　　　　　　D. 甲状旁腺素

17. 下列药物中，属于促进骨矿化剂的是（　　　）。

A. 钙制剂　　　　　　　　　　　B. 雌激素

C. 双膦酸盐　　　　　　　　　　D. 甲状旁腺素

18. 下列药物中，属于骨形成刺激剂的是（　　　）。

A. 钙制剂　　　　　　　　　　　B. 甲状旁腺素

C. 双膦酸盐　　　　　　　　　　D. 降钙素

19. 维生素 D 用于骨质疏松症防治的推荐剂量是（　　　）。

A. 400～600 U/d　　　　　　　　B. 500～700 U/d

C. 600～800 U/d　　　　　　　　D. 800～1 200 U/d

20. 静脉滴注唑来膦酸注射液时，可能发生的属于罕见不良反应的是（　　　）。

A. 脱发　　　　　　　　　　　　B. 白血病

C. 急性肾衰竭　　　　　　　　　D. 胃肠道反应

自测题答案：

1. D　2. A　3. D　4. A　5. C　6. C　7. D　8. B　9. A　10. D　11. C　12. B
13. D　14. D　15. A　16. C　17. A　18. B　19. D　20. C

第八章

肾脏疾病的药物治疗

学习目标

一、掌握

1. 肾病综合征的药物治疗原则、常用治疗药物、不良反应及其用药注意事项；

2. 肾小球肾炎、慢性肾功能不全的药物治疗原则、常用治疗药物、不良反应及其用药注意事项；

3. 肾功能不全的药物治疗原则、常用治疗药物、不良反应及其用药注意事项。

二、了解

1. 肾病综合征、肾小球肾炎、肾功能不全的分类；

2. 肾病综合征、肾小球肾炎、肾功能不全、尿路感染、肾盂肾炎、良性前列腺增生的病因和临床表现。

肾脏的生理功能是清除体内代谢产物、外源性药物、毒物，调节水、电解质和酸碱平衡。肾脏还有内分泌功能，能生成肾素、促红细胞生成素等，并且是体内部分激素的降解场所或靶器官。当肾脏疾病导致肾功能受损时，机体就会出现相应的临床症状和生化、内分泌等代谢紊乱。药物治疗是肾脏疾病的主要治疗手段之一，可大大提高肾脏疾病的控制率和缓解率。在肾脏疾病的药物治疗中，应综合考虑病因、病理、肾脏功能和并发症等，进行个体化治疗。

第一节　肾病综合征的药物治疗

肾病综合征是一种常见的肾脏疾病，以大量蛋白尿、低蛋白血症、水肿和高血脂为临床特征，包括原发性肾病、类肾病型慢性肾炎及各种继发性肾脏病。肾病综合征在儿童肾小球疾病中占 70%～90%，在成人中占 20%～30%。成人肾病综合征是慢性肾脏疾病的主要病因之一，既可导致严重的急性并发症，又可导致肾功能逐渐下降，最终达到终末期肾脏病（end stage renal disease，ESRD），严重影响患者的生命、生活质量，也给家庭与社会带来极大的经济负担。

一、病因与发病机制

肾病综合征有多种病因，涉及许多不同的疾病。该病的发病机制尚不明确，目前认为免疫机制介导了该病的发生发展，免疫复合物的形成破坏肾小球滤过屏障，导致大量蛋白尿。肾病综合征确诊之后必须进一步明确其病因及病理类型。肾病综合征一般分为原发性和继发性两种（表 8-1）。

表 8-1　肾病综合征的分类和常见病因

分类	儿童	青少年	中老年
原发性	微小病变型肾病	系膜增生性肾小球肾炎 微小病变型肾病 局灶阶段性肾小球硬化 系膜毛细血管性肾小球肾炎	膜性肾病
继发性	过敏性紫癜肾炎 乙型肝炎病毒相关性肾炎 系统性红斑狼疮肾炎	系统性红斑狼疮肾炎 过敏性紫癜肾炎 乙型肝炎病毒相关性肾炎	糖尿病肾病 肾淀粉样变性 骨髓瘤性肾病 淋巴瘤或实体肿瘤性肾病

二、临床表现

（一）主要临床表现

肾病综合征最基本的特征是大量蛋白尿、低蛋白血症、（高度）水肿和高脂血症，即所谓的"三高一低"。

1. 大量蛋白尿

大量蛋白尿指成人尿蛋白排出量大于 3.5 g/d，是肾病综合征患者最主要的临床表现，也是肾病综合征最基本的病理生理机制。蛋白尿早期一般不易发现，往往发展到水肿，患者才去就诊；也有部分患者表现为尿中泡沫增多。在此基础上凡是增加肾小球内压力及导致高灌注、高滤过的因素（如高血压、高蛋白饮食或大量输注血浆蛋白）均可加重尿蛋白的排出。

2. 低蛋白血症

低蛋白血症指血浆白蛋白降至 30 g/L 以下。主要原因为尿液中丢失大量白蛋白；同时蛋白分解代谢增加，消化道黏膜水肿，导致食欲减退、蛋白质摄入不足，进一步加重低蛋白血症。长期大量的蛋白丢失会导致患者营养不良和生长发育迟缓。除血浆白蛋白减少外，血浆中的某些免疫球蛋白、补体成分、抗凝剂及纤溶因子、金属结合蛋白、内分泌系统激素结合蛋白也可减少，患者易出现感染、高凝、微量元素缺乏、内分泌紊乱和免疫功能低下等并发症。

3. 水肿

水肿和体重增加是早期的典型症状，初期表现为晨起眼睑水肿，晚间有下肢和脚踝水肿。低白蛋白血症引起血浆胶体渗透压下降，水分从血管腔进入组织间隙；另外，机体有效循环血容量不足、RAAS 系统激活，也可能导致肾小管对钠的重吸收增加。

4. 高脂血症

患者一般先出现高胆固醇血症，随后可有高甘油三酯血症，伴有 LDL 及 VLDL 升高。高脂血症可增加心血管并发症的风险。

（二）并发症

存在反复感染、血栓、栓塞、急性肾损伤等并发症者预后不良。

1. 感染

感染是肾病综合征的常见并发症，由于应用糖皮质激素，其感染的临床征象常不明显。常见感染部位为呼吸道、泌尿道及皮肤等。感染发生原因与蛋白质营养不良、免疫功能紊乱及应用糖皮质激素治疗有关。尽管目前已有多种抗菌药物可供选择，但若治疗不及时或不彻底，感染仍是导致肾病综合征复发和治疗不佳的主要原因之一，甚至可造成死亡。应予以高度重视。

2. 血栓、栓塞

血液浓缩（有效血容量减少）及高脂血症造成血液黏稠度增加。此外，因某些蛋白质从尿中丢失，肝代偿性合成蛋白增加，引起机体凝血、抗凝、纤溶系统失调，加之肾病综合征时血小板过度激活，以及应用利尿剂和糖皮质激素等，进一步加重了高凝状态。因此，肾病综合征患者容易产生血栓、栓塞并发症，其中以肾静脉血栓最常见。此外，肺血管血栓、栓塞，下肢静脉、下腔静脉、冠状动脉血管血栓和脑血管血栓也不少见。

3. 急性肾损伤

肾病综合征患者可因有效血容量不足而致肾血流量下降，诱发肾前性氮质血症。经扩容、利尿后可恢复。少数病例可出现急性肾损伤，尤以微小病变型肾病者居多。导致急性肾损伤的机制不明，推测与肾间质高度水肿压迫肾小管和大量管型堵塞肾小管有关，上述变化形成肾小管腔内高压、引起 GFR 骤然减少，又可诱发肾小管上皮细胞损伤、坏死，从而导致急性肾损伤。

（三）肾功能评估

明确肾病综合征诊断后应同时进行肾功能的评估。目前，肾脏病预后质量倡议（Kidney Disease Outcomes Quality Initiative，KDOQI）建议根据 GFR 对肾功能进行分期。

第 1 期：有肾损害，GFR 正常，GFR > 90 mL /（min·1.73 m²）。

第 2 期：肾损害伴 GFR 轻度下降，GFR 60 ~ 89 mL /（min·1.73 m²）。

第 3 期：GFR 中度下降，GFR 30 ~ 59 mL /（min·1.73 m²）。

第 4 期：GFR 重度下降，GFR 15 ~ 29 mL /（min·1.73 m²）。

第 5 期：肾衰竭，GFR < 15 mL /（min·1.73 m²）或肾脏替代治疗。

三、治疗原则

1. 治疗目标

肾病综合征的治疗目标是诱导期尽早获得完全缓解或部分缓解，密切监测免疫抑制剂的不良反应。维持期的治疗目标是以最小的有效剂量维持疾病的稳定，减少复发和尽量避免不良反应，保护肾功能。

2. 一般治疗

凡有严重水肿、低蛋白血症者需卧床休息。水肿消失、一般情况好转后，可起床活动。给予正常量 0.8 ~ 1.0 g/（kg·d）的优质蛋白（富含必需氨基酸的动物蛋白）饮食。保证热量的充分供给，每日每千克体重不应少于 126 kJ（30 kcal）。尽管患者丢失大量尿蛋白，但由于高蛋白饮食增加肾小球滤过率，可加重蛋白尿并促进肾脏病变进展，故目前一般不再主张食用。水肿时应采取低盐（＜3 g/d）饮食。为减轻高脂血症，应少进食富含饱和脂肪酸（动物油脂）的食物，多吃富含多聚不饱和脂肪酸（如植物油、鱼油）及可溶性纤维（如燕麦、米糠及豆类）的食物。

四、药物治疗

（一）对症治疗

对症治疗包括利尿消肿、减少尿蛋白和降血脂治疗。对肾病综合征患者进行利尿治疗的原则是不宜过快过猛，以免造成血容量不足，加重血液高黏倾向，诱发血栓、栓塞并发症。

1. 利尿消肿

（1）噻嗪类利尿剂：可排泄体内过多的钠和水，减少细胞外液容量，消除水肿。

用药方案：治疗水肿性疾病，成人每次 25～50 mg（1～2 片），每日 1～2 次口服，或隔日治疗，或每周连服 3～5 d。小儿每日按体重 1～2 mg/kg 或者按照体表面积 30～60 mg/m^2，分 1～2 次口服。

用药监护：应注意其给药方案和降压药物不同。如长期应用，应防止低钾、低钠血症。与磺胺药、呋塞米、布美他尼、碳酸酐酶抑制剂合用，可有交叉过敏反应。可以透过胎盘，有可能使胎儿及新生儿产生黄疸、血小板减少症等，妊娠期妇女一般不应使用。也可从乳汁排泄，故哺乳期妇女不宜使用。糖尿病、痛风、严重肝功能损害者慎用此药。若少尿或有严重肾功能障碍者使用 24 h 无明显利尿作用，应停用。

（2）袢利尿剂：用于治疗心、肝、肾等病变引起的各类水肿，应用其他利尿剂效果不佳时，应用本类药物仍可能有效。

用药方案：呋塞米成人起始剂量为口服 20～40 mg，每日 1 次，必要时经 6～8 h，可追加 20～40 mg，直至出现满意的利尿效果。最大剂量虽可达每日 600 mg（30 片），但一般应控制在 100 mg 以内，分 2～3 次服用，以防过度利尿和不良反应发生。部分患者可将剂量减少至 20～40 mg，隔日 1 次，或每周连服 2～4 d，每日 20～40 mg。小儿起始剂量按体重 2 mg/kg 折算，口服，必要时每 4～6 h 追加 1～2 mg/kg。布美他尼口服起始剂量为每日 0.5～2 mg，必要时每隔 4～5 h 重复，最大剂量每日可达 10～20 mg；也可间隔用药，即隔 1～2 d 用药 1 d。用于小儿、口服一次按体重 0.01～0.02 mg/kg 折算，必要时 4～6 h 1 次。

用药监护：这类药物和磺胺类药物的化学结构相似，存在交叉过敏反应。动物试验显示其有致畸作用，故妊娠期妇女慎用。本品可经乳汁排出，哺乳期妇女慎用。由于本品减少尿酸排泄，对有痛风史者可能诱发急性痛风发作。糖尿病患者应用可能使血糖升高，严重肝功能损害者可因本类药物所致的电解质失调而诱发肝昏迷，故应慎用。用药过程中注意监测患者的电解质水平，长期用药需补充钾盐。

（3）保钾利尿剂：临床应用的本类药物主要为螺内酯。其化学结构与醛固酮相似，可与位于远曲小管和集合管细胞膜上的醛固酮受体产生竞争性结合，从而拮抗醛固酮的保钠排钾作用，产生留钾排钠的利尿作用。与其他利尿剂合用，治疗充血性水肿、肝硬化腹水、肾性水肿等水肿性疾病；也用于特发性水肿的治疗。

用药方案：治疗水肿性疾病，成人每日 40～120 mg，分 2～4 次服用，至少连服 5 d，以后酌情调整剂量。小儿开始每日按体重 1~3 mg/kg 或按体表面积 30~90 mg/m^2 用药，单次或分 2~4 次服用，连服 5 d 后酌情调整剂量。最大剂量为每日 3~9 mg/kg 或 90~270 mg/m^2。一般应于餐中或餐后立即服药，以减少胃肠道反应，并提高生物利用度。

用药监护：常引起高钾血症，尤其是单独用药、高钾饮食、与钾剂或含钾药物如青霉素钾等合用，以及存在肾功能损害、少尿、无尿时。即使与噻嗪类利尿剂合用，高钾血症的发生率仍可达 8.6%~26%，且常以心律失常为首发表现，故用药期间必须密切监测血钾和心电图。无尿、肾功能不全、肝功能不全、低钠血症、酸中毒、乳房增大或月经失调者应慎用。给药应个体化，从最小有效剂量开始，以减少电解质紊乱等副作用的发生。如每日服药一次，应于早晨服药，以免夜间排尿次数增多。妊娠期妇女、哺乳期妇女、严重肝肾功能损害者慎用。

2. 减少尿蛋白

ACEI 和 ARB：降低血压、降低肾小球内压和直接影响肾小球基底膜对大分子的通透性，可产生不依赖于降低全身血压的减少尿蛋白作用，使用剂量一般高于治疗高血压的剂量。

用药监护：见第三章第一节。

3. 降血脂治疗

降血脂治疗主要选择他汀类药物，肾病综合征缓解后高脂血症可自然缓解，无需继续使用药物治疗。

用药监护：见第三章第二节。

（二）主要治疗（抑制免疫与炎症反应）

1. 糖皮质激素

糖皮质激素是由肾上腺皮质中束状带分泌的甾体激素，具有调节糖、脂肪和蛋白质的生物合成和代谢的作用，还具有抗免疫、抗炎、抗毒、抗休克作用。糖皮质激素临床应用广泛，可用于肾上腺皮质激素缺乏时的替代疗法、严重急性感染或炎症、自身免疫性和过敏性疾病、休克、血液系统疾病、皮肤病、恶性肿瘤等。糖皮质激素治疗肾病综合征主要利用其抗免疫和抗炎作用，抑制免疫复合物对肾小球滤过膜的损害，减少蛋白的渗出。

用药方案：按照病情控制情况使用。可分为三个阶段：

（1）起始足量。常用药物为泼尼松 1 mg /（kg·d），口服 8 周，必要时可延长至 12 周。

（2）缓慢减药。足量治疗后每 2~3 周减去原用量的 10%，当减至 20 mg /d 时症状易反复，应更加缓慢减量。

（3）长期维持。以最小有效剂量（10 mg /d）再维持半年左右。糖皮质激素可采取全日量顿服或在维持用药期间两日量隔日一次顿服。水肿严重、有肝功能损害或泼尼松疗效不佳时，可更换为甲泼尼龙（等剂量）口服或静脉滴注。对儿童患者长期每日分次给予糖皮质激素会抑制生长，糖皮质激素只可用于非常严重的病情。隔日疗法通常可避免或减少这一副作用。

用药监护：长期应用糖皮质激素可引起一系列不良反应，其严重程度与用药剂量及用药时间成正比。

（1）医源性库欣综合征，如向心性肥胖，满月脸，皮肤紫纹瘀斑，类固醇性糖尿病（或已有糖尿病加重），骨质疏松，自发性骨折甚或骨坏死（如股骨头无菌性坏死），女性多毛、月经紊乱或闭经不孕，男性阳萎，出血倾向等。

（2）诱发或加重细菌、病毒和真菌等各种感染。

（3）诱发或加剧胃十二指肠溃疡，甚至造成消化道大出血或穿孔。

（4）高血压、充血性心衰、动脉粥样硬化、血栓形成。

（5）高脂血症，尤其是高甘油三酯血症。

（6）肌无力、肌肉萎缩、伤口愈合迟缓。

（7）激素性青光眼、激素性白内障。

（8）精神症状，如焦虑、兴奋、欣快、抑郁、失眠、性格改变，严重时可诱发精神失常、癫痫发作。

2. 免疫抑制治疗

对激素依赖或激素抵抗，或激素有反指征患者可考虑在激素基础上加用或单用免疫抑制治疗。但要密切注意药物的毒副作用。免疫抑制剂使用前，必须注意排除患者可能存在的活动性感染（特别是活动性肝炎、结核）、肿瘤等情况；治疗效果不佳或反复发作的患者，应首先积极寻找可能的诱因，包括潜在隐性感染、血栓栓塞、严重水肿、用药不当等。

（1）细胞毒类药物。环磷酰胺（cyclophosphamide，CTX）是临床应用最多的烷化剂。

临床应用：广泛应用的抗癌药物，对恶性淋巴瘤、急性或慢性淋巴细胞白血病、多发性骨髓瘤有较好的疗效，对乳腺癌、睾丸肿瘤、卵巢癌、肺癌、头颈部鳞癌、鼻咽癌、神经母细胞瘤、横纹肌肉瘤及骨肉瘤均有一定的疗效。也用于治疗多种系统性自身免疫性疾病。

用药方案：CTX 的一般剂量为 2 mg/（kg·d），口服 2 ~ 3 个月；或每次 0.5 ~ 0.75 g/m²，静脉滴注，每月 1 次。病情稳定后减量，累积剂量一般不超过 10 ~ 12 g。

用药监护：CTX 的主要副作用为骨髓抑制、肝功能损害、性腺抑制、脱发、出血性膀胱炎、感染加重及消化道反应。使用过程中应定期检查血常规和肝功能。服用 CTX 当天多饮水，尽量上午用药，以减少出血性膀胱炎的发生。常规用药前，以及用药后 1 d、3 d、7 d、14 d 监测血常规和肝功能，及时发现和预防骨髓抑制及肝损害的发生。性腺损害常与 CTX 累积剂量相关。为防止出血性膀胱炎的发生，可在 24 ~ 48 h 内静脉注射美司钠及进行水化、碱化尿液治疗。美司钠的剂量为 CTX 的 20%，分别在 CTX 给药后的 0 h（或在发现 CTX 过量后尽快给予）、4 h 和 8 h 静脉注射给药。

（2）免疫抑制剂。免疫抑制剂用于移植、银屑病、关节炎、特发性皮质激素依赖性和拮抗性肾病综合征（活检证实大多数病例为微小病变型肾病或局灶性节段性肾小球硬化症）、传统细胞抑制剂治疗无效但至少存在 50% 以上正常肾功能的患者。本品可缓解病情，或维持由其他药物包括皮质激素产生的缓解作用，从而停用其他药物。

环孢素 A：神经钙调酶抑制剂，可通过选择性抑制 T 辅助细胞及细胞毒效应起作用。起始剂量为 3 ~ 5 mg/（kg·d），大部分患者在治疗后一个月内起效。起效后逐渐减量，维持

剂量 ≥ 6 个月。血药浓度应维持在谷浓度 $100 \sim 200$ ng/mL、峰浓度 800 ng/mL 左右。环孢素的不良反应有肝肾毒性、高血压、高尿酸血症、多毛及牙龈增生等。用药监护：监测基线血清肌酸酐、血压；监测肝功能；用药前及用药 1 个月后监测血脂；监测全血细胞计数（CBC）、尿酸、电解质、尿常规。

吗替麦考酚酯、他克莫司等用于治疗激素抵抗或激素依赖的原发性肾病综合征有一定疗效。主要抑制 T、B 淋巴细胞增殖。能增加肾病综合征的缓解率、降低复发率、减少激素等的副反应。具体剂量、疗程视个体而异。吗替麦考酚酯可导致严重贫血和伴肾功能损伤者出现严重感染。应监测全血细胞计数；具有生育能力的女性患者在开始本药治疗前必须保证两次血清或尿液妊娠试验检测结果呈阴性，治疗期间应重复进行妊娠试验检测；对之前感染乙型肝炎病毒或丙型肝炎病毒的患者，推荐监测活动性乙型肝炎病毒或丙型肝炎病毒。他克莫司的不良反应主要有震颤、头痛、高血压、腹泻、恶心、糖耐量减低、肾功能减退等。应监测血压、心电图、视力、血糖、电解质、肝肾功能、血液学参数（包括凝血参数）、血浆蛋白；所有患者均应监测本药全血谷浓度。

成人肾病综合征个体化治疗有多种方案，原则上应以增强疗效的同时最大限度地减少副作用为宜。对于是否应用激素治疗、疗程长短以及是否应用细胞毒类药物等，应结合患者肾小球病的病理类型、年龄、肾功能和是否有禁忌证等情况确定，制订个体化治疗方案。

（三）并发症防治

肾病综合征的并发症是影响患者长期预后的重要因素，应积极预防。

1. 感染

通常在激素治疗时无需应用抗感染药物预防感染，否则不但达不到预防目的，反而可诱发真菌二重感染。免疫增强剂（如胸腺素、转移因子及左旋咪唑等）能否预防感染尚不完全肯定。一旦发现感染，应及时选用对致病菌敏感、强效且无肾毒性的抗感染药物积极治疗，有明确感染灶者应尽快去除感染灶。严重感染难控制时应考虑减少或停用激素，但需视患者的具体情况而定。

2. 血栓及血栓并发症

一般认为，血浆白蛋白低于 20 g/L，提示存在高凝状态，患者应开始预防性抗凝治疗。可给予肝素钠 $1\,875 \sim 3\,750$ U 皮下注射，每 6 h 一次；或选用低分子肝素 $4\,000 \sim 5\,000$ U，皮下注射，每日 $1 \sim 2$ 次；也可服用华法林，维持凝血酶原时间标准化比值（INR）于 $1.5 \sim 2.5$。当血清白蛋白为 $2.0 \sim 3.0$ g/dL 时，可辅助抗血小板药物，如阿司匹林 $75 \sim 100$ mg/d，口服。对已发生血栓、栓塞者应尽早给予阿普替酶溶栓，同时配合抗凝治疗，抗凝药物一般应持续应用半年以上。进行抗凝与溶栓治疗时，均应避免药物过量而导致出血。

（1）肝素和低分子肝素：普通肝素监测活化部分凝血活酶时间（activated partial thromboplastin time，APTT），维持其在正常值的 $1.5 \sim 2.5$ 倍；低分子肝素在使用 4 h 左右监测抗凝血因子 Xa 活性，维持其活性在 1.0 左右。肝素的主要不良反应为血小板减少、黏膜出血、伤口出血等，严重者可发生致命性出血。如临床使用中出血，应根据出血的部位和严重程度以及抗凝程度个体化确定是否需要紧急逆转肝素作用。如果需要紧急逆转，则停用肝素并给予硫酸鱼精蛋白，其剂量取决于肝素用量和最后一次使用肝素的时间。硫酸鱼精蛋白应通过静脉缓慢输注，输注速度不应超过 20 mg/min，在任意 10 min 内的总剂量不应超过 50 mg。低分子肝素必须皮下注射，严禁肌内注射。如果有其他肝素治疗引起的血小板减少症病史，应加强临床监测并每日进行血小板计数检查。

（2）抗血小板聚集药：阿司匹林抑制血小板血栓素 A2 的生成，从而抑制血小板聚集。其机理为不可逆地抑制环氧合酶的合成。主要不良反应为胃肠道溃疡，应告知患者如出现牙龈出血、黑便，应警惕消化道出血可能，并且及时就医。双嘧达莫抑制血小板聚集作用成剂量依赖性。局部腺苷浓度增高，作用于血小板的 A2 受体，刺激腺苷酸环化酶，使血小板内环磷酸腺苷增多。不良反应包括皮疹、胃肠道症状、头痛、头晕等。告知患者餐前 1 h 空腹或餐后 2 h 服药。若出现胃部不适，告知患者将药物与食物或牛奶同服。

（3）阿普替酶：阿替普酶的主要成分是糖蛋白（含 526 个氨基酸）。本药可通过其赖氨酸残基与纤维蛋白结合，并激活与纤维蛋白结合的纤溶酶原，使其转变为纤溶酶，此作用显著强于其激活循环中的纤溶酶原。出血是最常见的不良反应。与溶栓治疗相关的出血类型有胃肠道、泌尿生殖道、腹膜后或颅内出血，浅层的或表面的出血主要出现在侵入性操作部位（如静脉切口、动脉穿刺、近期做了外科手术的部位）。发现出血迹象则应停药。本药每日最大剂量不得超过 150 mg，否则会增加颅内出血的危险。

3. 急性肾损伤

肾病综合征并发急性肾损伤处理不当可危及患者的生命，若及时给予正确处理，大多数患者有望恢复。可采取以下措施。

（1）袢利尿剂：对袢利尿剂仍有效者应予以较大剂量，以冲刷阻塞的肾小管管型。

（2）血液透析：利尿无效，并已达到透析指征者，应给予血液透析以维持生命，并在补充血浆制品后适当脱水，减轻肾间质水肿。

（3）原发病治疗：其病理类型多为微小病变型肾病，应予以积极治疗。

（4）碱化尿液：可口服碳酸氢钠碱化尿液，以减少管型形成。

4. 蛋白质及脂肪代谢紊乱

在肾病综合征缓解前常难以纠正代谢紊乱，但应调整饮食中蛋白和脂肪的量和结构，力争将代谢紊乱的影响降到最低。目前，一些药物可以用于治疗蛋白及脂肪代谢紊乱，如 ACEI 及 ARB 均可减少尿蛋白。降脂药物可选择降胆固醇为主的 3- 羟基 -3 甲基戊二酰辅酶 A（HMG-CoA）还原酶抑制剂，如阿托伐他汀等他汀类药物，或降低甘油三酯为主的氯贝丁酯类，如非诺贝特等。肾病综合征缓解后高脂血症可自然缓解，无需继续使用药物治疗。

第二节　肾小球肾炎的药物治疗

肾小球肾炎又称肾炎综合征（简称肾炎），是常见的肾脏疾病，指发生于双侧肾脏肾小球的、临床表现为一组症候群的疾病。肾小球肾炎是我国终末期肾病的最常见病因，约占终末期肾病总患病数的 57%。虽然近年来我国在肾小球肾炎的研究与治疗方面已经取得了较大进步，但目前对肾小球肾炎尚无统一的治疗规范。本节主要介绍肾小球肾炎治疗中的常见药物。

一、病因与发病机制

肾小球肾炎是指肾小球固有细胞增殖和（或）白细胞浸润引起的以肾小球细胞成分增多为特征的一类疾病。可分为继发性和原发性两种。继发性肾小球肾炎由其他疾病（如糖尿病、高血压、系统性红斑狼疮、过敏性紫癜、血管炎等）引起，是全身性疾病的肾脏受累。原发性肾小球肾炎是在除外继发性肾小球肾炎后，考虑原发于肾脏的肾炎。

临床分类：

急性肾小球肾炎（acute glomerulonephritis，AGN），简称急性肾炎，是以急性肾炎综合征为主要表现的一组疾病。其特点为急性起病，患者出现血尿、蛋白尿、水肿、高血压并可有一过性氮质血症。可分为急性链球菌感染后肾小球肾炎和非链球菌感染后肾小球肾炎。

急进性肾小球肾炎是以急性肾炎综合征、肾功能急剧恶化、多在早期出现少尿性急性肾功能衰竭为临床特征，病理类型为新月体性肾小球肾炎的一组疾病。

慢性肾小球肾炎，简称慢性肾炎，以蛋白尿、血尿、高血压、水肿为临床表现，起病方式各有不同，病情迁延，病变缓慢进展，可有不同程度的肾功能减退，最终发展为慢性肾衰竭。由于本组疾病的病理类型及病期不同，主要临床表现各不相同，疾病表现呈多样化。

无症状性血尿或（和）蛋白尿，既往国内称为隐匿型肾小球肾炎，指无水肿、高血压及肾功能损害，而仅表现为肾小球源性血尿或（和）尿蛋白的一组肾小球疾病。

二、临床表现

不同临床分类的肾小球肾炎的发病人群有明显不同。急性肾小球肾炎多见于儿童，男性多于女性；通常于前期细菌感染后 1~3 周起病，潜伏期相当于致病抗原初次免疫后诱导机体产生免疫复合物所需的时间，呼吸道感染者的潜伏期比皮肤感染者短。急进性肾小球肾炎常见于中老年患者，男性略多；患者常有前驱呼吸道感染，起病多较急，病情可急骤进展；以急性肾炎综合征、多在早期出现无尿或少尿、进行性肾功能恶化并发展成尿毒症为主要临床特征；患者常伴有中度贫血。慢性肾炎可发生于任何年龄，但以中青年为主，男性多见；多数起病缓慢、隐匿。

1. 水肿

患者可出现眼睑、颜面、下肢、会阴部和生殖器水肿。轻者仅有体重增加（隐性水肿），重者可全身肿胀，甚至出现胸腔和腹腔积液。

2. 蛋白尿

肾小球肾炎时，血液中正常情况下不能从肾脏滤出的某些蛋白滤过至尿液，出现蛋白尿。主要表现为尿中泡沫增多，且长久不消失。

3. 管型尿

尿中既有蛋白又有管型，提示肾小球的病变。

4. 高血压

肾脏通过排出水和钠盐，影响血管内循环血容量；同时产生肾素，产生缩血管作用，参与调节血压。肾小球肾炎时肾脏排出水和钠盐的能力下降，肾素产生增多，出现高血压。

5. 贫血

肾脏可产生促红细胞生成素，肾病进展、肾功能受损后，此种激素产生减少，出现贫血。

6. 肾功能不全和尿毒症

肾小球病变逐渐进展，并发展到终末期的渐进性过程，但并不是所有肾小球肾炎患者都有此表现。

三、治疗原则

肾小球肾炎其实是一组疾病，病因各有不同，因此治疗中应针对病理类型和病因治疗，防止和延缓肾病进展，改善临床症状，防治并发症。

1. 非药物治疗

注意休息，适当运动，调整饮食中蛋白质、钠盐和钾盐等的摄入量，注意监测血压、体重和尿量等。

2. 药物治疗

对于急性肾小球肾炎应采取对症治疗，主要为利尿、降压；救治危重并发症，特别是急性心衰、高血压脑病和急性肾衰竭；消除致病抗原，包括使用抗溶血性链球菌感染的抗菌药物和清除体内相关的慢性感染灶。

慢性肾小球肾炎患者应积极控制血压和蛋白尿。抗凝血和抗血小板药物对减轻肾组织损伤和稳定肾小球功能有良好的作用。一般不主张积极应用糖皮质激素和细胞毒类药物。病理类型较轻、肾功能正常或轻度受损、蛋白尿较多、无禁忌证者可试用。

急进性肾小球肾炎患者初始治疗为激素冲击治疗，一般选择甲泼尼龙，随后每日给予口服泼尼松、静脉应用免疫抑制剂。

3. 避免加重肾损害的因素

预防感染。避免低血容量，脱水（呕吐或腹泻、高热），劳累，水、电解质和酸碱平衡失调。育龄期女性应待病情控制稳定后再考虑备孕。避免使用可能导致肾损害的药物，如NSAIDs、造影剂、含马兜铃酸的中药、氨基糖苷类抗菌药物等。

4. 透析治疗

当患者出现少尿性急性肾衰竭，特别是高血钾，或出现严重水钠潴留，引起急性左心衰竭时，通过透析治疗，进行超滤脱水，替代肾脏功能，可使病情缓解。

四、常用治疗药物

（一）糖皮质激素

1. 临床应用

急性肾小球肾炎一般不需要应用激素进行治疗，因为其多具自愈倾向，预后较好。慢性肾小球肾炎包括多种疾病，应根据具体病情确定是否需要应用糖皮质激素。

用药方案：甲泼尼龙冲击疗法是将甲泼尼龙 0.5～1 g 溶于 5% 葡萄糖中静脉滴注，每日或隔日一次，3 次一个疗程。必要时间隔 3～5 d 可进行下一个疗程，一般为 1～3 个疗程。对儿童患者长期每日分次给予糖皮质激素会抑制其生长，这种治疗只可用于非常严重的病情。隔日疗法通常可避免或减少这一副作用。因糖皮质激素治疗的并发症与用药的剂量和时间有关，对每个病例均需就剂量、疗程及每日给药还是隔日给药做出风险 / 利益评价。应尽可能缩短用药期限，慢性疾病的治疗应进行医疗观察。在控制病情方面，应采用尽可能低的剂量。当可以降低剂量时，应逐渐减量。长期用药后如经医生评估可以减量，应逐量递减，并评估肾上腺皮质功能。

2. 用药监护

见本章第一节。

（二）环磷酰胺

临床应用：用于除感染相关性肾小球肾炎。

用药方案：环磷酰胺常用剂量为每月 1 g/m^2 静脉滴注，通常与皮质类固醇联用。

用药监护：见本章第一节。

（三）左旋咪唑

临床应用：免疫介导的肾小球肾炎。

用药方案：成人，一日 1.5～2.5 mg/kg；小儿为 2～3 mg/kg。

用药监护：常见不良反应有恶心、呕吐、腹痛等。最严重的不良反应是可逆性中性粒细胞减少。应监测患者的血常规。

（四）免疫抑制剂

临床应用：免疫介导的肾小球肾炎。

用药方案：为缓解症状，环孢素推荐剂量为成人 5 mg/（kg·d），儿童 6 mg/（kg·d），分 2 次口服。他克莫司口服初始剂量按体重每日 0.15～0.3 mg/kg，分 2 次口服。使用这两种免疫抑制剂时均应监测血药浓度。吗替麦考酚酯的成人剂量为 1.5～2.0 g/d，分 2 次服用，使用 3～6 个月后开始缓慢减量；维持剂量 0.5～0.75 g/d，维持时间 1～2 年。儿童剂量为 20～30 mg/（kg·d）或 800～1200 mg/（m^2·d），最大剂量 1 g，每日 2 次，治疗时间 1～2 年。

用药监护：见本章第一节。

其他如降压治疗、降脂治疗同本章第一节。

第三节　慢性肾脏病的药物治疗

慢性肾脏病（chronic kidney disease，CKD）指经肾活检或检测肾损伤标志物证实的肾脏损伤，或 GFR 持续 3 个月以上小于 60 mL/（min·1.73 m^2）。肾损伤的指标阳性包括血、尿成分异常或影像学检查异常。慢性肾脏病是各种肾脏疾病引起的缓慢进行性肾实质损害，致使肾脏明显萎缩，不能维持基本功能，最后导致尿毒症和肾功能完全丧失，引起临床的一系列症状和生化、内分泌等的多种改变。临床出现以代谢产物潴留，水、电解质、酸碱平衡失调，全身各系统受累为主要表现的临床综合征。从原发病起病到肾功能不全的开始，间隔时间可为数年到十余年。本节重点介绍慢性肾脏病的表现及药物治疗。

一、病因与发病机制

各种原发性或继发性肾小球疾病、肾小管间质性疾病、肾血管疾病、肾囊肿和肾肿瘤等都可能导致慢性肾脏病。常见的病因有糖尿病，高血压，肾小球肾炎，肾间质疾病，囊肿 / 遗传性、先天性疾病等。由于糖尿病的发病率逐渐升高，糖尿病引起的慢性肾脏病有增多的趋势。大多数慢性肾脏病患者都会或迟或早地进入慢性肾衰竭（chronic renal failure，CRF）。

慢性肾脏病进展的机制尚未阐明，可能与以下因素有关：

（1）肾单位高灌注和高滤过，主要损伤肾小球和残余肾单位。

（2）肾单位高代谢，主要损伤肾小管和间质。

（3）肾组织上皮表型转化的作用损伤肾单位，细胞外基质产生增多。

（4）细胞因子和生长因子的作用损伤肾单位，细胞外基质产生增多。

（5）其他，如肾脏固有细胞凋亡增多、醛固酮增多等。

尿毒症的发病机制：尿素氮和肌酐与尿毒症的症状、体征无关。

（1）肾脏排泄和代谢功能下降，导致水、电解质和酸碱平衡失调。

（2）尿毒症毒素的毒性作用。

（3）肾脏内分泌功能障碍，如促红细胞生成素分泌减少，导致肾性贫血、肾性骨病。

（4）持续炎症状态，营养素（如氨基酸、水溶性维生素等）缺乏。

二、临床表现

1. 水、电解质代谢紊乱

最常见的是代谢性酸中毒和水、钠代谢紊乱。

（1）代谢性酸中毒：肾小管性酸中毒（阴离子间隙正常的高氯血症性代谢性酸中毒）、尿毒症性酸中毒（高 / 正氯血症性高阴离子间隙性代谢性酸中毒）。

（2）水、钠代谢紊乱：主要为水钠潴留，表现为不同程度的皮下水肿或（和）体腔积液。

（3）钾代谢紊乱：易出现高钾血症，有时也可出现低钾血症。

（4）钙、磷代谢紊乱：主要表现为钙缺乏和磷增多，低钙血症、高磷血症、活性维生素 D 缺乏等可引起继发性甲状旁腺功能亢进和肾性骨营养不良，晚期（GFR < 20 mL/min）才会出现低钙、高磷。

（5）镁代谢紊乱：常有轻度高镁血症，过多应用利尿剂偶可出现低镁血症。

2. 蛋白质、糖类、脂类和维生素代谢紊乱

（1）糖代谢异常主要表现为糖耐量减低和低血糖症两种情况，前者多见。

（2）常出现高脂血症，多数表现为轻中度高甘油三酯血症。

（3）维生素代谢紊乱也很常见，如血清维生素 A 水平增高、维生素 B_6 及叶酸缺乏等，常与摄入不足、某些酶活性下降有关。

3．心血管系统表现

高血压、左心室肥厚、心衰、尿毒症性心肌病、心包病变、血管钙化和动脉粥样硬化等。慢性肾脏病患者心血管疾病风险增高，且两者相互影响。

4．呼吸系统症状

肺水肿或胸腔积液，尿毒症性肺水肿，X线检查可出现蝴蝶翼征。

5．胃肠道症状

食欲缺乏、恶心、呕吐、口腔有尿味。消化道出血也较常见。

6．血液系统表现

肾性贫血和出血倾向。贫血是慢性肾脏病患者较常见的并发症之一。随着肾功能的减退，贫血的发生率逐渐升高，贫血的程度逐渐加重。

7．神经肌肉系统症状

精神症状有幻觉、抑郁等，周围神经病变也很常见，感觉神经障碍为著。

8．内分泌功能紊乱

肾脏内分泌紊乱、糖尿量异常和胰岛素抵抗、下丘脑 – 垂体内分泌紊乱、外周内分泌功能紊乱，如继发性甲状旁腺功能亢进。

9．骨骼病变

慢性肾脏病 – 矿物质和骨异常（CKD-MBD）。

三、治疗原则

（一）生活方式

1．饮食

限制蛋白质摄入可能延缓慢性肾脏病进展。慢性肾脏病 1 期和 2 期患者蛋白质摄入量应限制在 $0.6 \sim 0.8$ g/（kg·d）。应给予优质低蛋白饮食，如鸡蛋、牛奶和瘦肉。饮食应富含维生素。患者需摄入足够的热量，一般为 $30 \sim 35$ kcal/（kg·d），必要时主食可采用去植物蛋白的麦淀粉。无严重高血压及明显水肿、尿量 >1 000 mL/d 者，食盐摄入量为 $2 \sim 4$ g/d。

2．戒烟

吸烟可使已存在的慢性肾功能不全进展加速，所有患者均需戒烟。

（二）药物治疗

慢性肾脏病药物治疗的目的包括：缓解慢性肾脏病症状，减轻或消除患者痛苦，提高生活质量；延缓慢性肾脏病病程的进展，防止其进行性加重；防治并发症，提高生存率。

（三）尿毒症期的替代治疗

1．透析治疗

当慢性肾脏病患者的 GFR 为 $6 \sim 10$ mL/min（血肌酐 > 707 μmol/L）并有明显尿毒症临床表现，经治疗不能缓解时，应让患者做好思想准备，进行透析治疗。糖尿病肾病可适当提前（GFR $10 \sim 15$ mL/min）安排透析。

（1）血液透析：应预先给患者做动静脉内瘘（位置一般在前臂），内瘘成熟至少需要 4 周，最好等候 $8 \sim 12$ 周再开始穿刺。血液透析治疗一般每周 3 次，每次 $4 \sim 6$ h。在开始血液透析 6 周内，尿毒症症状逐渐好转。如能坚持合理的血液透析，大多数血液透析患者的生活质量能显著改善，不少患者能存活 15 年以上。

（2）腹膜透析：持续性不卧床腹膜透析疗法应用腹膜的滤过与透析作用，持续地对尿毒症毒素进行清除。其设备简单，操作方便，安全有效。持续性不卧床腹膜透析疗法将医用硅胶管长期植入腹腔内，应用此管将透析液输入腹腔，每次 1.5 ~ 2 L，6 h 交换一次，每日交换 4 次。持续性不卧床腹膜透析疗法对尿毒症的疗效与血液透析相似，但在残存肾功能与心血管的保护方面优于血液透析，且费用相对较低。持续性不卧床腹膜透析疗法的装置和操作近年来已有显著改进，腹膜炎等并发症已大为减少。持续性不卧床腹膜透析疗法尤其适用于老年人、有心血管合并症的患者、糖尿病患者、小儿患者或做动静脉内瘘有困难的患者。

2. 肾移植

患者通常应先做一个时期的透析，待病情稳定并符合有关条件后，则可考虑进行肾移植。成功的肾移植可恢复正常的肾功能（包括内分泌和代谢功能），使患者几乎完全康复。移植肾可由尸体或亲属供给（由兄弟姐妹或父母供肾），亲属肾移植的效果更好。要在 ABO 血型配型和人类白细胞抗原配型合适的基础上，选择供肾者。肾移植后需长期使用免疫抑制剂，以防治排斥反应。常用的药物为糖皮质激素、环孢素、硫唑嘌呤和（或）霉酚酸酯等。近年来肾移植的疗效显著改善，移植肾的 1 年存活率约为 85%，5 年存活率约为 60%。人类白细胞抗原配型佳者，移植肾的存活时间较长。

四、药物治疗

（一）酸中毒和水、电解质紊乱

1. 纠正代谢性中毒

碳酸氢钠片及碳酸氢钠注射液可使血浆内碳酸根浓度升高，中和氢离子，从而纠正酸中毒。

临床应用：治疗轻中度代谢性酸中毒，以口服为宜。重度代谢性酸中毒则应静脉滴注，如严重肾脏病、循环衰竭、心肺复苏、体外循环及严重的原发性乳酸性酸中毒、糖尿病酮症酸中毒等。在 72 h 或更长时间后基本纠正酸中毒。

用药方案：静脉滴注，需根据血气分析结果计算所需剂量，一般先给计算剂量的 1/3 ~ 1/2，4 ~ 8 h 滴注完毕。口服给药轻者 1.5 ~ 3.0 g/d，中重度者 3 ~ 15 g/d，分 3 次服用。

用药监护：①静脉应用的浓度范围为 1.5%（等渗）~ 8.4%。②应从小剂量开始，根据血 pH、碳酸氢根浓度变化决定追加剂量。③短时间大量静脉输注可致严重碱中毒、低钾血症、低钙血症。当用量超过每分钟 10 mL 高渗溶液时可导致高钠血症、脑脊液压力下降甚至颅内出血，新生儿及 2 岁以下小儿更易发生。故以 5% 浓度输注时，速度不能超过每分钟 8 mmol 钠离子。但在心肺复苏时因存在致命的酸中毒，应快速静脉输注。④注意补钙，避免发生低血钙性抽搐。⑤以下情况慎用：少尿或无尿，因其能增加钠负荷；钠潴留并有水肿时，如肝硬化、充血性心衰、肾功能不全、妊娠高血压综合征；高血压，因钠负荷可能加重高血压。

2．水钠紊乱的防治

适当限制钠摄入量，一般 NaCl 摄入量应不超过 6 ~ 8 g/d。有明显水肿、高血压者，钠摄入量一般为 2 ~ 3 g/d（NaCl 摄入量 5 ~ 7 g/d），个别严重病例可限制为 1 ~ 2 g/d（NaCl 摄入量 2.5 ~ 5 g）。也可根据需要应用袢利尿剂（呋塞米、布美他尼等）。噻嗪类利尿剂及贮钾利尿剂对慢性肾脏病（Scr > 220 μmol/L）疗效甚差，不宜应用。对急性心功能衰竭严重肺水肿者，需及时给予单纯超滤、持续性血液滤过（如连续性静脉—静脉血液滤过）。

对慢性肾衰竭患者的轻度低钠血症，一般不必积极处理，而应分析其原因，只对真性缺钠者谨慎地补充钠盐。对严重缺钠的低钠血症者，应有步骤地逐渐纠正低钠状态。

3．高钾血症的防治

高钾血症是慢性肾脏病较常见且可危及生命的电解质紊乱之一。血钾 > 5.0 mmol/L 即可诊断为高钾血症。对已有高钾血症的患者，应限制钾摄入，积极纠正酸中毒，必要时（血钾 > 6 mmol/L）可静脉滴注碳酸氢钠。此外，还可采取以下措施。

（1）袢利尿剂：对严重慢性肾脏病患者肾脏排钾作用有限，但对伴有低肾素低醛固酮血症的患者效果较好。联合袢利尿剂和噻嗪类利尿剂效果更好，但对血容量不足的患者反而可能降低肾小球滤过率，影响肾功能并加重高钾血症。

（2）葡萄糖胰岛素注射液：静脉给予胰岛素可促使细胞外钾进入细胞，使用胰岛素时一般加用葡萄糖以避免发生低血钾。如果血清葡萄糖浓度 ≥ 250 mg/dL（13.9 mmol/L），则应单用胰岛素。给药方案：10 ~ 20 U 普通胰岛素加入 500 mL 浓度为 10% 的葡萄糖溶液中，静脉给药，给药时间 60 min。在滴注过程中密切监测血钾及血糖变化，避免低血糖发生。如遇合并心衰或少尿患者，滴注速度宜慢。

（3）降钾树脂：通过促进结肠中钠或钙离子与钾离子的交换，减少钾离子吸收，促进其从粪便排出。目前以聚苯乙烯磺酸钙更为适用，因其在离子交换过程中只释放钙，不释放钠，不致增加钠负荷。服用方法为口服，成人每日 20 g，儿童每日 5 ~ 10 g，分 1 ~ 3 次服用。可将粉末混悬于 150 mL 水中，搅匀后立即服用。为防止过量，应在给药的同时监测血清钾和血清钙的浓度，当血清钾浓度低于 4 ~ 5 mEq/L 时应停药。甲状旁腺功能亢进患者及多发性骨髓瘤患者慎用。聚苯乙烯磺酸钙降低血钾，可能增加洋地黄中毒风险，合用时应谨慎。

（4）静脉钙剂：对于有高钾血症伴或不伴 ECG 改变的患者，立即使用静脉钙剂是一线治疗方案。钙离子可迅速对抗钾离子对心肌动作电位的影响，稳定心肌细胞。可用葡萄糖酸钙 1 g（10 mL 浓度为 10% 的注射液）或氯化钙 0.5 ~ 1 g（5 ~ 10 mL 浓度为 10% 的注射液），缓慢静脉推注 2 ~ 3 min，同时持续进行心脏监护。如果心电图改变持续存在或再次发生，则可在 5 min 后选取上述两种制剂之一重复用药。为避免高钙血症，也可以使用 10% 葡萄糖酸钙 10 mL 加入 5% 葡萄糖溶液 100 mL 中静脉滴注 20 ~ 30 min。应用强心苷期间谨慎使用钙剂。高血钙患者禁用。

（5）血液透析：对严重高钾血症（血钾 > 6.5 mmol/L）且伴有少尿、利尿效果欠佳者，应及时给予血液透析治疗。

（二）高血压

对高血压进行及时合理的治疗，不仅是为了控制高血压的某些症状，而且是为了积极主动地保护靶器官（心、肾、脑等）。ACEI、ARB、CCB、袢利尿剂、β受体阻滞剂、血管扩张剂等均可应用，以 ACEI、ARB、CCB 的应用较为广泛。透析前慢性肾衰竭患者的血压应小于 130/80 mmHg，维持透析患者血压一般不超过 140/90 mmHg。

（三）贫血

贫血是各种肾脏病致肾功能下降时，肾脏红细胞生成素生成减少及血浆中一些毒性物质干扰红细胞生成并缩短其寿命导致的。肾功能不全若伴发铁、叶酸或维生素 B_{12} 缺乏，或消化道出血等情况，也参与贫血的发生。治疗贫血有助于改善慢性肾脏病患者的生活质量，降低心血管风险，延缓肾衰竭进程。

1. 红细胞生成刺激剂

促红细胞生成素（erythropoietin，EPO）是由肾脏分泌的一种活性糖蛋白，作用于骨髓中红系造血祖细胞，能促进其增殖、分化。重组人促红细胞生成素（recombinant human erythropoietin，rhEPO）具有与 EPO 相同的生物学活性。药效学试验表明，rhEPO 可增加红系造血祖细胞（CFU-E）的集落生成率，并对慢性肾功能衰竭性贫血有明显的治疗作用。

（1）临床应用：rhEPO 用于肾功能不全所致贫血，包括透析及非透析患者。排除失血、造血原料缺乏等因素，血红蛋白 < 100 g/L 的肾性贫血患者应启动 EPO 治疗。

（2）用药方案：rhEPO 开始用量为每周 80 ~ 120 U/kg，分 2 ~ 3 次，皮下或静脉注射。初始治疗阶段，至少每月测量血红蛋白 1 次；维持治疗阶段，非透析患者和腹膜透析患者，至少每 3 个月测量血红蛋白 1 次；血液透析患者，至少每月测量血红蛋白 1 次。根据患者血红蛋白水平及其升高速率调整剂量，直至 Hb 上升至 110 ~ 120 g/L。

（3）用药监护：rhEPO 应慎用于伴有转化型芽细胞增多、癫痫、血小板升高及慢性肝功能衰竭的难治性贫血患者。口服铁剂及静脉铁剂对酒精中毒、肝炎、急性感染、肠道炎症、胰腺炎、胃十二指肠溃疡、溃疡性肠炎患者慎用；不应与浓茶同服；宜在饭后或饭时服用，以减轻胃部刺激。

2. 铁剂

铁是组成血红蛋白的基本元素。缺铁时，红细胞合成血红蛋白量减少，致使红细胞体积变小，携氧能力下降。慢性肾脏病贫血患者经常存在一定程度的铁缺乏，可加重贫血，并导致 ESAs 治疗反应低下。

（1）临床应用：测定转铁蛋白饱和度或（和）铁蛋白水平，以确定慢性肾脏病患者是否需要补铁。

（2）用药方案：口服补铁，每日应予元素铁 200 mg，1 ~ 3 个月后评价铁状态。静脉补铁初始治疗阶段一个疗程的蔗糖铁或右旋糖酐铁的剂量常为 1 000 mg（如 100 mg/ 次，每周3 次）。一个疗程完成后，铁状态尚未达标，可以再重复治疗一个疗程。当铁状态达标后，进入维持治疗阶段，给予的剂量和时间间隔应根据患者铁状态、对铁剂的反应、血红蛋白水平、ESAs 用量、对 ESAs 的反应及近期并发症等情况调整。

（3）用药监护：初次使用静脉铁剂治疗时，按照药品说明书要求做过敏试验；静脉铁剂输注应缓慢；首次输注后要严密观察患者 1 h，备好复苏急救药品；有全身活动性感染及严重肝病时，应禁用静脉铁剂治疗；补充静脉铁剂时应防止铁过载，否则可导致内脏含铁血黄素沉积。

3. 维生素 B_{12} 和叶酸

维生素 B_{12} 和叶酸是细胞合成 DNA 过程中的重要辅酶，慢性肾脏病患者可能存在二者缺乏，导致 DNA 合成障碍，使原红和幼红细胞生长及分裂停滞不前，引起巨幼红细胞性贫血。

（1）用药方案：维生素 B_{12}，肌内注射 $25 \sim 100$ μg / 次，每日或隔日一次。叶酸用于成人，一次 $5 \sim 10$ mg，一日 $15 \sim 30$ mg（$3 \sim 6$ 片），直至血象恢复正常；用于儿童，一次 5 mg，一日 3 次。

（2）用药监护：维生素 B_{12} 可致过敏反应，甚至过敏性休克，不宜滥用，有条件时，用药过程中应监测血中维生素 B_{12} 浓度，痛风患者使用本品可能发生高尿酸血症。叶酸静脉注射较易致不良反应，故不宜采用；肌内注射时，不宜与维生素 B_1、维生素 B_2、维生素 C 同管注射；口服大剂量叶酸，可以影响微量元素锌的吸收；诊断明确后再用药。若为试验性治疗，应用生理量（一日 0.5 mg）口服；营养性巨幼红细胞性贫血常合并缺铁，应同时补充铁，并补充蛋白质及其他 B 族维生素；恶性贫血及疑有维生素 B_{12} 缺乏的患者，不单独使用叶酸，因为这样会加重维生素 B_{12} 的负担和神经系统症状；一般不用维持治疗，除非是吸收不良的患者。

（四）慢性肾脏病矿物质与骨异常

慢性肾脏病矿物质与骨异常（chronic kidney disease-mineral and bone disorder，CKD-MBD）是慢性肾脏病的严重并发症。CKD-MBD 的基本治疗原则为：降低高磷血症，维持正常血钙，控制继发性甲状旁腺功能亢进，预防和治疗血管钙化。而饮食控制、透析治疗、使用磷结合剂是目前治疗高磷血症的常用方法。

1. 降低高血磷，维持正常血钙

（1）治疗策略：当 GFR<50 mL/min 后，即应适当限制磷摄入量（< $800 \sim 1\,000$ mg/d）。当 GFR < 30 mL/min 时，在限制磷摄入的同时，需应用磷结合剂口服，以碳酸钙、枸橼酸钙较好。对明显高磷血症（血清磷 > 7 mg/dL）或血清钙（Ca）、磷（P）乘积 > 65（mg^2/dL^2）者，则应暂停应用钙剂，以防转移性钙化的加重。此时可考虑短期服用氢氧化铝制剂或司维拉姆，待 Ca、P 乘积 < 65（mg^2/dL^2）时，再服用钙剂。

对明显低钙血症患者，可口服 1,25（OH）$2D_3$（钙三醇）；连服 $2 \sim 4$ 周后，如血钙水平和症状无改善，可增加用量。治疗中均需要监测血 Ca、P、PTH 浓度，使透析前 CRF 患者血清全段甲状旁腺激素（iPTH）保持在 $35 \sim 110$ pg/mL，透析患者血清 Ca、P 乘积 < 55 mg^2/dL^2（4.52 $mmol^2/L^2$），血 PTH 保持在 $150 \sim 300$ pg/mL。

（2）药理作用：钙离子能在肠道与磷结合，促进其排出体外，从而改善高磷血症，因此口服葡萄糖酸钙或碳酸钙可用于降低血磷，为含钙的磷结合剂。此外，尚有一些新药用于高磷血症。司维拉姆是一种非吸收磷酸结合交联聚合体，不含钙或其他金属；含多个胺根，各通过一个碳原子连接到聚合体主链上。胺根以质子化形式存在于肠道中，并通过离子键和氢键与磷酸分子相互作用。司维拉姆通过结合消化道中的磷酸根并降低其吸收，可降低血清中的磷酸根浓度。碳酸镧在上消化道的酸性环境中解离，与食物中的磷酸盐结合，形成不溶性的磷酸镧复合物，以抑制磷酸盐的吸收，从而降低体内血清磷酸盐和磷酸钙的水平。碳酸镧适应证为终末期肾病患者的高磷酸盐血症，已上市剂型为咀嚼片。

（3）用药方案：碳酸钙口服给药，一日 0.75～3 g，分次饭后服用。司维拉姆推荐起始剂量为每次 0.8 g 或 1.6 g，每日 3 次，随餐服用。具体剂量根据临床需要和患者血清磷水平确定。碳酸镧口服用药，须经咀嚼后咽下，可以碾碎药片以方便咀嚼，勿整片吞服。碳酸镧应与食物同服或餐后立即服用，每次服用的剂量为每日剂量除以用餐次数。患者应遵从推荐的饮食，以控制磷和液体摄入量。碳酸镧的起效剂量为每日 0.75 g，每隔 2～3 周逐步增加剂量，直至达到血磷的目标水平。临床研究中少数患者的最大剂量可达每日 3.75 g。多数患者每日服用 1.5～3.0 g 可将血磷控制在可接受的水平。

（4）用药监护：所有治疗高磷血症的药物在使用时应监测血磷，直至血磷达到可接受的水平，此后需定期监测血磷。碳酸钙长期服用可引起胃酸分泌反跳性升高，并可并发高钙血症。对于司维拉姆或碳酸镧，存在吞咽障碍、重度胃肠功能紊乱、活动性炎症性肠病、胃肠道大手术、不完全肠梗阻等情况的患者慎用，完全性肠梗阻和粪便嵌塞的患者禁用。

2. 继发甲状旁腺功能亢进的治疗

（1）治疗策略：非透析慢性肾脏病患者最佳 iPTH 水平目前尚不清楚。iPTH 水平升高的患者，应评估是否存在高磷血症、低钙血症、高磷摄入、维生素 D 缺乏等情况。慢性肾脏病未接受透析的成年患者，不建议常规使用活性维生素 D，如骨化三醇及其类似物。伴严重、进行性甲状旁腺功能亢进的慢性肾脏病 G4～G5 期患者，可使用活性维生素 D 及其类似物。iPTH 持续 > 800 pg/mL，药物治疗无效的持续性高钙和（或）高磷，既往对活性维生素 D 及其类似物治疗抵抗等情况下，建议行甲状旁腺切除术。

（2）药理作用：肾性骨营养不良的患者，口服维生素 D 可使肠道吸收钙的能力恢复正常，纠正低血钙、过高的血碱性磷酸酶和血甲状旁腺素浓度。

（3）用药方案：骨化三醇用于肾性骨营养不良（包括透析患者），起始阶段的每日剂量为 0.25 μg。血钙正常或略有降低的患者隔日 0.25 μg 即可。如 2～4 周内生化指标及病情未见明显改善，则每隔 2～4 周将本品的每日用量增加 0.25 μg，在此期间至少每周测定血钙两次。大多数患者最佳用量为每日 0.5～1.0 μg。

（4）用药监护：骨化三醇可能导致高钙血症，建议监测血钙水平。联合使用洋地黄时，高钙血症可引起心律失常。联合使用治疗剂量的维生素 D 及其衍生物，可能产生叠加效应且增加高钙血症的风险。对于血液透析患者，高镁血症和高磷血症的风险会增加；应避免含镁产品（如抗酸剂）的使用和高磷酸盐饮食。

（五）蛋白质代谢失调

常用氨基酸制剂配合低蛋白饮食，可预防和治疗因慢性肾功能不全而造成蛋白质代谢失调引起的损害。通常用于 GFR 低于 25 mL/min 的患者。

用药方案：复方氨基酸用于急慢性肾功能不全者的肠外营养支持，大手术、外伤或脓毒血症引起的严重肾衰竭及急慢性肾衰竭，剂量为 250～500 mL/d，静脉缓慢滴注，每分钟不超过 15 滴。复方 α- 酮酸可提供必需氨基酸并尽量减少氨基氮的摄入。酮或羟氨基酸本身不含有氨基，其利用非必需氨基酸的氮并将其转化为氨基酸，因此可减少尿素合成，尿毒症毒性产物的蓄积也减少。酮或羟氨基酸不引起残存肾单位的高滤过，并可改善肾性高磷血症、继发性甲状旁腺功能亢进、肾性骨营养不良。成人每次 4~8 片，每日 3 次。

用药监护：氨基酸代谢紊乱、心功能不全、严重肝功能损伤、水肿、低钠血症和低钾血症患者禁用。

（六）高脂血症

透析前慢性肾脏病患者与一般高血脂患者的治疗原则相同，应积极治疗。对于心血管高危患者，使用他汀类药物有助于改善结局。注意部分他汀类药物要根据 GFR 调整剂量。

（七）高尿酸血症

可采用降尿酸治疗。根据患者高尿酸血症的类别及 GFR 水平选择药物、调整用量。别嘌呤醇用于肾功能不全 3 期患者时应减量，5 期尽量避免使用；非布司他对于轻中度肾功能不全者无需调整剂量；当 GFR < 20 mL/(min · 1.73 m^2)时，应避免使用苯溴马隆。

（八）糖尿病

应根据 GFR 水平调整胰岛素及口服降糖药剂量，以防止低血糖及其他不良反应。GFR 为 10~50 mL/(min · 1.73m^2) 时，胰岛素用量宜减少 25%；GFR < 10 mL/(min · 1.73m^2) 时，胰岛素用量应减少 50%。

（九）其他

1. 防治感染

平时应注意防止感冒，预防各种病原体的感染。抗感染药物的选择和应用原则，与一般感染相同，唯剂量要调整。在疗效相近的情况下，应选用肾毒性最小的药物。

2. 口服吸附疗法和导泻疗法

口服吸附疗法（口服氧化淀粉或活性炭制剂）、导泻疗法（口服大黄制剂）、结肠透析等，均可利用胃肠道途径增加尿毒症毒素的排出。上述疗法主要用于透析前慢性肾衰竭患者，对减轻患者氮质血症起一定的辅助作用。

3. 皮肤瘙痒

外用乳化油剂，口服抗组胺药物，控制高磷血症及强化透析或高通量透析，对部分患者有效。

慢性肾脏病涉及的治疗药物较多，由于患者存在肾功能不全，药物代谢受到影响，因此在使用时注意药物的剂量选择和剂量调整，加强用药监护，以减少不良反应发生。

处方分析和用药咨询

案例 1：患者，女，38 岁，慢性肾炎，高血压。处方：卡托普利 25 mg，口服，每日 3 次；螺内酯 20 mg，口服 2 次。患者用药 5 d 后出现下肢软弱无力，心悸。检查：血钾 5.8 mmol/L（正常范围 3.5~5.5 mmol/L）。

请分析以上处方是否合理。

药师解答

患者有慢性肾炎，应选择袢利尿剂，不应选择螺内酯。螺内酯和卡托普利均可引起血钾升高，两者同时使用，则血钾升高危险增加。故应停用螺内酯，改为呋塞米。用药期间监测患者电解质水平。

案例2：患者，男，58岁，慢性肾病，反复蛋白尿、水肿5年。近日检查：血红蛋白60 g/L，血肌酐807 μmol/L，尿素氮升高。患者咨询是否可以使用口服琥珀酸亚铁治疗贫血。

药师解答

患者慢性肾病诊断明确，血红蛋白小于100 g/L，应首选重组人促红细胞生成素治疗贫血。但不能排除是否为摄入不足，应在明确铁红蛋白水平后确定是否需要使用口服铁剂或静脉铁剂。患者血肌酐为807 μmol/L，应注意药品使用剂量，避免血红蛋白水平超过120 g/L。

自测题

单项选择题

1. 肾病综合征最主要的诊断依据是（　　　）。

A. 大量蛋白尿　　　　　　　　　　B. 低蛋白血症

C. 水肿　　　　　　　　　　　　　D. 高脂血症

2. 下列药物在使用时需注意高血钾的是（　　　）。

A. 呋塞米　　　　　　　　　　　　B. 氢氯噻嗪

C. 布美他尼　　　　　　　　　　　D. 螺内酯

3. 针对慢性肾病引起的高钾血症，治疗方法不正确的是（　　　）。

A. 予袢利尿剂，特别是对于低肾素低醛固酮的患者

B. 静脉钙剂，如葡萄糖酸钙或氯化钙

C. 静脉葡萄糖，同时胰岛素皮下注射

D. 对于严重高钾血症，予血液透析

4. 慢性肾炎治疗的主要目的是（　　　）。

A. 消除血尿　　　　　　　　　　　B. 消除尿蛋白

C. 治疗水肿　　　　　　　　　　　D. 延缓或防止肾功能进行性恶化

5. 关于糖皮质激素治疗肾病综合征的说法，错误的是（　　　）。

A. 用药后尿蛋白减少应立即减量　　B. 症状无反复，每隔两周减量

C. 以最小有效用量作为维持量　　　D. 用药4周无效可加其他免疫抑制剂

6. 慢性肾小球肾炎的综合治疗不包括（　　　）。

A. 积极控制血压　　　　　　　　B. 积极使用激素和免疫抑制剂

C. 使用抗血小板药　　　　　　　D. 使用抗凝药

7. 环磷酰胺用于治疗肾病综合征的总量不超过（　　　）。

A. 4～6 g　　　　　　　　　　　B. 6～8 g

C. 8～12 g　　　　　　　　　　D. 10～12 g

8. 对慢性肾功能不全出现肾性贫血的患者，最合适的治疗药物是（　　　）。

A. 口服碳酸钙　　　　　　　　　B. 必需氨基酸

C. 口服或静脉注射用铁剂　　　　D. 促红细胞生成素

9. 慢性肾脏病 MBD 的患者应给予（　　　）。

A. 糖皮质激素　　　　　B. 磷结合剂

C. 促红细胞生成素　　　D. ACEI

10. 下列关于骨化三醇用于肾性骨病的说法，错误的是（　　　）。

A. 起始阶段的每日剂量为 0.25 μg

B. 大多数患者最佳用量为每日 0.5～1.0 μg

C. 可能导致低钙血症，建议监测血钙水平

D. 可降低 PTH 水平

自测题答案：

1. A　2. A　3. C　4. D　5. A　6. B　7. D　8. D　9. B　10. C

第九章

泌尿系统疾病的药物治疗

学习目标

一、掌握

尿路感染、良性前列腺增生的药物治疗原则。

二、熟悉

尿路感染、前列腺增生常用治疗药物及其不良反应、用药注意事项。

三、了解

尿路感染的分类、良性前列腺增生的病因和临床表现。

第一节 尿路感染

泌尿系感染又称尿路感染，是肾脏、输尿管、膀胱和尿道等泌尿系统各个部位感染的总称。尿路感染是仅次于呼吸道及消化道感染的感染性疾病。我国尿路感染占院内感染的 20.8%～31.7%。随着大量抗菌药物的使用，尿路感染病原体也在发生变化。药师应掌握尿路感染抗菌药物的合理使用，减少耐药发生。

一、病因与发病机制

尿路感染是由各种病原微生物（细菌、真菌、衣原体、支原体和某些病毒等）侵入尿路引起的尿路炎症。

（一）分类

尿路感染按感染部位可分为上尿路感染和下尿路感染。由于泌尿系统和男性生殖系统在解剖上是相通的管道系统，发生感染时临床上常难以明确区分，因此按感染发生的主要症状分类对临床治疗的指导价值更大。尿路感染按感染发生的主要症状可分为单纯性尿路感染（单纯性下尿路感染和单纯性上尿路感染）、复杂性尿路感染（包括导管相关的感染等）、尿脓毒血症和男性生殖系统感染（前列腺炎、附睾炎、睾丸炎、精囊炎等）。

（二）发病机制

尿路感染最常见的细菌为大肠埃希菌，大肠埃希菌具有 O、H、K 三种抗原，具有大量 K 抗原的大肠埃希菌容易引起肾盂肾炎。大肠埃希菌表面的 P 型菌毛是引起肾盂肾炎最重要的毒素因子，Ⅰ型菌毛帮助细菌在膀胱内立足，生长繁殖，引发感染。菌毛也可以介导细菌对细胞的入侵。细菌进入膀胱引起膀胱炎后，可影响膀胱输尿管连接处的功能，导致膀胱输尿管返流，促使感染尿液逆流而上。细菌释放的内毒素可作用于输尿管平滑肌，使其蠕动减慢，致输尿管尿液淤滞，管腔内压力升高，形成生理性梗阻。最后细菌可逆行而上进入肾盂。细菌在膀胱壁上形成生物膜，导致其对抗菌药物敏感性差、常规细菌培养困难及病程延长和容易复发。细菌致病性与宿主的防御机制有关，尿路梗阻、留置导尿管等情况会削弱宿主的防御机制，更容易导致感染的发生或疾病迁延。

（三）主要致病菌

不同类型尿路感染的致病菌相同，主要致病菌如下。

1. 急性单纯性下尿路感染

病原菌主要为大肠埃希菌、腐生葡萄球菌，偶见奇异变形杆菌、肺炎克雷伯菌属、肠杆菌属、枸橼酸菌属及肠球菌属等。急性单纯性肾盂肾炎的病原菌也以大肠埃希菌为主（占 80% 以上），其他为奇异变形杆菌、肺炎克雷伯菌和腐生葡萄球菌等。再发性尿路感染的病原菌可为上述任何一种。妊娠期无症状菌尿的常见病原菌为需氧革兰阴性杆菌和溶血葡萄球菌。此外，在有尿路感染症状的患者中，10%～15% 不能用常规方法从尿液中分离出病原菌。对年轻女性，单纯性尿路感染最重要的危险因素是性生活活跃或近期有性生活，这是一个独立的危险因素。其他潜在的危险因素包括应用避孕药进行节育、性生活后未及时排尿、穿紧身内裤、排便后卫生习惯不良、使用盆浴以及非分泌型体质等。

2. 复杂性尿路感染

复杂性尿路感染与非复杂性尿路感染相比具有更广的菌谱，而且细菌更可能耐药（特别是与治疗有关的复杂性尿路感染）。但是，存在耐药性细菌本身并不足以诊断复杂性尿路感染，还必须同时合并有泌尿系统疾病（解剖或功能方面）或者诱发尿路感染的潜在疾病。尿培养常见的是大肠埃希菌、变形杆菌、肺炎克雷伯菌、铜绿假单胞菌、黏质沙雷菌和肠球菌。与尿路结石相关的复杂性尿路感染，大肠埃希菌和肠球菌较少见，而变形杆菌和假单胞菌则较常见。

3. 尿脓毒血症

微生物通过逆行、血行和淋巴途径进入泌尿道，但病原体必须进入血液才能引起尿脓毒血症。尿脓毒血症主要由革兰阴性菌（主要包括大肠埃希菌、变形杆菌、肠杆菌属、肺炎克雷伯菌、铜绿假单胞菌）引起。

由于抗菌药物应用的不规范，细菌的耐药性逐渐增强。国内资料显示大肠埃希菌临床分离株对氟喹诺酮类、庆大霉素和哌拉西林的耐药率约为 50%，对阿莫西林 / 克拉维酸和复方磺胺甲噁唑的耐药率分别为 31% 和 71%。国外报道有 50.1% 和 22.1% 的革兰阴性杆菌对氨苄西林和复方磺胺甲噁唑耐药，而对左氧氟沙星和环丙沙星的敏感性高达 91.9%。在社区脊髓损伤截瘫患者中，约有 24% 的患者对左氧氟沙星耐药，对氟喹诺酮类耐药的革兰阴性杆菌在长期应用抗菌药物的患者中较为普遍，但在非尿失禁患者中相对较少。革兰阳性球菌对万古霉素和呋喃妥因有很高的敏感性。复杂性尿路感染致病菌更容易产生耐药现象。

二、临床表现

对尿路感染有诊断意义的症状和体征为尿痛、尿频、血尿、背部疼痛和肋脊角压痛，如果女性患者同时存在尿痛和尿频，则尿路感染的可能性为 90%。

1. 急性单纯性膀胱炎

发病突然，女性患者发病多与性生活有关。临床表现为尿频、尿急、尿痛、尿道烧灼感。尿频程度不一，严重者数分钟排尿一次或有急迫性尿失禁。尿混浊，尿中有白细胞，常见终末血尿，有时为全程血尿，甚至有血块排出。一般无全身症状，体温正常或仅有低热。

2. 慢性膀胱炎

膀胱刺激症状反复发作或持续存在，但症状较急性发作时轻微，常伴耻骨上膀胱区或会阴部不适，膀胱充盈时疼痛较明显，尿中有少量或中等量白细胞和（或）红细胞。

3. 急性单纯性肾盂肾炎

（1）泌尿系统症状：尿频，尿急，尿痛，血尿，排尿困难，患侧或双侧腰部胀痛，肋脊角有明显的压痛或叩击痛等。

（2）全身症状：寒战，高热，体温可上升到 39 ℃以上，伴有头痛、恶心、呕吐、食欲缺乏等，常伴血白细胞计数升高和血沉增快。

4. 无症状菌尿

无症状菌尿是一种隐匿性尿路感染，患者有细菌尿而无任何尿路感染的临床症状，常在健康人群进行体检或因其他肾脏疾病做常规尿细菌学检查时发现。多见于老年女性和妊娠期妇女，发病率随年龄增长而增加。

5. 复杂性尿路感染

复杂性尿路感染可伴或不伴有临床症状（如尿急、尿频、尿痛、排尿困难、腰背部疼痛、肋脊角压痛、耻骨上疼痛和发热）。临床表现差异很大，可从严重梗阻性急性肾盂肾炎并发危急的尿脓毒血症，到留置导尿管相关的术后尿路感染。但临床症状，特别是下尿路症状，不仅尿路感染可以引起，其他尿路功能障碍如良性前列腺增生、前列腺电切术后等也可以引起。除了泌尿系统疾病外，复杂性尿路感染还常伴随其他疾病，如糖尿病（10%）和肾功能衰竭。复杂性尿路感染的后遗症较多，较严重和致命的情况一是尿脓毒血症，二是肾功能衰竭。肾功能受损可以是急性的，也可以是慢性的；可以是永久的，也可以自行恢复。肾功能不全和尿路梗阻是易患因素，这些患者有可能形成脓肿。

6. 导管相关性尿路感染

通常尿液引流的方式有如下几种：一次性导尿、短期留管、长期留管、间歇导尿、耻骨上引流、阴茎套引流。在导管相关菌尿的形成中，主要风险因素是留管的持续时间。对于留置导尿管的患者，每日菌尿形成的发生率为 3%～10%，因此到第 30 天绝大多数患者将有菌尿出现。多数认为短期留管时间为 7 d 以内，超过 28 d 为长期留管。超过 90% 的院内导尿管相关感染菌尿是无症状的，无法通过症状确定感染情况。有症状的感染中常见的症状是发热。

三、治疗原则

1. 一般治疗

一般治疗包括生活方式调整和对症治疗等。

生活方式调整：患者应注意休息、多饮水、勤排尿；对发热患者应给予易消化、高热量、富含维生素饮食。

对症治疗：治疗期间多饮水，口服碳酸氢钠或枸橼酸钾碱化尿液，并可用黄酮哌酯盐或抗胆碱能类药物，以缓解膀胱痉挛，减轻膀胱刺激症状。此外，膀胱区热敷、热水坐浴等也可减轻膀胱痉挛。

2. 抗菌药物治疗

抗菌药物治疗是尿路感染的主要治疗方法；一些特殊情况下的无症状菌尿患者不需要常规抗菌药物治疗，但要密切观察病情。可以对有尿路感染症状的患者首先施行经验性抗菌药物治疗，但也有研究显示社区性单纯性尿路感染患者中，有 60% 的患者的经验用药与最终的尿培养结果不符。推荐根据药敏试验结果选择用药。

选择抗菌药物时应考虑如下几点。

（1）选用对致病菌敏感的药物：应根据药敏试验结果选择抗菌药物，在无尿培养和药敏试验结果之前，宜先选用对革兰阴性杆菌有效的抗菌药物。

（2）抗菌药物在尿和肾内的浓度要高，对肾盂肾炎宜选用杀菌剂。

（3）选用肾毒性小的抗菌药物。

（4）联合用药主要限于严重的感染，联合用药的指征：①单一药物治疗失败；②严重感染；③混合感染；④耐药菌株出现。

（5）疗程：下尿路感染者，多给予 3 日疗法；肾盂肾炎者，疗程多为 14 d。

疗效的评定标准如下。

（1）有效：治疗后症状缓解，复查细菌尿结果转阴。

（2）治愈：疗程完毕后症状消失，尿菌阴性，并于第 2 周、第 6 周复查尿菌仍呈阴性，可诊断为该次尿路感染治愈；或虽有细菌尿，但为重新感染（新致病菌），则可认为原先的尿路感染已治愈。

（3）治疗失败：疗程完毕后尿菌定量检查仍呈阳性，或者治疗后尿菌转阴，但于第 2 周、第 6 周复查时尿菌又呈阳性，且为同一菌种（株）。

由于抗菌药物应用不规范，细菌的耐药性逐渐增强。国内资料显示，大肠埃希菌临床分离株对氟喹诺酮类、庆大霉素和哌拉西林的耐药率在 50 % 左右 , 对阿莫西林 / 克拉维酸和复方磺胺甲噁唑的耐药率分别为 31 % 和 71 %。复杂性尿路感染致病菌更容易产生耐药现象。

3. 去除诱因

对抗菌药物治疗无效的患者应进行全面泌尿系统检查，若发现存在尿路结石、尿路解剖畸形或功能异常等复杂因素者，应予以矫正或相应处理。对导管相关性尿路感染，宜尽早拔除或更换导尿管。

四、具体感染类型的药物治疗

1. 绝经前非妊娠妇女急性单纯性膀胱炎的治疗

绝经前非妊娠妇女急性单纯性膀胱炎的治疗可采用短程抗菌药物疗法，也称短程疗法。短程疗法分为单剂疗法和 3 日疗法两种。

（1）短程疗法：可选择呋喃妥因、喹诺酮类、第二代或第三代头孢菌素。绝大多数急性单纯性膀胱炎患者经单剂疗法或 3 日疗法治疗后，尿菌可转阴，但必须于治疗后 4~7 d 复查。

（2）对症治疗：治疗期间多饮水，口服碳酸氢钠或枸橼酸钾碱化尿液，并可用黄酮哌酯盐或抗胆碱能类药物，以缓解膀胱痉挛，减轻膀胱刺激症状。此外，膀胱区热敷、热水坐浴等也可减轻膀胱痉挛。

2. 绝经后妇女急性单纯性膀胱炎的治疗

治疗方案同绝经期前非妊娠妇女急性单纯性膀胱炎。此外,有研究表明,雌激素替代疗法(口服或阴道局部使用雌激素霜剂)可使绝经后妇女泌尿生殖道萎缩的黏膜恢复,并增加阴道内乳酸杆菌的数量,降低阴道 pH,从而有利于预防尿路感染再发。但是,长期使用雌激素可能会增加女性肿瘤的发病率,故应在妇科医生的指导下应用。

3. 非妊娠妇女慢性膀胱炎的治疗

慢性膀胱炎病程较长,易反复发作,应在尿培养和药敏试验结果的基础上选用有效的抗菌药物进行治疗。抗菌药物一定要足量、足疗程使用。为防止耐药菌株的产生,可交替使用 2～3 种抗菌药物,应用 2 周以上或更长时间。对久治不愈或反复发作者,应在感染控制后行全面的泌尿系统检查,以除外复杂性尿路感染。

4. 非妊娠妇女急性单纯性肾盂肾炎的治疗

急性肾盂肾炎常累及肾间质,有发生菌血症的危险,应选用在尿液及血液中均有较高浓度的抗菌药物。其治疗原则是:①控制或预防全身脓毒血症的发生;②消灭侵入的致病菌;③预防再发。对仅有轻度发热和(或)肋脊角叩痛的肾盂肾炎,或 3 日疗法治疗失败的下尿路感染患者,应口服有效抗菌药物 14 d。常用药物同短程疗法。如果治疗有效,则继续使用。如果用药后 48～72 h 仍未见效,则应根据药敏试验结果选用有效药物治疗。治疗后应追踪复查,如用药 14 d 后仍有菌尿,则应根据药敏试验结果改药,再治疗 6 周。对发热超过 38.5 ℃、肋脊角压痛、血白细胞升高或出现严重的全身中毒症状、疑有菌血症者,首先应予以胃肠外给药(静脉滴注或肌内注射),在退热 72 h 后,改用口服抗菌药物(喹诺酮类、第二代或第三代头孢菌素等)完成 2 周疗程。

5. 妊娠期尿路感染的治疗

无症状菌尿的处理:妊娠期无症状菌尿会增加肾盂肾炎的发生风险,且与不良妊娠结局有关,如早产和低出生体重儿。抗菌药物治疗可降低其发展为肾盂肾炎的风险,并可改善妊娠结局。可选择的抗菌药物包括 β 内酰胺类、呋喃妥因和磷霉素。无症状菌尿的最佳抗菌药物疗程不详。优选短疗程,以尽量减少胎儿抗菌药物暴露。

妊娠期急性膀胱炎的处理:通常为经验性治疗,在出现尿痛时启用,之后在尿培养结果回报时,根据分离菌药敏数据调整治疗。经验性和针对性治疗可选择的药物包括 β 内酰胺类、呋喃妥因和磷霉素。如可选择头孢泊肟、阿莫西林、克拉维酸钾或磷霉素。呋喃妥因也可在妊娠中期或晚期选用,或者在其他药物因故(如药物过敏)不能使用时使用。

妊娠期急性肾盂肾炎的处理:需住院接受胃肠外抗生素治疗。临床情况改善后,可根据分离株药敏试验结果调整为口服抗生素治疗。在治疗完成后,通常在之后的妊娠过程中继续使用抑制性抗生素治疗,以防止复发。

妊娠期妇女发生肾盂肾炎时病情可能很严重,有出现内科和产科并发症的风险,肾盂肾炎初始经验性治疗的优选抗生素是胃肠外广谱 β 内酰胺类药物,与非妊娠期肾盂肾炎一样,妊娠期妇女在适宜抗生素治疗 24～48 h 内通常有明确的改善。一旦 48 h 无发热,可根据分离株药敏试验结果转为口服治疗并出院,总疗程 10～14 d。口服药物基本限于 β 内酰胺类，若为妊娠中期，则可使用复方磺胺甲噁唑。

6. 无症状菌尿的治疗

对绝经前非妊娠妇女的无症状菌尿进行治疗，既不会降低感染的发生率，也不能阻止无症状菌尿的复发。因此不推荐对绝经前非妊娠妇女的无症状菌尿进行治疗。由于老年人尿路感染的复发率和再感染率较高，对无症状菌尿者应用抗菌药物治疗并不能使复发率或病死率减低，而且无症状菌尿不影响老年人的预期寿命，所以一般不推荐对老年人的无症状菌尿进行抗菌药物治疗。

7. 复发性单纯性尿路感染的治疗

复发性单纯性尿路感染分为再感染和复发。

（1）再感染：表明尿路防御感染的能力差，而不是因为治疗失败，可考虑用低剂量长疗程抑菌疗法做预防性治疗。在每晚睡前或性交排尿后，口服以下药物之一：SMZ-TMP 半片或一片、TMP 50 mg、呋喃妥因 50 mg 或左氧氟沙星 100 mg 等。对已绝经妇女，可加用雌激素以减少复发。本疗法通常使用半年，如停药后仍再发，则再用此疗法治疗 1 ~ 2 年或更长时间。

（2）复发：应根据药敏试验结果选择敏感抗菌药物，用最大允许剂量治疗 6 周，如不起效，可考虑延长疗程或改用注射用药。

8. 复杂性尿路感染的治疗

一般推荐治疗 7 ~ 14 d，疗程与潜在疾病的治疗密切相关。对伴有下尿路症状的患者，治疗时间通常为 7 d；对有上尿路症状或尿脓毒血症患者，通常为 14 d。根据临床情况，疗程有时需延长至 21 d。对于长期留置导尿管或尿路支架管的患者，应尽量缩短治疗时间，以避免细菌耐药。

复杂性尿路感染的经验治疗，需要了解可能病原体的菌谱和当地细菌耐药性的流行状况，并评估泌尿系统解剖功能异常和潜在疾病的严重程度（包括肾功能评价）。推荐应用主要经肾脏排泄的氟喹诺酮类，因为这类药物的抗菌谱广，涵盖了大部分常见病原体，而且在尿液和泌尿生殖组织中均可达到较高的药物浓度。氟喹诺酮类可口服和胃肠外给药。也可选择氨基青霉素加β内酰胺酶抑制剂、第二代或第三代头孢菌素或者氨基糖苷类（胃肠外治疗）。

如果初始治疗失败，微生物学检查结果尚未出现，或者作为临床严重感染的初始治疗，则须改用亦能有效针对假单胞菌的抗菌药物，如氟喹诺酮类（如果未被用于初始治疗）、脲基青霉素（哌拉西林）加β内酰胺酶抑制剂、第三代头孢菌素或碳青霉烯类，最后联用氨基糖苷类。同样，由于尿脓毒血症的危险性较高，对那些在专门机构或住院治疗的重症尿路感染患者的经验治疗须包括静脉给予抗假单菌药物。

9. 导管相关的复杂性尿路感染

（1）无症状菌尿的治疗。大多数的无症状菌尿不推荐使用抗菌药物治疗。但在下列情况下可适当使用抗菌药物治疗：①具有出现严重并发症风险的患者（如粒细胞减少症）；②泌尿系统手术患者；③复发性导管阻塞和变形杆菌持续感染的患者；④患者由引起高菌血症发生率的菌株感染，如黏质沙雷菌。年龄较大的女性患者移除导尿管后可能需要短期治疗，因为这些患者的菌尿可能不能自动清除。

（2）有症状感染的治疗。

推荐在取尿样培养前及应用抗菌药物治疗前更换导尿管。在给予任何抗菌药物治疗之前，应首先进行尿培养。症状较轻者可选择口服用药。如果患者不能从消化道给药，也可采用肠道外途径。病情较重、发热的带管患者，特别是血培养阳性者，应该采用非肠道途径给药。初始治疗可采用经验用药，根据所在医院导管相关感染经常出现的菌株和敏感性选择，通常可给予广谱抗菌药物。当得到尿培养的结果后，应根据病原体对药物的敏感性进行调整。在用药后 48～72 h 应对治疗情况进行评价。如果患者症状很快消失，通常治疗 5～7 d 是足够的；症状较重的患者通常需要治疗 10～14 d。偶尔尿培养可显示念珠菌感染，其通常没有症状并不治而愈。如果有证据显示真菌感染，系统应用两性霉素或氟康唑。

10. 尿脓毒血症的治疗

尿脓毒血症、严重尿脓毒血症和感染性休克是一个连续的临床过程。与其他脓毒血症一样，决定尿脓毒血症预后的关键在于患者能否得到早期的诊断和治疗。推荐对尿脓毒血症患者监测血压、心跳、尿量、呼吸、氧饱和度、中心静脉压等。尿脓毒血症的治疗需去除感染灶和提高器官的灌注水平，联合感染病因（梗阻）的治疗、充分的生命支持治疗以及合适的抗菌药物治疗。治疗包含以下 4 个基本策略：复苏、支持治疗（稳定血压和维持呼吸通畅）、抗菌药物治疗（尿脓毒血症诱发低血压 1 h 内）、控制合并因素。

五、用药监护

（一）避免抗菌药物的不合理使用

抗菌药物不合理使用的情况包括：选用对病原菌或感染无效、疗效不强的药物；量不足或过大；病原菌产生耐药后继续用药；过早停药或感染控制已多日而不及时停药；产生耐药菌二重感染时未改用其他有效药物；给药途径不正确；发生严重或过敏反应时继续用药；不适当的联合应用抗菌药物；依赖抗菌药物的抗菌作用而忽视必要的外科处理；无指征或指征不强的预防用药；忽视疗效/价格比。

（二）妊娠期抗菌药物的选择

美国 FDA 根据药物对胎儿的致畸情况，将药物对胎儿的危害分为 A、B、C、D、X 5 级。抗菌药物在妊娠期应用时的危险性分级见表 9-1。

表 9-1　抗菌药物在妊娠期应用时的危险性分级

抗菌药物	FDA 分级
青霉素类	B
头孢菌素类	B
碳青霉烯类	B
大环内酯类（阿奇霉素）	B
克林霉素	B

续表

抗菌药物	FDA 分级
甲硝唑	B
呋喃妥因	B
磷霉素	B
大环内酯类（克拉霉素）	C
万古霉素	C
氟康唑	C
磺胺嘧啶 / 甲氧苄啶	D
喹诺酮类	D
氨基糖苷类	D
四环素类	D

注：A 类：妊娠期患者可安全使用。B 类：在确有应用指征时慎用。C 类：在确有应用指征时，充分权衡利弊决定是否使用。D 类：避免应用，但在确有应用指征且患者受益大于可能的风险时，在严密观察下慎用。

（三）抗菌药物的剂量调整

抗菌药物的选用及给药方案的调整应根据抗菌药物体内过程特点及其肝肾毒性进行。

1. 肾功能不全

按照以下原则选择抗菌药物：

（1）主要由肝胆系统排泄或由肝脏代谢，或经肾脏和肝胆系统同时排泄的抗菌药物用于肾功能不全者，维持原治疗量或剂量略减。

（2）主要经肾脏排泄，药物本身并无肾毒性，或仅有轻度肾毒性的抗菌药物，肾功能不全者可应用，但剂量需适当调整。

（3）肾毒性抗菌药物避免用于肾功能不全者，如确有指征使用该类药物时，需进行血药浓度监测，据以调整给药方案，达到个体化给药；也可按照肾功能减退程度（以内生肌酐清除率为准）减量给药，疗程中需严密监测患者肾功能。

表 9-2 为肾功能不全者抗菌药物的应用。

表 9-2　肾功能不全者抗菌药物的应用

抗菌药物				肾功能不全时的应用
红霉素、阿奇霉素等大环内酯类	氨苄西林	头孢哌酮	氨苄西林 / 舒巴坦　　氯霉素	可应用，按原治疗量或略减量

续表

抗菌药物					肾功能不全时的应用
利福平	阿莫西林	头孢曲松	阿莫西林/克拉维酸	异烟肼	可应用，按原治疗量或略减量
克林霉素	哌拉西林	头孢噻肟	替卡西林/克拉维酸	甲硝唑	
多西环素	美洛西林	头孢哌酮/舒巴坦	哌拉西林/三唑巴坦	两性霉素B	
	苯唑西林			伊曲康唑口服液	
青霉素	头孢氨苄	头孢唑肟	氧氟沙星	磺胺甲噁唑	可应用，治疗量需减少
羧苄西林	头孢拉定	头孢吡肟	左氧氟沙星	甲氧苄啶	
阿洛西林	头孢呋辛	氨曲南	加替沙星	氟康唑	
头孢唑啉	头孢西丁	亚胺培南/西司他丁	环丙沙星	吡嗪酰胺	
头孢噻吩	头孢他啶	美罗培南			
庆大霉素	万古霉素				避免使用，确有应用指征者调整给药方案*
妥布霉素	去甲万古霉素				
奈替米星	替考拉宁				
阿米卡星	氟胞嘧啶				
卡那霉素	伊曲康唑静脉注射剂				
链霉素					
四环素	呋喃妥因	特比萘芬			不宜选用
土霉素	萘啶酸				

注：* 需进行血药浓度监测，或按内生肌酐清除率（也可自血肌酐值计算获得）调整给药剂量或给药间期。

2. 肝功能不全

按照以下原则选择抗菌药物。

（1）主要经肝脏清除的药物，肝功能不全时清除明显减少，但并无明显毒性时仍可应用，但需谨慎，必要时减量应用，治疗过程中需严密监测肝功能。大环内酯类（不包括红霉素酯化物）、林可霉素、克林霉素属此类。

（2）药物主要经肝脏或有相当量经肝脏清除或代谢，肝功能不全时清除减少，可导致毒性反应发生。肝功能不全者应避免使用此类药物。磺胺药等属此类。

（3）药物经肝、肾两途径清除，肝功能不全者药物清除减少，血药浓度升高，同时有肾功能不全者血药浓度升高尤为明显。严重肝病患者，尤其肝肾功能同时减退的患者在使用此类药物时需减量。脲基青霉素中的美洛西林和哌拉西林、头孢哌酮、头孢曲松、头孢噻肟、头孢噻吩等属此类。

（4）药物主要经肾脏排泄，肝功能不全者不需调整剂量。青霉素、头孢唑啉、头孢他啶、碳青霉烯类、万古霉素及喹诺酮类（不包括培氟沙星）属此类。氨基糖苷类尽管主要经肾脏排泄，但肝病患者的肾毒性发生率明显增高，因此应用时仍需注意。表9-3为肝功能不全者抗菌药物的应用。

表 9-3　肝功能不全者抗菌药物的应用

抗菌药物				肝功能不全时的应用
青霉素	庆大霉素	万古霉素	氧氟沙星	按原治疗量应用
头孢唑啉	妥布霉素	去甲万古霉素	左氧氟沙星	
头孢他啶	阿米卡星等	多黏菌素	环丙沙星	
	氨基糖苷类		诺氟沙星	
哌拉西林	头孢噻肟	红霉素	甲硝唑	严重肝病时减量慎用
阿洛西林	头孢噻肟	克林霉素	氟罗沙星	
美洛西林	头孢曲松		氟胞嘧啶	
羧苄西林	头孢哌酮		伊曲康唑	
林可霉素	培氟沙星	异烟肼*		肝病时减量慎用
红霉素酯化物	两性霉素 B	磺胺药		肝病时避免应用
四环素类	酮康唑			
氯霉素	咪康唑			
利福平	特比萘芬			

注：* 活动性肝病时避免应用。

（四）注意监测药物不良反应

表9-4为尿路感染抗菌药物的用药监护。

表 9-4 尿路感染抗菌药物的用药监护

抗菌药物	常见不良反应	用药监护
青霉素类	最常见的不良反应为过敏反应，表现为皮疹、血管神经性水肿、药物热等	用药前仔细询问青霉素过敏史，做青霉素皮肤试验；过敏性休克一旦发生，立即就地救治；肾功能不全及高龄患者、新生儿需减量应用
头孢菌素类	过敏反应、皮疹、胃肠道反应等	青霉素与头孢菌素类存在交叉过敏反应，故应询问患者的过敏史
喹诺酮类	胃肠道反应包括恶心、上腹部不适、恶心等；神经系统反应包括头晕、情绪不安、光敏反应或光毒性等	儿童通常禁用（具体年龄限制参照药品说明书），妊娠期、哺乳期、癫痫患者避免使用；可能导致 QT 间期延长，与其他有此风险的药物合用时应密切监测
呋喃妥因	胃肠道反应	服用 6 个月以上有发生间质性肺炎的可能性，故长期服用时应监测患者的肺部情况
碳青霉烯类	主要为恶心、呕吐、腹痛、腹泻等胃肠道反应，血液学方面有嗜酸性细胞增多、白细胞减少、中性粒细胞减少等，但一般能为患者所耐受	和其他 β 内酰胺类抗菌药物交叉过敏反应风险较小，有癫痫史或中枢神经系统功能障碍的患者，发生痉挛、意识障碍等中枢神经系统症状的可能性增加
复方磺胺甲噁唑	过敏反应较常见，可能出现爆发性皮疹、斑疹和瘙痒等。胃肠道反应包括恶心、呕吐、假膜性结肠炎、胰腺炎、口腔炎、舌炎、腹痛、厌食症和腹泻等。可发生结晶尿，从而导致血尿、尿路刺激感和尿路阻塞，严重者可出现间质性肾炎和肾小管坏死	对磺胺类药物过敏者禁用；肝肾功能不全者慎用；治疗期间应保证高水分摄入；尿液碱化可以增加复方磺胺甲噁唑的溶解度并促进其经尿液排泄；哺乳期妇女禁用

第二节 良性前列腺增生

良性前列腺增生（benign prostatic hyperplasia，BPH）又称前列腺肥大，是引起中老年男性排尿障碍的一种常见良性疾病。主要表现为组织学上的前列腺间质和腺体成分增生、解剖学上的前列腺增大、下尿路症状为主的临床症状以及尿动力学上的膀胱出口梗阻。组织学上 BPH 的发病率随年龄的增长而增加，BPH 最初通常发生在 40 岁以后，60 岁时发病率大于 50%，80 岁时发病率高达 83%。与组织学表现相似，随着年龄的增长，排尿困难等症状加重。大约有 50% 组织学诊断 BPH 的男性有中度至重度下尿路症状。

一、病因与发病机制

BPH 的病因还不清楚。近几年的研究提出了几种重要理论，目前使用的药物就是针对这些病因学理论而发挥药效的。研究较多的发病机制包括以下几种：

（1）雄激素与 BPH。前列腺是雄激素依赖性器官，它的生长、发育、结构及功能的维持都需要睾丸提供足够的雄激素。青春期前切除睾丸，前列腺不发育，也不会发生 BPH。成年后切除睾丸，可使前列腺萎缩及功能减退。所以手术去势可使增生的前列腺体积缩小，症状减轻。

（2）二氢睾酮学说。人体内的雄激素主要有睾酮及双氢睾酮两种，双氢睾酮占 20%。前列腺中含有 5α- 还原酶，可将血液中的睾酮转化为双氢睾酮。抑制 5α- 还原酶，可减少前列腺中的双氢睾酮含量，起治疗 BPH 的作用。

（3）细胞生长因子。细胞生长因子是细胞产生的一种蛋白。目前认为雄激素不能直接促进细胞的有丝分裂，必须通过细胞生长因子的作用，才能促进前列腺细胞的增生而形成 BPH。细胞生长因子抑制剂可用于治疗 BPH。

（4）细胞凋亡。促进细胞凋亡可治疗 BPH。雄激素抑制剂可以促进 BPH 的细胞凋亡，使前列腺缩小。

BPH 可导致后尿道延长、受压变形、狭窄和尿道阻力增加，引起膀胱高压并出现相关排尿期症状。随着膀胱压力的增加，膀胱逼尿肌出现代偿性肥厚、不稳定并引起相关储尿期症状。如梗阻长期未能解除，膀胱逼尿肌则失去代偿能力。继发于 BPH 的上尿路改变（如肾积水及肾功能损害）的主要原因是膀胱高压所致尿潴留以及输尿管返流。

二、临床表现

BPH 引起的病理生理变化主要是膀胱流出道梗阻和膀胱逼尿肌功能异常。早期症状不明显，随着病情的进展，症状逐渐明显。表现为排尿踌躇、费力，尿线细小、终末滴沥，排尿延时，甚至尿潴留，同时可有尿急、尿频、尿痛、夜尿增多，急迫性尿失禁等，如伴有膀胱结石或感染，刺激症状更明显。前列腺增生发展到一定阶段，残余尿量增多，膀胱扩大，小梁或小室形成，出现膀胱输尿管反流，使肾功能受损。临床症状包括储尿期症状、排尿期症状以及排尿后症状。由于病程进展缓慢，难以确定起病时间。

1. 储尿期症状

该期的主要症状包括尿频、尿急、尿失禁以及夜尿增多等。

（1）尿频、夜尿增多。尿频为早期症状。夜尿次数增多，但每次尿量不多。膀胱逼尿肌失代偿后，发生慢性尿潴留，膀胱的有效容量因而减少，排尿间隔时间更为缩短。若伴有膀胱结石或感染，则尿频愈加明显，且伴有尿痛。

（2）尿急、尿失禁。下尿路梗阻时，50%～80% 的患者有尿急或急迫性尿失禁。

2. 排尿期症状

该期症状包括排尿踌躇、排尿困难以及间断排尿等。随着腺体的增大，机械性梗阻和排尿困难加重，下尿路梗阻的程度与腺体大小不成正比。由于尿道阻力增加，患者排尿起始延缓，排尿时间延长，射程不远，尿线细而无力或分叉，有排尿不尽的感觉。如梗阻进一步加重，患者必须增加腹压以帮助排尿。呼吸使腹压增减，出现尿流中断及淋漓。

3. 排尿后症状

该期症状包括排尿不尽、残余尿增多、尿后滴沥等。残余尿是膀胱逼尿肌失代偿的结果。当残余尿量很大，膀胱过度膨胀且压力高于尿道阻力时，尿自行从尿道溢出，称为充溢性尿失禁。有的患者平时残余尿不多，但在受凉、饮酒、憋尿、服用药物或其他原因引起交感神经兴奋时，可突然发生急性尿潴留。患者尿潴留的症状时好时坏，部分患者可以急性尿潴留为首发症状。

4. 其他症状

（1）血尿：前列腺黏膜上毛细血管充血、小血管扩张，并受到增大腺体的牵拉，或与膀胱摩擦，当膀胱收缩时可以引起镜下或肉眼血尿，是老年男性常见的血尿原因之一。膀胱镜检查、金属导尿管导尿、急性尿潴留导尿时膀胱突然减压，均易引起严重血尿。

（2）泌尿系统感染：尿潴留常导致泌尿系统感染，可出现尿急、尿频、排尿困难等症状，且伴有尿痛。当继发上尿路感染时，会出现发热、腰痛及全身中毒症状。平时患者虽无尿路感染症状，但尿中可有较多白细胞，或尿培养有细菌生长，手术前应治疗。

（3）膀胱结石：下尿路梗阻，特别是有残余尿时，尿在膀胱内停留时间延长，可逐渐形成结石。伴发膀胱结石时，可出现尿线中断、排尿末疼痛、改变体位后方可排尿等表现。

（4）膀胱逼尿肌代偿不全症状：随着梗阻的进一步加重，膀胱壁出现广泛的结构和功能损害，膀胱逼尿肌大部分被细胞外基质代替。部分患者并发膀胱憩室，更加重膀胱排空不全和排尿困难。

（5）尿潴留：膀胱突然胀满致剧烈疼痛。

（6）肾功能损害：多由输尿管反流、肾积水引起，患者就诊时的主诉常为食欲缺乏、贫血、血压升高、嗜睡和意识迟钝。因此，若老年男性出现不明原因的肾功能不全症状，应首先排除前列腺增生。

（7）长期下尿路梗阻：可出现因膀胱憩室充盈所致的下腹部包块或肾积水引起的上腹部包块。长期依靠增加腹压帮助排尿可引起疝、痔和脱肛。

三、治疗原则

1. 非药物治疗

对前列腺增生程度较轻和不愿手术的患者，可针对导致前列腺增生症状加重的疾病进行治疗，同时通过改变生活方式和不良习惯来改善症状。目前一些介入治疗的手段也有助于改善前列腺增生的症状。

（1）生活方式改变和行为治疗：戒烟忌酒，禁食辛辣、凉冷的食物，适量饮水；避免劳累、久坐，切勿憋尿；注意下半身保暖，避免受寒、受湿；经常进行一些力所能及的户外活动和锻炼；防止性生活过度或性交中断，以免引起前列腺充血。

（2）如有慢性前列腺炎、尿道炎、膀胱炎，应尽早彻底治愈，预防泌尿道感染。

（3）介入治疗：主要针对前列腺进行治疗，以改善症状。主要方法包括前列腺气囊扩张、尿道支架、微波及射频治疗、高能聚焦超声、经尿道激光治疗、前列腺扩裂治疗、前列腺冷冻治疗、前列腺注射治疗。

2. 药物治疗

目前认为 BPH 的治疗首先采用药物治疗。治疗 BPH 应首先明确治疗指征，排除症状类似 BPH 的疾病，如感染、前列腺炎、前列腺结石、前列腺癌、尿道狭窄、膀胱张力低下、神经源性紊乱等，并应依据前列腺体积大小、前列腺特异性抗原的高低选择药物。但药物治疗只能缓解症状，不能根治 BPH。前列腺增大所致的静力性梗阻和前列腺平滑肌张力增加所致的动力性梗阻共同导致膀胱流出道梗阻。药物治疗的目的一方面是通过缓解交感神经递质对前列腺的作用，减少膀胱出口梗阻的静力因素；另一方面是通过缓解交感神经递质对平滑肌的兴奋作用，使之松弛，减少膀胱出口梗阻的动力因素。治疗药物主要包括 α 肾上腺受体阻滞剂、5α 还原酶抑制剂、雌激素拮抗剂、雄激素受体阻滞剂、植物药等。

四、常用药物

（一）α 肾上腺素受体阻滞剂

良性前列腺增生能引起膀胱颈出口梗阻。α1 受体主要分布于前列腺和膀胱颈内平滑肌，α2 受体主要分布于前列腺血管的平滑肌，抑制 α 受体能拮抗梗阻症状。

1. 分类

治疗 BPH 的 α 肾上腺素受体阻滞剂根据其选择性的不同及其在体内半衰期的长短分类，可分为非选择性 α 肾上腺素受体阻滞剂（如酚苄明，由于其对心脑血管的副作用，现在已经很少在临床使用）、短效选择性 α 肾上腺素受体阻滞剂（如哌唑嗪及阿夫唑嗪，每日需服用 2 ~ 3 次）、长效选择性 α 肾上腺素受体阻滞剂（包括坦索罗辛，每日口服 1 次即可）。

2. 临床应用

特拉唑嗪：一次 2 ~ 10 mg，一日一次，首剂于睡前服用。

阿夫唑嗪：初始剂量为一次 2.5 ~ 6.25 mg，老年人初始剂量为一次 2.5 mg，一日 2 次，最大剂量为 10 mg。

盐酸坦索罗辛：初始剂量为一次 0.2 mg，每日一次，餐后服用。

3. 用药监护

使用 α 肾上腺素受体阻滞剂时需注意，服用首剂或增加剂量 12 h 内或在停药时，可出现眩晕、虚弱或低血压，应避免驾驶或机械操作。特拉唑嗪对严重肝肾功能不全者慎用，对妊娠期和哺乳期妇女慎用。用药期间为避免发生首过效应，首剂应低于 1 mg，睡前服用，与噻嗪类利尿剂及抗高血压药物合用时应注意出现低血压。阿夫唑嗪对严重肝肾功能不全者慎用，对过敏者禁用。对使用剂量较大或者患有高血压者，口服后数小时可出现直立性低血压，应注意让患者平卧直至症状消失。另外，CCB 和 α 受体阻滞剂合用，可导致严重低血压，故应避免同时使用。这类药物的常见不良反应为直立性低血压、晕厥、头痛、心悸、浮肿、瘙痒、腹泻、腹痛。

（二）5α 还原酶抑制剂

5α 还原酶抑制剂可抑制前列腺生长及前列腺内双氢睾酮水平，达到去除睾丸的水平，使前列腺体积显著减小，提高尿流率，改善梗阻症状。其中非那雄胺对前列腺内双氢睾酮的抑制率最高。

1. 临床应用

非那雄胺口服一次 5 mg，一日一次。依立雄胺口服一次 5 mg，一日 2 次，连续 4~6 个月。度他雄胺口服一次 0.5 mg，一日一次，整粒吞服。与其他药物无明显相互作用。

非那雄胺和依立雄胺起效缓慢，见效时间为 3~6 个月。对前列腺增生症状严重者、尿流率严重减慢者、残余尿量较多者不宜选用，推荐应用度他雄胺。后者显效快，服用 1 个月内即能缓解症状，2 周可降低 DHT 水平约 90%，24 个月可降低 93%。造成此种差异的原因是度他雄胺具有双重作用，可同时阻断 1 型和 2 型 5α 还原同工酶。

2. 用药监护

低尿量的前列腺增生者，可能存在其他的泌尿系统疾病，包括前列腺癌，在应用前需排除其他泌尿系统疾病。对有严重的尿潴留或尿量减少者应排除其他堵塞性尿道疾病。5α 还原酶抑制剂服后常见性欲降低、勃起功能障碍、睾丸痛、乳房增大和压痛、阳痿、精液减少等症状；偶见皮疹、口唇肿胀等过敏反应，以及耳鸣、恶心、呕吐、食欲减退、失眠、髋关节痛。上述不良反应可逐渐减少，半数性欲和勃起功能障碍可逐渐消失，但对性功能衰退者慎用。鉴于度他雄胺对前列腺特异抗原（PSA）及前列腺检查有影响，建议使用本品前应做直肠检查或其他前列腺检查。应用度他雄胺治疗的前 3 个月，患者的 PSA 浓度约降低 40%，治疗 6~10 个月约降低 50%，所以在应用本品治疗 3 个月后，应为患者建立一个新的 PSA 基线。

（三）雌激素

前列腺增生的另一个病因是体内雄激素增多，雌激素对其有拮抗作用。

1. 临床应用

患者可以选服雌激素一次 2 mg，一日 3 次，连续 3 周，或肌内注射，一次 1 mg，隔日一次，连续 3~5 次。对急性尿潴留或排尿困难较重者，用量可稍大。

2. 用药监护

雌激素的不良反应包括心血管系统反应、胃肠道反应、神经系统症状以及生殖系统症状（乳房压痛、肿胀等不适）。使用时应注意如果患者既往有遗传性血管性水肿、高血压、糖尿病、高脂血症或静脉血栓栓塞风险，应进行监测，如出现严重的代谢紊乱如高钙血症等，应及时停药。

（四）雄激素受体阻滞剂

雄激素受体阻滞剂可使增生的前列腺缩小，可与睾酮、双氢睾酮竞争受体，但无抗促性腺激素及孕酮的活性。

1. 临床应用

代表药物氟他胺口服，一次 250 mg，一次 3 次。可依患者的年龄和症状适当增减。患者经 3 个月治疗后前列腺缩小，6 个月后排尿症状和尿流率得到改善。

2. 用药监护

常见的不良反应包括男性乳房发育症、大汗、恶心、呕吐、膀胱损伤、勃起功能障碍、贫血、血小板减少症、肝性脑病、肝坏死、肝炎、肝功能指标升高、黄疸、肝衰竭等。对

于患有葡萄糖 -6- 磷酸脱氢酶缺乏症、血红蛋白 M 病的患者及吸烟者不良反应发生率增加，建议这类患者使用时应加强监护。

（五）植物药

临床上早已应用天然植物提取物治疗有症状的 BPH，目前植物药治疗的机制尚不清楚，但对于轻症的 BPH 患者可以减轻下尿路症状。植物药被认为无毒副作用，耐受性好，可长期服用，容易被 BPH 患者所接受。我国常用的植物药为普适泰，主要成分为水溶性花粉提取物 P5、脂溶性花粉提取物 EA10。一次一片，一日 2 次，疗程为 3 ~ 6 个月或遵医嘱。6 个月可以收到最佳疗效，如有必要可以继续服用。可在进食时或单独服用。对衰老或肾功能不全者无需调整剂量。主要的不良反应为变态反应。

处方分析和用药咨询

案例 1：患者，女，29 岁，患泌尿系统感染、腹泻。处方：诺氟沙星片，0.2 g，tid×7；双八面体蒙脱石，3 g，tid×7。

请分析以上处方是否合理。

药师解答

（1）诺氟沙星为酸碱两性化合物，在水中微溶，在胃液中可成盐，溶解度增加，药物离子化程度提高，表现为阳离子特征。

（2）双八面体蒙脱石的粉末粒度高达 1 ~ 3 μm，具有吸附阳离子的特性。诺氟沙星与酸成盐后，在 pH 2 ~ 6 的溶液中，双八面体蒙脱石对其有强烈吸附作用，吸附率高达 98.7%，显著影响其吸收，因此应避免两者配伍使用。或者饭后服用诺氟沙星片，间隔至少 1 h 再服用双八面体蒙脱石，以避免双八面体蒙脱石对诺氟沙星的吸附。

案例 2：患者，女，29 岁。诊断：非淋球菌性尿路感染。处方：阿奇霉素胶囊，500 mg，qd×7；米诺环素片，200 mg，bid×7。

请分析以上处方是否合理。

药师解答

（1）两者都可用于非淋球菌性尿路感染。

（2）本病例药敏试验显示：米诺环素耐药，阿奇霉素单药治疗两日后未见效。两者合用，继阿奇霉素使用两日后再经米诺环素治疗，患者症状减轻。

（3）先用阿奇霉素可使该致病菌生物膜破坏，便于米诺环素进入菌体而显现其杀菌的效果。

案例3：患者，男，68岁，因良性前列腺增生，开具多沙唑嗪，4 mg，qd，po。既往体健，无其他慢性病史。患者早上服药后，起身时忽然感觉头晕，四肢发软，家人在旁搀扶，未跌倒。患者咨询出现上述症状的原因。

药师解答

多沙唑嗪是α受体阻断剂，用药后可出现直立性低血压，应注意让患者平卧直至症状消失。

自测题

单项选择题

1. 引起肾盂肾炎的最常见致病菌是（　　　）。

A. 大肠杆菌　　　　　　　　　　B. 变形杆菌

C. 链球菌　　　　　　　　　　　D. 葡萄球菌

2. 以下不是急性肾盂肾炎表现的是（　　　）。

A. 发热，寒战　　　　　　　　　B. 尿频，尿急

C. 柏油样便　　　　　　　　　　D. 肾区叩痛

3. 关于急性细菌性前列腺炎的描述正确的是（　　　）。

A. 最常见的细菌是肺炎克雷伯菌属

B. 是前列腺炎中最常见的类型

C. 等待细菌培养结果，再使用抗菌药物

D. 禁忌反复挤压前列腺

4. 不是泌尿系统感染途径的是（　　　）。

A. 上行感染，最多见，致病菌主要是大肠杆菌

B. 血行感染，其他部位感染，经血液循环致病，致病菌主要是金黄色葡萄球菌

C. 淋巴感染，极少见，细菌经淋巴道感染

D. 直接感染，邻近器官的感染直接蔓延

5. 单纯性膀胱炎最典型的致病菌为（　　　）。

A. 大肠埃希菌　　　　　　　　　B. 腐生葡萄球菌

C. 铜绿假单胞菌　　　　　　　　D. 肺炎克雷伯菌

6. 下列不需要药物治疗的泌尿系统感染是（　　　）。

A. 无症状菌尿　　　　　　　　　B. 附睾炎

C. 急性肾盂肾炎　　　　　　　　D. 尿道炎

7. α受体阻滞剂用药的注意事项不包括（　　　）。

A. 服用首次剂量后可出现低血压

B. 与降压药合用时注意低血压

C. 阻断 α 受体，扩张血管，可作为一线降压药物

D. 首剂睡前服用

8. 关于细菌性膀胱炎抗菌药物选择及疗程的叙述，正确的是（ ）。

A. 呋喃妥因，100 mg，1 次，qd   B. 磷霉素氨丁三醇，3 g，tid，1 次

C. 环丙沙星，250 mg，bid，1 次   D. SMZ/TMP 960 mg，qd，3 d

9. 对于 35 岁以上的附睾炎患者不是首选药物的是（ ）。

A. 头孢曲松   B. 多西环素

C. 左氧氟沙星   D. 氨苄西林 / 舒巴坦

10. 下列对雄激素受体阻滞剂作用的描述，错误的是（ ）。

A. 可使增生的前列腺缩小   B. 可舒张前列腺平滑肌

C. 可与睾酮竞争受体   D. 无抗促性腺激素的作用

11. 妊娠期无症状菌尿的治疗应选择（ ）。

A. 头孢曲松   B. 美洛西林

C. 哌拉西林他唑巴坦   D. 呋喃妥因

12. 急性复杂性肾盂肾炎的典型致病菌不包括（ ）。

A. 肠杆菌科   B. 铜绿假单保菌

C. 肠球菌   D. 腐生葡萄球菌

13. 下列药物不会引起直立性低血压的是（ ）。

A. 非那雄胺   B. 特拉唑嗪

C. 阿夫唑嗪   D. 坦洛辛

自测题答案：

1. A 2. C 3. D 4. D 5. A 6. A 7. C 8. C 9. B 10. B 11. D 12. D

13. A

疼痛的药物治疗

疼痛通常被认为是一种症状。实际上，多数慢性疼痛不仅仅是一种症状，有的慢性疼痛本身就是一种疾病。目前多个医院设有疼痛专科门诊。持续 3 个月以上，难以治疗，常伴有内分泌、代谢、免疫、精神及心理等改变，严重影响身心健康和生活质量，这样的"疼痛"就是一种"病"。国际疼痛学会对疼痛的定义是：与实际或潜在的组织损伤相关联的不愉快的感觉和情绪体验。WHO 按数字分级法将疼痛分为 10 级，对其实施个体化治疗。本章主要介绍肌肉骨骼系统慢性疼痛、癌症疼痛及偏头痛的药物治疗。

第一节 肌肉骨骼系统慢性疼痛

肌肉骨骼系统慢性疼痛是一种患病率高、疼痛持续时间长的疾病。长期疼痛严重影响患者的健康和生活质量，不仅给患者带来极大的痛苦，还会导致各器官系统的功能紊乱。

一、病因与发病机制

多种原因可造成肌肉骨骼系统慢性疼痛。疾病相关性疼痛包括截肢后的患肢痛、残端神经痛、外伤后损伤性神经病理性疼痛、截瘫后神经痛、卒中后神经痛、中枢性神经痛、椎间盘源性疼痛等。外科手术后也可继发肌肉骨骼系统慢性疼痛，如膝关节置换术后。

疼痛按发病机制通常可分为伤害感受性疼痛和神经病理性疼痛。伤害感受性疼痛与机体损伤和炎症反应有关；神经病理性疼痛与机体神经损伤、痛觉系统的外周敏化和中枢敏化有关。慢性疼痛多是两种疼痛并存，称为混合性疼痛。肌肉骨骼系统慢性疼痛可能的发病机制如下。

1. 炎性反应

机体受到伤害刺激后，局部和全身促炎症因子水平升高，导致外周疼痛感受器敏化，激活初级传入神经纤维合并异常放电增加而疼痛。

2. 纤维化

局部损伤引起炎性反应，导致纤维化瘢痕形成。瘢痕挛缩牵拉神经组织和痛觉感受器，形成进一步损伤，造成疼痛恶性循环。

3. 外周敏化和中枢敏化

外周敏化是指炎症或损伤导致组织内炎症介质释放，伴有伤害性感受器阈值降低。中枢敏化是指脊髓背角伤害性突触信息传递增强，甚至在外周伤害性刺激去除的情况下，脊髓中枢仍然对来自外周的刺激产生过度反应。

二、临床表现

1. 肌肉骨骼系统长期持续疼痛

疼痛持续时间超过正常的组织愈合时间（一般为 3 个月），或正常组织愈合后疼痛仍然存在。具体疼痛部位和性质因原发疾病而异。

2. 肢体活动受限

肢体活动受限由疼痛所致，并进一步导致血液高凝、血栓形成风险增高。

3. 各器官系统的功能紊乱

自主神经系统功能紊乱；消化系统功能紊乱，造成患者食欲下降、恶心、呕吐、逐渐消瘦；其进一步发展，导致循环系统、内分泌系统以及免疫系统等多系统多器官功能紊乱。

4. 心理障碍

睡眠障碍、抑郁、焦虑等。

三、治疗原则

（1）明确诊断，根据病因进行原发疾病的个体化治疗。

（2）治疗前在疼痛病史、体格检查和功能方面对患者进行全面评估。

（3）以患者为中心，提供个体化治疗方案。患者应参与方案的共同决策过程。

（4）多学科协作，多模式干预，注重预防。干预手段包括外用药物、口服药物、康复锻炼和辅助疗法、心理干预治疗、疼痛自我管理、祖国传统医学治疗、微创介入治疗与外科手术等。

（5）慢性疼痛涉及患者生理、心理和社会等方面的因素，多种因素相互影响。患者应进行疼痛自我教育和管理，适当改变生活方式，在医生的指导下进行康复锻炼。

四、药物治疗

（一）药物治疗原则

（1）在保证疗效的前提下，优先使用不良反应最小的药物（从外用开始），遵循按阶梯给药止痛原则。

（2）低剂量开始，根据情况逐渐加量。

（3）考虑共病和药物相互作用以保证用药安全性。

（4）选择给药时机和剂型：重度反复发作的疼痛选用快速起效和作用短效药物，持续性疼痛需要规律给予缓释或控释药物。

（5）作用机制互补的药物联合应用有协同效应，与高剂量单药治疗相比可减少不良反应。

（6）药物疗法可与非药物疗法如认知行为疗法、康复锻炼等相结合。

（7）对治疗效果进行反复动态评估，全程规律监控，随时调整方案，以提高疗效并减少不良反应。

（二）常用药物

1. 对乙酰氨基酚

对乙酰氨基酚的抗炎镇痛作用稍弱于 NSAIDs，主要用于轻中度疼痛，是国外指南推荐用于治疗骨关节炎、腰背痛的一线药物。

用药监护：成人总量不宜超过 4 g/d；注意其肝毒性，长期大量应用可能导致肝损害。

2. NSAIDs 和选择性 COX-2 抑制剂

NSAIDs 是目前临床证据最充分、处方量最大的镇痛药物。常用的 NSAIDs 有吲哚美辛、萘普生、布洛芬、双氯芬酸钠、氟比洛芬酯、酮咯酸、洛索洛芬钠或以上药物的复合制剂。选择性 COX-2 抑制剂包括塞来昔布、艾瑞昔布等。除口服制剂外，尚有外用 NSAIDs 和静脉注射制剂。此类药物可首选用于：

（1）原发性非手术肌肉骨骼系统慢性疼痛，如慢性原发性腰痛、慢性原发性肢体痛。

（2）持续炎症机制所致的慢性继发性肌肉骨骼疼痛，如骨关节炎、类风湿性关节炎、强直性脊柱炎、关节成形术后慢性疼痛。类风湿性关节炎导致的肌肉骨骼系统慢性疼痛需加用抗类风湿类药物。

用药监护：长期使用 NSAIDs 可能会增加胃肠道溃疡、出血、心血管不良事件等的风险；存在胃肠道溃疡病史、凝血障碍及肾衰竭的患者应慎用。慢性疼痛患者需要长期服药，可以同时辅以胃黏膜保护剂及质子泵抑制剂。

3. 阿片类药物

阿片类药物适用于使用 NSAIDs 等疗效较差，或无法耐受 NSAIDs 产生的消化道、心血管等不良反应的中重度慢性疼痛患者，以及各种手术后肌肉骨骼系统慢性疼痛、慢性癌症相关疼痛患者。常见药物包括强阿片类药物（如吗啡、羟考酮、芬太尼、丁丙诺啡等）、弱阿片类药物（如可待因、曲马多等）。阿片类药物给药途径多样，分为口服、针剂和贴剂（如丁丙诺啡透皮贴、芬太尼透皮贴等）。

用药监护：不良反应包括恶心、呕吐、嗜睡、呼吸抑制、便秘等，长期使用可能导致成瘾；老年患者应用阿片类药物时要注意应用最低有效剂量，尽量选用缓释剂型或透皮贴剂。阿片类药物的管理使用必须遵循国家食品药品监督管理局、公安部、卫生部联合公布的《麻醉药品临床应用指导原则》。

4. 抗惊厥药物

抗惊厥药物的作用机制是抑制神经元的异常放电，主要用于治疗慢性神经病理性疼痛和纤维肌痛，特别是烧灼样、撕裂样和麻木样疼痛的神经病理性疼痛。抗惊厥药物包括CCB 和非 CCB，临床常用品种有普瑞巴林、卡马西平、加巴喷丁、托吡酯、拉莫三嗪、奥卡西平、左乙拉西坦等。

5. 抗抑郁药物

三环类抗抑郁药对带状疱疹、糖尿病、神经损伤、脊髓损伤等导致的神经病理性疼痛均有疗效，丙米嗪和阿米替林是三环类抗抑郁药中应用较广泛的药物。除三环类抗抑郁药外，SNRI 类抗抑郁药度洛西汀也是神经病理性疼痛的一线治疗药物。SSRI 类抗抑郁药帕罗西汀、舍曲林、西酞普兰、氟西汀等的治疗效果弱于前两者。

6. 肌肉松弛药物

肌肉松弛药物主要用于缓解骨骼肌痉挛、改善血液循环，常用于治疗慢性腰背痛。研究认为肌肉疼痛可反射性地引起肌紧张，肌紧张可造成循环障碍，使代谢产物在软组织局部潴留，加重肌肉疼痛，形成"肌肉疼痛—肌紧张—循环障碍—肌肉疼痛"的恶性循环，因此肌肉松弛药物在缓解慢性疼痛方面具有重要作用。

乙哌立松及替扎尼定均为中枢性肌肉松弛药物，可以用于多种慢性疼痛的治疗。肌肉松弛药物适用于原发性非手术肌肉骨骼系统慢性疼痛（如慢性原发性颈痛、胸痛、腰痛、肢体痛）、神经系统疾病关联的慢性继发性肌肉骨骼疼痛（如脑和脊髓相关的疾病引起的肌肉紧张麻痹）、手术后肌肉骨骼系统慢性疼痛（如术后肌肉紧张）等。

7. 抗骨质疏松症药物

部分骨质疏松患者的临床症状主要表现为慢性腰背痛或全身骨痛，主要见于原发性骨质疏松患者、绝经期女性及老年人群。抗骨质疏松症药物见第七章。

8. 骨关节炎改善病情类药物及软骨保护剂

此类药物具有抗炎、止痛、保护关节软骨、延缓骨关节炎发展的作用。常用药物有氨基葡萄糖、硫酸软骨素等。

第二节　癌症疼痛

疼痛是癌症患者较常见和难以忍受的症状之一，严重影响癌症患者的生活质量。据WHO 估计，在癌症患者中有 25% 死于无法缓解的疼痛。在癌症治疗过程中，镇痛具有重要作用。对癌症疼痛患者应当进行常规筛查、规范评估和有效控制疼痛。为此，早在 1982年 WHO 即提出"让癌症患者无痛"的目标；1986 年 WHO 又推出癌症疼痛治疗四原则：一是疼痛评估与分级；二是三阶梯疗法；三是按时给药；四是强调全方位和全程管理。当然，还应做好患者及其家属的宣教工作。

一、病因、发病机制与分类

（一）病因

癌症疼痛的病因复杂多样，大致可分为以下 3 类。

（1）肿瘤相关性疼痛：由肿瘤直接侵犯、压迫局部组织，或者肿瘤转移累及骨、软组织等所致。

（2）抗肿瘤治疗相关性疼痛：常见于手术、创伤性操作、放射治疗、其他物理治疗以及药物治疗等抗肿瘤治疗。

（3）非肿瘤因素性疼痛：由患者的其他合并症、并发症以及社会心理因素等非肿瘤因素所致的疼痛。

（二）发病机制与分类

癌症疼痛按病理生理学机制，可分为伤害感受性疼痛和神经病理性疼痛。

1. 伤害感受性疼痛

伤害感受性疼痛是因肿瘤组织侵犯躯体或脏器组织，使该结构受损而导致的疼痛。伤害感受性疼痛与实际或潜在发生的组织损伤相关，包括躯体痛和内脏痛。躯体痛常表现为钝痛、锐痛或者压迫性疼痛，定位准确；而内脏痛常表现为弥漫性疼痛和绞痛，定位不够准确。

2. 神经病理性疼痛

神经病理性疼痛由外周神经或中枢神经受损，痛觉传递神经纤维或疼痛中枢产生异常神经冲动所致。神经病理性疼痛表现为刺痛、烧灼样痛、放电样痛、枪击样疼痛、麻木痛、麻刺痛、幻觉痛及中枢性坠胀痛，常合并自发性疼痛、触诱发痛、痛觉过敏和痛觉超敏。

二、评估

应对癌症患者进行疼痛筛查，在此基础上进行详尽的癌症疼痛评估。癌症疼痛评估是合理、有效地进行止痛治疗的前提。

（一）常规评估原则

应主动询问癌症患者有无疼痛，常规性评估疼痛病情，并且及时进行相应的病历记录。应了解患者出现爆发痛的次数。爆发痛具有以下特点：发作快；疼痛剧烈，数字评分 ≥ 7 分；持续时间短，一般不超过 30 min；发作频率高，24 h 内超过 3 次，中位频率为 4 次。

（二）量化评估原则

应采用疼痛程度评估量表等量化标准来评估患者疼痛主观感受程度。通常使用数字分级法（Numeric rating score，NRS）、面部表情评估量表法及主诉疼痛程度分级法 3 种方法。

NRS 评分是将疼痛程度用数字 0 ~ 10 依次表示，0 表示无疼痛，10 表示能够想象的最剧烈疼痛。由患者自己选择一个最能代表自身疼痛程度的数字，或由医护人员协助患者选择相应的数字以描述疼痛。按照疼痛对应的数字，将疼痛分为轻度疼痛（1 ~ 3）、中度疼痛（4 ~ 6）和重度疼痛（7 ~ 10）（图 10-1）。

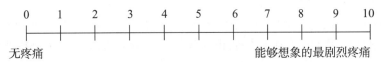

图 10-1 数字等级评定量表

（三）全面评估原则

应对癌症患者的疼痛及相关病情进行全面评估，包括疼痛病因和类型、疼痛发作情况、止痛治疗情况、重要器官功能情况、心理精神情况、家庭及社会支持情况、既往史等。

（四）动态评估原则

应持续性、动态地监测评估癌症患者的疼痛症状及变化情况。动态评估对于药物止痛治疗中的剂量滴定尤为重要。在止痛治疗期间，应当及时记录用药种类、剂量滴定、疼痛程度及病情变化。

三、治疗原则和方法

（一）治疗原则

采用综合治疗的原则，根据患者的病情和身体状况，应用恰当的止痛治疗手段，及早、持续、有效地消除疼痛，预防和控制药物的不良反应，降低疼痛和有关治疗带来的心理负担，提高患者的生活质量。

（二）治疗方法

治疗方法包括病因治疗、药物治疗和非药物治疗。其中，病因治疗是针对引起癌症疼痛的病因进行治疗，需要给予针对性的抗癌治疗，包括手术治疗、放射治疗、化学治疗、分子靶向治疗、免疫治疗及中医药治疗等。病因治疗有可能减轻或解除癌症疼痛。非药物治疗主要有介入治疗、放射治疗（姑息性止痛放射治疗）、针灸、经皮穴位电刺激等物理治疗，认知–行为训练以及社会心理支持治疗等。非药物治疗可以作为药物治疗的有益补充；而与药物治疗联用，可能增加止痛治疗的效果。

四、药物治疗

（一）三阶梯止痛治疗

根据患者的疼痛程度，分别选择第一阶梯、第二阶梯及第三阶梯的不同止痛药物。

1. 第一阶梯：轻度疼痛

可选用非阿片类药物，多用 NSAIDs。该类药物大多为非处方药且对轻度疼痛有肯定疗效，并可增强第二阶梯及第三阶梯用药的效果，延长对阿片类药物剂量增加的需求，或减少其用量，从而减少中枢神经系统的不良反应。但该类药物有"天花板"效应，即"封顶效应"，即当药物增加到一定剂量后疼痛仍不能控制时，再增加剂量也不会提高疗效而只能增加不良反应。因此当使用一种 NSAIDs 疼痛得不到缓解时，不宜再换用其他 NSAIDs（除非因为不良反应而换药），而应直接选择第二阶梯用药。

2. 第二阶梯：中度疼痛

可选用弱阿片类药物或低剂量的强阿片类药物。弱阿片类药物处方方便，常用可待因、双氢可待因、曲马多等，比吗啡更易被患者接受。联合使用弱阿片类药物加 NSAIDs 或对乙酰氨基酚（如氨酚待因）可产生良好的止疼效果，不少复方制剂以此为基础生产。应用此类制剂时，弱阿片类药物的剂量往往被有"封顶效应"的 NSAIDs 剂量所限。故当疼痛不能控制时应选用第三阶梯用药或用单一阿片制剂。此外，也可联合应用辅助镇痛药物，包括镇静剂、抗惊厥药物或抗抑郁药物。

3. 第三阶梯：重度疼痛

首选以吗啡为代表的强阿片类药物；如果能达到良好的镇痛效果，且无严重的不良反应，轻度和中度疼痛时也可考虑使用强阿片类药物。该类药物种类多，可选剂型也多，且无"天花板"效应。只要正确选择药物，正确时间给药，使用正确的滴定剂量，合理选择辅助镇痛药物，预防及治疗不良反应，90%以上的中重度疼痛患者将免除疼痛。

可合用 NSAIDs 以及辅助镇痛药物：适当地联合应用 NSAIDs，可以增强阿片类药物的止痛效果，并可减少阿片类药物的用量；如考虑存在神经病理性疼痛，首选联合应用三环类抗抑郁药物或抗惊厥药物等；如果是癌症骨转移引起的疼痛，应该联合应用双膦酸盐类药物，以抑制溶骨活动。

癌症疼痛治疗中，应按规定时间规律性给予止痛药。按时给药有助于维持稳定、有效的血药浓度。目前，缓释药物的使用日益广泛，建议采用以速释阿片类药物进行剂量滴定，以缓释阿片类药物作为基础用药的止痛方法；出现爆发痛时，可给予速释阿片类药物对症处理。癌症疼痛药物止痛治疗最常用的给药途径是口服，还可以根据患者的具体情况选用其他给药途径，包括静脉、皮下、直肠和经皮给药等。

（二）药物选择与使用方法

应当根据癌症患者疼痛的性质、程度、正在接受的治疗和伴随疾病等情况，合理地选择止痛药物和辅助镇痛药物，个体化调整用药剂量、给药频率，积极防治不良反应，以期获得最佳止痛效果，且减少不良反应。

1. NSAIDs 和对乙酰氨基酚

NSAIDs 和对乙酰氨基酚是癌症疼痛治疗的常用药物，常用于缓解轻度疼痛，或与阿片类药物联合用于缓解中重度疼痛。NSAIDs 和对乙酰氨基酚的镇痛效果具有"天花板"效应。因此，如二者的日用剂量已达到限制性用量，应考虑更换为单用阿片类药物；如为联合用药，则只增加阿片类药物的用药剂量，不增加 NSAIDs 和对乙酰氨基酚的剂量。

2. 阿片类药物

阿片类药物是中重度癌症疼痛治疗的首选药物。对于慢性癌症疼痛治疗，推荐选择阿片受体激动剂类药物。长期使用阿片类药物时，首选口服给药途径；有明确指征时可选用透皮吸收途径给药；也可临时皮下注射用药，必要时可以自控镇痛给药。使用阿片类药物时，并无标准的用药剂量，应当根据患者的病情，使用足够剂量的药物，尽可能使疼痛得到缓解。同时，还应鉴别是否有神经病理性疼痛的性质，考虑联合用药的可能。

（1）初始剂量滴定：阿片类药物的有效性和安全性存在较大的个体差异，需要根据疼痛强度逐渐调整剂量，以获得最佳用药剂量，称为剂量滴定。对于未曾使用过阿片类药物的中重度癌症疼痛患者，推荐初始用药时选择短效阿片类药物，个体化滴定用药剂量；当用药剂量调整到理想止痛及安全的剂量水平时，可考虑换用等效剂量的长效阿片类药物。对于已经使用阿片类药物治疗疼痛的患者，可以根据患者的疗效和疼痛强度，参照表 10-1 的要求进行滴定。治疗目标是疼痛评分稳定在 0~3 分。滴定过程中如果出现不可控制的药物不良反应，且疼痛强度 <4，应考虑将滴定剂量下调 10%~25%，并且重新评估病情。

表 10-1　剂量滴定增加幅度参考标准

疼痛强度（NRS）	剂量滴定增加幅度
7~10	50%~100%
4~6	25%~50%
2~3	≤ 25%

（2）维持用药：我国常用的长效阿片类药物有吗啡缓释片、羟考酮缓释片和芬太尼透皮贴剂等。在应用长效阿片类药物期间，应准备短效阿片类药物，用于爆发性疼痛。当患者因病情变化发生爆发性疼痛，长效止痛药剂量不足时，立即给予短效阿片类药物，用于解救治疗及剂量滴定。解救剂量为前 24 h 用药总量的 10%~20%。每日短效阿片解救用药次数 ≥ 3 次时，应当考虑将前 24 h 解救用药换算成长效阿片类药物按时给药。

阿片类药物之间的剂量换算，可参照表 10-2。换用另一种阿片类药物时，仍然需要仔细观察病情变化，并且个体化滴定用药剂量。如需减少剂量或停用阿片类药物，应该采用逐渐减量法，一般情况下阿片剂量可按照每日 10%~25% 减少，直到每日的剂量相当于 30 mg 口服吗啡的药量，再继续服用 2 d 即可停药。

表 10-2　阿片类药物剂量换算表

药物	非胃肠给药	口服	等效剂量
吗啡	10 mg	30 mg	非胃肠道：口服 = 1 : 3
可待因	130 mg	200 mg	非胃肠道：口服 = 1 : 1.2 吗啡（口服）：可待因（口服）= 1 : 6.5
羟考酮	—	10 mg	吗啡（口服）：羟考酮（口服）=（1.5~2）: 1
芬太尼透皮贴剂	25 μg/h（透皮吸收）	—	芬太尼透皮贴剂（μg/h，q72 h）剂量 = 1/2 × 口服吗啡（mg/d）剂量

（3）不良反应防治：阿片类药物的常见不良反应包括便秘、恶心、呕吐、嗜睡、瘙痒、头晕、尿潴留、谵妄、认知障碍以及呼吸抑制等。除了便秘之外，这些不良反应大多是暂时性的或可以耐受的。应把预防和处理阿片类药物不良反应作为止痛治疗计划和患者宣教的重要组成部分。恶心、呕吐、嗜睡和头晕等不良反应，大多出现在未曾使用过阿片类药物患者用药的最初几天。初用阿片类药物的数天内，可考虑同时给予甲氧氯普胺（胃复安）等止吐药预防恶心、呕吐；必要时可采用 5-HT$_3$ 受体拮抗剂类药物，如昂丹司琼、格拉司琼等，或抗抑郁药物。便秘症状通常持续发生于阿片类药物止痛治疗全过程，多数患者需要使用缓泻剂来防治便秘，因此，在应用阿片类药物止痛时宜常规合并应用缓泻剂。如果出现过度镇静、精神异常等不良反应，应当注意其他因素的影响；同时，需要减少阿片类药

物的用药剂量，甚至停用和更换止痛药。

（三）患者教育

在疼痛治疗中，患者的配合至关重要。药师在有条件的时候，应协助医生开展患者用药教育。

（1）鼓励患者主动向医务人员如实描述疼痛的情况。

（2）向患者说明止痛治疗是肿瘤综合治疗的重要部分，忍痛对患者有害无益。

（3）多数癌症疼痛可以通过药物治疗得到有效控制。患者应当在医生的指导下进行止痛治疗，按要求规律服药，不宜自行调整止痛方案和药物（种类、用法和剂量等）。

（4）吗啡及其同类药物是癌症疼痛治疗的常用药物，在癌症疼痛治疗中应用吗啡类药物引起成瘾的现象极为罕见。

（5）应当确保药物妥善放置，保证安全。

（6）止痛治疗时，要密切观察、记录疗效和药物的不良反应，及时与医务人员沟通交流，调整治疗目标及治疗措施；应当定期复诊或遵医嘱随访。

第三节　偏头痛

偏头痛是临床最常见的原发性头痛类型，为慢性神经血管性疾病，其病情特征为反复发作、搏动性的剧烈头痛且多发生于偏侧，可合并自主神经系统功能障碍，如恶心、呕吐、畏光和畏声等。光、声刺激或日常活动均可加重头痛，安静的环境、休息可缓解头痛。我国偏头痛的患病率为 9.3%，女性与男性之比约为 3∶1，常有遗传背景。

一、病因与发病机制

（一）病因

偏头痛的病因尚不明确，可能与下列因素有关。

1. 遗传因素

约 60% 的偏头痛患者有家族史，其亲属出现偏头痛的风险是一般人群的 3 ~ 6 倍。研究提示其多为多基因遗传特征与环境因素的相互作用。

2. 内分泌和代谢因素

本病患者女性多于男性，多在青春期发病，月经期容易发作，妊娠期或绝经后发作减少或停止。这提示内分泌和代谢因素参与偏头痛的发病。此外，5-HT、去甲肾上腺素、P 物质和花生四烯酸等代谢异常也可引发偏头痛。

3. 饮食和药物因素

偏头痛可由某些食物和药物诱发。食物包括含酪胺的奶酪、含亚硝酸盐防腐剂的肉类和腌制食品、含苯乙胺的巧克力、食品添加剂如谷氨酸钠、葡萄酒等。药物包括口服避孕药和血管扩张剂（如硝酸甘油）等。

4．环境和精神因素

环境和精神因素如紧张、过劳、情绪激动、睡眠过多或过少、强光等也可诱发偏头痛。

（二）发病机制

1．神经血管学说

关于偏头痛的发病机制存在多种学说，目前普遍认为神经血管学说较为合理。其认为偏头痛属于原发性神经血管疾病，是由三叉神经血管系统（由 5-HT 1B/1D 受体调节）和中枢神经系统内源性镇痛系统功能缺陷（与遗传有关），加之过多的内外刺激引起的。

2．血管学说

传统血管学说认为偏头痛是原发性血管疾病。颅内血管收缩引起偏头痛先兆症状，随后颅外、颅内血管扩张，出现无菌性炎症，导致搏动性头痛。血管收缩剂麦角生物碱可缓解发作期头痛支持这一理论。神经影像 TCD（经颅多普勒超声）、PET（正电子发射计算机断层扫描）等的临床应用，进一步发展了血管学说。

3．神经学说

神经学说认为偏头痛发作时神经功能的变化是首要的，血流量的变化是继发的。5-HT 参与偏头痛发生。偏头痛开始时，5-HT 从血小板中释出，直接作用于颅内小血管使之收缩，并附于血管壁上。当血浆 5-HT 浓度下降时，血管壁扩张，头痛出现。治疗偏头痛的曲坦类药物就是中枢性 5-HT 受体激动剂或部分激动剂。

二、临床表现

（一）无先兆的偏头痛

无先兆的偏头痛是最常见的偏头痛类型，约占偏头痛的 80%。其无明显先兆，但在头痛前数日或数小时可出现胃肠不适或情绪改变等前驱症状。头痛多为缓慢加重、反复发作的一侧或双侧额颞部疼痛，呈搏动性。常伴有恶心、呕吐、畏光、畏声、出汗、全身不适、头皮触痛等症状。发作频率较高，严重影响患者的工作和生活，常需要频繁应用止痛药治疗，易合并出现新的头痛类型——药物过量性头痛。

（二）有先兆的偏头痛

有先兆的偏头痛约占偏头痛的 10%。视觉症状是最常见的先兆，历时 20～30 min。其次为肢体麻木和感觉异常，这种先兆以上肢多见，由手开始扩散到上肢，历时 5～20 min。头痛在先兆同时或先兆后 60 min 内发生，呈剧烈的搏动性跳痛，日常体力活动可使头痛加剧。头痛大多偏于一侧，也有两侧的，以一侧为主的疼痛常见。患者面色苍白、畏光怕响、恶心、出汗、喜静卧。严重者有呕吐或腹泻。头痛全过程为 4～72 h。

（三）眼肌麻痹型偏头痛

此症状少见，多见于年轻人，头痛发作开始或发作后在头痛侧出现眼球支配神经麻痹，持续数天或数周后恢复，极少数不能恢复。

（四）视网膜偏头痛

视网膜偏头痛多见于有典型偏头痛病史的年轻人，临床特征是以闪光性暗点为前驱的单眼黑，视野缺损变化大，眼底检查显示视网膜水肿，偶可见樱红色黄斑，其病因可能是视网膜动脉痉挛。

（五）偏头痛的并发症

偏头痛的并发症十分罕见。持续性偏瘫或持久性偏盲后，CT（电子计算机断层扫描）检查可发现脑部梗死灶。偏头痛严重发作时可伴有癫痫，少数患者同时患有偏头痛和癫痫两种疾病。

三、治疗原则

（一）一般治疗原则

（1）首先要预防危险因素，避免暴晒、寒风对头部的直接刺激；避免食用乙醇、鸡蛋、巧克力、肝、橘柑和苹果汁、口服避孕药、某些血管扩张药；周末避免过多睡眠；避免过度劳累。

（2）对于偏头痛发作的患者除应选择有效的抗偏头痛药物之外，还应给予一般支持疗法。

（3）偏头痛发作的急性期应使患者安静，在光线较暗的房间里休息，额部和颞部冷敷。

（二）药物治疗原则

（1）偏头痛药物治疗包括头痛发作期治疗和头痛间歇期预防性治疗。

（2）应根据头痛的严重程度、伴随症状、既往用药情况及其他情况进行个体化治疗。

（3）应在头痛的早期足量使用药物，延迟使用可使疗效下降、头痛复发及不良反应的比例增高。

（4）为预防药物过量性头痛，NSAIDs 单用在 1 个月内不能超过 15 d，麦角碱类、曲坦类、NSAIDs 复合制剂使用则不能超过 10 d。

四、药物治疗

（一）急性期药物治疗

急性期药物治疗的目的是快速、持续镇痛，减少头痛再发生，恢复患者的正常生活状态。治疗有效性表现为 2 h 后无痛或转为轻度（NRS 下降 50% 以上），并可持续 24 h 以上。

1. 曲坦类药物

曲坦类药物为 5-HT 1B/1D 受体激动剂，能特异地治疗偏头痛。目前国内有舒马普坦、佐米曲普坦、利扎曲普坦、托伐普坦等。曲坦类药物在头痛期的任何时间应用均有效，越早应用，效果越好。出于安全考虑，不主张在先兆期使用。与麦角类药物相比，曲坦类药物治疗 24 h 内头痛复发率高（15%～40%），但如果首次应用有效，复发后再用仍有效；如首次无效，则改变剂型或剂量可能有效。患者使用一种曲坦类药物无效时，使用另一种曲坦类药物可能有效。不良反应轻而短暂，常见不良反应为头晕、无力、温热感、胸闷、胃肠道不适。一般不需处理，可自行缓解。

2. 解热镇痛药和 NSAIDs

可选择对乙酰氨基酚、布洛芬、萘普生、双氯芬酸、阿司匹林等。常用复方制剂包括阿司匹林、对乙酰氨基酚或双氯芬酸及咖啡因的复方制剂，其中合用的咖啡因可收缩脑血管、减轻其搏动幅度、加强解热镇痛药的疗效等。但合用的咖啡因会增加药物依赖、成瘾及药物过量性头痛的危险。此类药物对轻中度偏头痛的镇痛效果较好，但发作频繁者经常服用效果会越来越差。

3. 止吐药

在偏头痛发作时，胃肠蠕动减退，出现频繁的恶心、呕吐，所以在服用镇痛药的同时可加用止吐和促进胃动力药，如甲氧氯普胺、多潘立酮等。这类药物可促进胃运动，提高食物和药物通过率，缓解恶心、呕吐等症状，还有利于其他药物的吸收和偏头痛的治疗。

4. 麦角胺类药物

麦角胺类药物治疗偏头痛急性发作的历史很长，但评价其疗效的高质量研究证据不多。麦角胺咖啡因合剂（2 mg 和 200 mg 或 1 mg 和 100 mg 合剂）应用较多，与曲坦类的对照研究提示其疗效不及曲坦类。麦角胺具有药物半衰期长、头痛的复发率低的优势，适用于发作持续时间长的患者。麦角胺不仅激动 5-HT 1B/1D 受体，还作用于其他 5-HT 受体亚型、肾上腺能受体以及多巴胺能受体，可引起肠绞痛、肌痉挛、腹泻、远端肢体麻木等不良反应。另外，极小量的麦角胺即可迅速导致药物过量性头痛，因此应限制其使用频率，不推荐常规使用。

5. 镇静剂

苯二氮䓬类、巴比妥类镇静剂可促使患者镇静、入睡，促进头痛消失。因镇静剂有成瘾性，故仅适用于其他药物治疗无效的严重患者。

6. 阿片类药物

阿片类药物有成瘾性，可导致药物过量性头痛并诱发机体对其他药物的耐药性，故不予常规推荐。仅适用于其他药物治疗无效的严重患者。应在权衡利弊后使用。

7. 降钙素基因相关肽受体拮抗剂

降钙素基因相关肽受体拮抗剂如乌洛吉泮于 2020 年在美国上市，其通过将扩张的脑膜动脉恢复至正常而减轻偏头痛症状。部分对曲坦类无效或者对曲坦类不能耐受的患者可能对本类药物有良好的反应。另外，降钙素基因相关肽受体的单抗类药物也已问世。

（二）预防

偏头痛患者存在以下情况时应考虑预防性治疗：①严重影响日常生活、工作与学习；②每月发作 2 次以上；③急性期药物治疗无效或无法耐受；④存在频繁、长时间或令患者极度不适的先兆，或为偏头痛性脑梗死、偏瘫性偏头痛、伴有脑干先兆偏头痛亚型等；⑤偏头痛发作持续 72 h 以上。

1. β 受体阻滞剂

β 受体阻滞剂在偏头痛预防性治疗方面效果明确，其中证据较为充足的是普萘洛尔和美托洛尔，有效率约为 50%。不良反应有心动过缓、失眠、眩晕、支气管痉挛等。不适于运动员，可导致运动耐量减低。哮喘患者禁用普萘洛尔。

2. CCB

CCB 对偏头痛频繁发作而又有先兆者更适合，如尼莫地平、氟桂利嗪等。氟桂利嗪 5~10 mg，每晚 1 次，如在治疗两个月后未见明显改善，应停用。维持治疗剂量为 5 mg，每晚 1 次，每周 5 d，治疗 6 个月后应停药。有抑郁症病史、帕金森病或其他锥体外系疾病的患者禁用。

3. 抗癫痫药物

双丙戊酸钠/丙戊酸钠对偏头痛预防有效。宜从低剂量开始用药，其预防偏头痛的效果与普萘洛尔相当。长期使用需定时检测血常规、肝功能和淀粉酶，对女性患者需注意体重增加及卵巢功能异常，妊娠期用药有致畸风险。托吡酯对发作性及慢性偏头痛有效，并可能对药物过量性头痛有效。其不良反应包括感觉异常、食欲缺乏、体重减轻、睡眠障碍及认知障碍等，也可能增加肾结石、闭角型青光眼的风险。

4. 抗抑郁药物

阿米替林和文拉法辛预防偏头痛的有效性已获得证实。二者尤其适用于合并有紧张型头痛或抑郁状态的患者。

处方分析和用药咨询

案例1：患者，女，63岁，腰背痛伴活动受限3个月。诊断：腰椎间盘突出，腰椎骨性关节炎。既往有胃溃疡病史，近3年未发作。处方：布洛芬片，0.2 g，tid；塞来昔布胶囊，0.2 g，qd。

（1）请分析以上处方是否合理。

（2）用药中需如何监护？

药师解答

（1）患者有腰椎间盘突出、腰椎骨性关节炎导致的腰背痛，使用NSAIDs合理。布洛芬为COX-1抑制剂，塞来昔布为COX-2抑制剂，但二者均属于NSAIDs，合用可增加消化道、心血管等的不良反应风险，故不宜合用，选择其中一种即可。结合患者既往病史，可选用塞来昔布胶囊。

（2）长期使用NSAIDs可能会增加胃肠道溃疡、出血、心血管不良事件等的风险。患者存在胃溃疡病史，更应谨慎，如需长期服药，可以同时辅以胃黏膜保护剂及质子泵抑制剂。

案例2：患者，女，36岁，既往史、个人史、家族史无特殊。2018年12月胸部CT显示右肺占位，纤维支气管镜活检病理提示中分化鳞状上皮癌。2019年1月手术。术前骨扫描、头颅核磁共振成像（－）。术后病理诊断：右肺低分化鳞癌胸膜转移。行标准化疗6周期。2019年7月出现腰痛症状，NRS评分为2分，腰椎平片未见明显异常，口服双氯芬酸钠缓释片75 mg，bid，疼痛可缓解。2019年9月初腰痛加重，经检查考虑骨转移。口服双氯芬酸钠缓释片75 mg，bid，疼痛不能缓解，NRS评分为7~8分。家属咨询是否可将双氯芬酸钠缓释片剂量提高到150 mg，bid，以治疗疼痛。你的建议是什么？

药师解答

（1）双氯芬酸钠属于 NSAIDs。该类药物对轻度疼痛有效，但疗效有"天花板"效应，即"封顶效应"。当药物增加到一定剂量后疼痛仍不能控制时，再增加剂量也不会提高疗效而只能增加不良反应。双氯芬酸钠最大日剂量为 150 mg，再增大剂量效果也不会增强。

（2）患者目前的疼痛强度属于重度疼痛，应给予强阿片类药物治疗。推荐初始用药时选择短效阿片类药物，个体化滴定用药剂量；当用药剂量调整到理想止痛及安全的剂量水平时，可考虑换用等效剂量的长效阿片类药物。

案例 3：患者，女，25 岁，因发作性头痛 7 年，加重两天就诊。发作时头痛剧烈，呈搏动性疼痛，以左侧颞部为主，伴恶心、呕吐、眼眶周围疼痛、畏光、畏声，持续数小时后缓解。每个月大约发作两次，多因情绪紧张、劳累诱发，每遇月经期症状严重，无神志不清，无肢体活动障碍，纳眠差，二便可。否认既往病史。诊断：偏头痛。处方：舒马普坦。患者来药房咨询，诉既往应用利扎曲普坦效果不佳，担心舒马普坦无效。另外，患者询问是否可用布洛芬预防发作。

药师解答

（1）曲坦类药物为 5-HT 1B/1D 受体激动剂，能特异地治疗偏头痛。患者使用一种曲坦类药物无效时，使用另一种曲坦类药物可能有效。故可以试用舒马普坦。

（2）布洛芬为 NSAIDs，急性期短期使用对部分患者有效，但长期用药可能导致药物过量性头痛，且存在消化道不良反应风险，不宜用作预防用药。建议患者采用普萘洛尔或氟桂利嗪等预防发作。

自测题

单项选择题

1. 下列关于慢性疼痛的说法，正确的是（　　　　）。

A. 多是两种疼痛并存，称为混合性疼痛

B. 发生机制为伤害性刺激导致的炎症反应

C. 指持续时间超过 6 个月的疼痛

D. 是疾病的一种症状

2. 下列关于骨骼肌肉慢性疼痛药物选用，错误的是（　　　　）。

A. NSAIDs 是目前临床证据最充分、处方量最大的镇痛药物

B. 阿片类药物主要适用于使用 NSAIDs 等疗效较差的中重度慢性疼痛患者

C. 抗惊厥药物主要用于和癫痫发作相关的疼痛

D. 三环类和 SNRI 类抗抑郁药对神经病理性疼痛有效

3. 能够缓解骨骼肌痉挛、改善血液循环、常用于治疗慢性腰背痛的药物是（　　　）。

A. 塞来昔布　　　　　　　　　　　B. 乙哌立松

C. 帕罗西汀　　　　　　　　　　　D. 普瑞巴林

4. 下列关于对乙酰氨基酚的说法，错误的是（　　　）。

A. 主要用于轻中度疼痛

B. 国外指南推荐作为治疗骨关节炎、腰背痛的一线药物

C. 成人总量需超过 4 g/d 方才起效

D. 长期大量应用可能导致肝损害

5. 患者，女，膝关节置换术后疼痛，NRS 评分为 4 分，使用布洛芬后疼痛得不到缓解时，宜换用（　　　）。

A. 双氯芬酸钾　　　　　　　　　　B. 曲马多

C. 阿司匹林　　　　　　　　　　　D. 对乙酰氨基酚

6. 下列关于 NSAIDs 合并用药的说法，不正确的是（　　　）。

A. 不宜与阿片类药物合用　　　　　B. 不宜与糖皮质激素合用

C. 不宜与华法林合用　　　　　　　D. 不宜与氯吡格雷合用

7. 下列关于 NRS 评分的说法，正确的是（　　　）。

A. 将疼痛程度用数字 1~10 依次表示

B. 是客观反映患者疼痛程度的评分

C. 通常由医生选择一个最能代表患者疼痛程度的数字

D. 中度疼痛评分为 4~6 分

8. 关于癌症疼痛三阶梯用药的说法，错误的是（　　　）。

A. 轻度疼痛多选用 NSAIDs

B. 重度疼痛首选强阿片类药物

C. 强阿片类药物可根据疼痛评估情况按需给药

D. 轻中度疼痛禁用强阿片类药物

9. 长期使用阿片类止痛药时，药物选择错误的是（　　　）。

A. 首选口服给药途径

B. 有明确指征时可选用透皮吸收给药途径

C. 禁止临时皮下注射用药

D. 必要时可以自控镇痛给药

10. 患者，男，54 岁，骨肉瘤术后，NRS 评分为 8 分，以往未用过阿片类药物，其初始剂量滴定正确的是（　　　）。

A. 推荐初始用药时选择弱阿片类加 NSAIDs

B. 可直接开始使用小规格的芬太尼透皮贴剂

C. 可直接开始使用低剂量的羟考酮缓释制剂

D. 先用吗啡普通片达到 NRS 评分 0~3 分，再换用吗啡缓释片

11. 下列关于阿片类药物不良反应的说法，不正确的是（　　　）。

A. 恶心、呕吐多出现于用药的初期　　　B. 便秘是暂时性的

C. 嗜睡是暂时性的　　　　　　　　　　D. 可引起呼吸抑制

12. 能诱发偏头痛的食物和药物不包括（　　　）。

A. 谷氨酸钠　　　　　　　　　　　　　B. 普萘洛尔

C. 口服避孕药　　　　　　　　　　　　D. 硝酸甘油

13. 下列关于偏头痛急性发作期的药物治疗说法，不正确的是（　　　）。

A. NSAIDs 存在耐受性

B. 苯二氮䓬类可促使患者镇静、入睡，促进头痛消失，但不宜常规使用

C. 佐米曲普坦首次服用 2 h 后不见效，可再服 1 片

D. 麦角胺咖啡因首次服用 2 h 后不见效，可再服 1 片

14. 偏头痛频繁发作的预防用药不宜选用（　　　）。

A. 氟桂利嗪　　　　　　　　　　　　　B. 美托洛尔

C. 丙戊酸钠　　　　　　　　　　　　　D. 麦角胺咖啡因

15. 为预防药物过量性头痛，正确的选择是（　　　）。

A. NSAIDs，1 个月内不能超过 20 d

B. 麦角碱类，1 个月内不能超过 10 d

C. 曲坦类，1 个月内不能超过 20 d

D. NSAIDs 复合制剂，1 个月内不能超过 20 d

自测题答案：

1. A　2. C　3. B　4. C　5. B　6. A　7. D　8. D　9. C　10. D　11. B　12. B

13. D　14. D　15. B

第十一章

中毒解救

学习目标

一、掌握

1. 毒物和中毒的概念及中毒的一般解救方法；

2. 三环类抗抑郁药、镇静催眠药、H_1 受体阻断药和对乙酰氨基酚中毒的临床表现与解救方法；

3. 有机磷农药中毒的临床表现和特殊解毒剂的应用原则。

二、熟悉

1. 金属解毒剂的品种、解毒机制及适应证；

2. 氰化物特殊解毒剂的品种、解毒机制；

3. 有机磷农药中毒的机制；

4. 醇类中毒的治疗；

5. 三环类抗抑郁药、H_1 受体阻断药和对乙酰氨基酚中毒的机制。

三、了解

1. 铅、铊、汞、砷的中毒表现和处理原则；

2. 氰化物中毒的机制、临床表现；

3. 醇类中毒的机制和表现。

药物过量会引起中毒。其他物质引起中毒的情况，临床也很常见。凡能损害机体的组织器官，并能在组织器官内发生生物化学或生物物理作用，扰乱或破坏机体的正常生理功能，使机体发生病理变化的物质，称为毒物。任何化学物质，包括药物甚至营养物、内源性物质，只要达到一定剂量，皆可成为毒物。毒物进入机体引起组织器官形态或功能异常的状态，称为毒性作用，即中毒。

尽管毒物的范围十分广泛，但习惯上所称的毒物是指较小剂量即能引起中毒的物质。常见的毒物多为生产性化学物质（工业性化学品、农药等）、药物、环境性毒物（有毒动植物、汽车尾气、地域性毒物等）。近年来，生活性化学品（洗涤剂、食物添加剂、化妆品、家用杀虫剂等）、嗜好品（烟、酒、鸦片、吗啡、海洛因、可卡因、冰毒、大麻、致幻剂等）中毒也较多见。

本章主要介绍急性中毒患者的处理；铅、汞、铊、砷等金属及类金属中毒的表现及救治方法；临床常用金属解毒剂的解毒机制、特点和用法；氰化物中毒的机制、临床表现及治疗；有机磷中毒的机制、临床表现和解救；醇类中毒的临床表现和救治；药物中毒的治疗。

第一节　急性中毒患者的处理

外来化合物进入机体后经代谢，一般多转化成低毒或无毒物质排出体外，或隔离、封存在体内，危害程度明显减弱；但毒性作用一旦造成组织器官的结构破坏，即使毒物已被排出，损伤后果仍可长期存在，甚至持续终生。因此，尽早清除毒物或解除其毒性，全面阻断毒物作用环节，对防范组织器官发生结构性损伤、保障机体完全康复具有特别重要的意义。

一、早期复苏

对患者的呼吸、中枢神经系统和心血管状态的评价和支持是急救的核心。中毒早期尤应注意呼吸、循环及中枢神经系统功能，因其不仅关乎患者的生存，还是解毒治疗的基础。中毒常引起中枢抑制、昏迷，患者易出现肺水肿，且呼吸道常被分泌物阻塞。治疗的关键是保证患者呼吸道畅通，有足够的通气量，除吸去分泌物外，必要时做人工气管插管。对低血压、休克、心律不齐等都要做相应治疗，如出现脑水肿，则要用脱水剂及皮质激素。一旦发现呼吸、循环有衰竭或停止趋势，应立即用药物纠正或进行心肺复苏，不得有片刻迟疑。

二、清除未吸收的毒物，阻止毒物吸收

1. 吸入性中毒

迅速脱离中毒环境，呼吸新鲜空气。

2. 由皮肤和黏膜吸收中毒

除去污染衣物，清洗皮肤黏膜，腐蚀性中毒冲洗时间为 15～30 min，用适当中和液或解毒剂冲洗。如果毒物由伤口进入，要用止血带结扎，必要时局部引流。眼内污染，应立即用清水冲洗至少 5 min，滴入相应中和剂；对固体腐蚀性毒物，用器械取出毒物。

3. 经消化道吸收中毒

应采取催吐、洗胃的方法，灌服活性炭、导泻，甚至全胃肠道冲洗；可经肠道重吸收的物质应注意切断此途径，如铊中毒时可口服普鲁士蓝，其可与肠道中的铊形成难溶性化合物，阻止其重吸收。

（1）催吐：可用吐根糖浆 10～30 mL，随后服 500 mL 温开水，或用物理刺激咽部法。催吐时应注意：昏迷患者禁止催吐；抽搐、惊厥未控制前不宜催吐；食道静脉曲张、主动脉瘤、胃溃疡出血、严重心脏病患者不宜催吐；孕妇慎用。呕吐时，患者头部应放低或转向一侧，以防呕吐物吸入气管引起窒息或肺炎。

（2）洗胃：越快越好。步骤：①首先尽量吸尽胃内容物及毒物。②可灌入适量牛奶或蛋清以吸附毒物。③用盐水或清水洗胃，如果用量大，最好选用 0.45% 或 0.9% 氯化钠 38 ℃左右溶液，选择合适的胃管减压吸出。④灌洗时患者置于头朝下体位，用虹吸管或注射器抽出内容物，继续灌洗直至洗出液中无中毒物，也可注入特效解毒剂或活性炭浆（50～100 g 活性炭加水 500～1 000 mL）。洗胃时需注意：惊厥未控制前不宜洗胃；强腐蚀剂中毒患者禁止洗胃，否则可能引起食道穿孔；挥发性烃类化合物口服中毒不宜洗胃。必要时应留取胃内容物做毒物分析鉴定。

（3）导泻：目的是清除肠道的毒物，阻止肠道吸收。常用 50% 硫酸镁 50 mL 或口服硫酸钠 20～30 g。但应注意严重腹泻时不能导泻，腐蚀性毒物中毒或极度衰弱者禁止导泻。

三、加强已吸收的毒物排出

1. 加强利尿

毒物进入血液后，多数由肾脏排出，少数由肠道排出。充分补液利尿，可加强毒物排出；但应注意输液过多可引起急性肺水肿、急性心衰等不良反应。调节尿液的酸碱度对某些化合物的排出有帮助，如弱酸性药物水杨酸盐、巴比妥类中毒时，用碳酸氢钠碱化尿液，可促使药物离子化，不易重吸收，有助于毒物排出；反之，酸化尿液则有助于苯丙胺、苯环利定、苯氧醋酸酯等弱碱性物质排出。

2. 血液净化

血液净化是把患者血液引出体外并通过一种血液净化装置，除去其中的致病物质（毒素）和过多的体液，达到净化血液、治疗疾病的目的，包括血液透析、腹膜透析、血液灌流、血液滤过和血浆置换等。血液净化是促进某些毒物排出的有效方法之一，并适用于中毒引起的急性肾功能衰竭。其具体指征如下：

（1）严重中毒生命体征异常者；

（2）摄入并已吸收致死量的毒物；

（3）肝肾功能衰竭；

（4）毒物在血循环中可代谢为更强的毒物；

（5）经支持疗法病情继续恶化者。血液透析用于水溶性小分子物质（分子质量小于500 Da），可透析铊、锂、砷、醇类，药物如巴比妥类、水杨酸类、对乙酰氨基酚、茶碱等。

血液灌流对脂溶性高、蛋白结合率高、分子质量较大的内源性或外源性毒物（包括镇静催眠药、抗抑郁药、异烟肼、洋地黄、茶碱、农药、金属、生物毒素等）清除率高。

四、解毒治疗

1. 非特异性解毒治疗

可给予还原型谷胱甘肽、半胱氨酸、维生素 C、葡萄糖醛酸、ATP 或能量合剂、微量元素（硒、锌等）、乙酰半胱氨酸等，以加强机体解毒功能。还原型谷胱甘肽对重金属、各种亲电子基团、自由基等有很强的亲和力，具有明显的"解毒"作用，是目前最有效且不良反应最小的广谱解毒剂。

2. 判定摄入物质，选用特异性解毒剂

有特异性解毒剂的化学物质并不多，故对化学中毒而言，非特异性解毒疗法在治疗中仍居重要地位。而且特异性解毒剂并非一用就好，要在积极对症支持治疗下使用。特异性解毒治疗的主要对策有以下几种。

（1）直接针对毒物：如重金属中毒可使用各种络合剂，如二巯丙磺钠、二巯丁二酸等巯基络合剂，依地酸钙钠等氨羧络合剂，去铁胺等。

（2）针对毒物的作用部位：如 O_2 可与 CO 竞争血红蛋白（Hb）而用于 CO 中毒；亚甲蓝可使氧化生成的变性血红蛋白还原成正常血红蛋白，故可用于治疗亚硝酸钠、苯胺、苯肼等中毒引起的变性血红蛋白血症等。

（3）与毒物竞争靶酶：如乙酰胺（解氟灵）可与有机氟农药（氟乙酰胺）在体内分解出的氟乙酸竞争乌头酸酶，达到解毒目的；甲醇中毒时可投用乙醇，因为乙醇可与甲醇竞争醇脱氢酶，阻碍甲醇代谢为毒性更强的甲酸；肟类化合物可与有机磷竞争乙酰胆碱酯酶，故可作为有机磷中毒的解毒剂等。

（4）激活毒物排泄机制：如投用过量氯离子激活排泄机制有助于排溴等。

五、对症支持治疗

对症处理对阻断病程进展、改善机体状况、加速损伤康复有关键作用，是中毒治疗的重要组成部分。目的在于保护及恢复重要器官的功能，维持机体的正常代谢状态，帮助患者恢复。

应注意监测患者的生命体征，维持水电解质平衡，提供营养支持。如患者出现消化道不适、呼吸道症状等，可根据情况予以对症处理。

第二节　金属及类金属中毒

自然界的元素中有 75% 是金属元素。大部分金属在常温下呈固态，汞为液态。生活中的金属中毒多由消化道吸收引起，因此易溶于水的金属化合物如氯化物、硫化物、硫酸盐、硝酸盐等容易造成吸收中毒。

许多金属元素是人体必需微量元素，是日常生活中重要的营养成分，入量不足可引起缺乏症；入量过多则可引起中毒，如镁、钴、铬、硒等。因此，金属作为营养品不能滥用。

目前生活中的金属中毒事件时有发生，甚至较为普遍，应引起注意。金属中毒的主要原因：环境及食品污染；偏方药物滥用；食品制作中缺少管理而误用添加剂；进食假冒伪劣食品；工作及生活中的意外；故意投毒或自杀等。

金属中毒的主要特点：多为食入中毒，以金属盐及化合物的形式由消化道进入体内；中毒剂量大，多器官损害，病情笃重；有时隐蔽发病，有时突发，有时呈群体发病。

一、铅中毒

1. 中毒原因

常见含铅化合物包括一氧化铅（黄丹）、四氧化三铅（红丹、铅丹）、醋酸铅、四乙基铅等。常见中毒原因包括使用非正规药物、使用含铅食具、误食等。

2. 中毒表现

急性铅中毒可引起中毒性脑病，表现为先有精神症状如精神迟钝、失眠、噩梦、不安、易激动、嗜睡、注意力不集中、记忆力减退，而后演进为躁狂、谵妄、幻觉、视力减退、失语、失明、麻痹、意识障碍、昏迷、惊厥等；周围神经病，表现为伸肌无力、肢端感觉减退或消失；腹绞痛；急性进行性贫血、黄疸；高血压、肝肾功能异常等。实验室检查可见血尿铅明显增高。

3. 处理原则

催吐、洗胃、导泻；尽早驱铅治疗：采用依地酸二钠钙，巯基类金属解毒剂如二巯基丙醇、二巯基丙磺酸钠、二巯基丁二酸钠；同时处理中毒性脑病，降低颅压；保护与修复脏器功能。

二、铊中毒

1. 中毒原因

含铊化合物包括硫酸铊、硝酸铊、醋酸铊、氯化铊、碘化铊、氢氧化铊等。中毒原因有环境及食品污染，投毒或自杀，误服含铊药物或鼠药。

2. 中毒表现

潜伏期为 12～24 h；可出现急性刺激性胃肠炎、腹绞痛；中毒 3～5 d 后出现多发性颅神经及周围神经损害；中枢神经系统损害；心肌及肝肾损害；2～3 周出现脱发及脱毛，指甲出现白色横纹。实验室检查可见尿铊含量增高 [> 0.015 mmol/L（0.3 mg/L）]。

3. 处理原则

洗胃后，尽早给予普鲁士蓝 250 mg/（kg·d），溶于 15% 甘露醇中口服，可分成 4 次给予（成人剂量可达 20 g/d）。可以试用巯基类金属解毒剂，进行血液灌洗及血液透析，治疗受损脏器。

三、汞中毒

1. 中毒原因

常见化合物有升汞（$HgCl_2$）、甘汞（Hg_2Cl_2）、硫化汞（HgS）、氧化汞、醋酸汞、硫酸汞、雷汞（$HgCNO_2$）、砷酸汞、氰化汞、有机汞（包括烷基汞、苯基汞、烷氧基汞）等。中毒原因包括使用偏方（吸入汞金属）治病、误服含汞化合物、外用涂敷含汞药物等。

2. 中毒表现

（1）无机汞中毒：头晕、头痛、乏力、低热；易兴奋症如失眠、噩梦、易激动、抑郁、语无伦次、肢体震颤等；口腔炎如齿龈肿痛、牙痛、牙齿松动、流涎、口干、黏膜溃疡；腐蚀性胃炎、结肠炎；化学间质性肺炎；汞性皮炎；中毒性肾病、肾衰竭。实验室检查可见血尿汞明显增高，肾功能异常。

（2）有机汞中毒：刺激性胃肠炎、口腔炎；神衰综合征，精神异常如烦躁不安、易激动、惊恐、幻觉、表情呆板、智力障碍、神经障碍直至昏迷。周围神经受累表现为口唇、舌部发麻、肢体无力、发麻，浅层感觉减退，行走困难。下肢运动神经元障碍表现为肌张力增强、腱发射亢进、踝震挛、出现病理反射以及肢体瘫痪等。椎体外系受损表现为肢体、脸、舌震颤，面具样表情。小脑受损有构音不全、步态踉跄、书写困难。颅神经也可受损，出现视野缩小、眼肌麻痹、咀嚼困难等；中毒性心肌病，如心律紊乱、束支传导阻滞、QT间期延长。此外，还有肝肾损害、汞性皮炎。

3. 处理原则

可用牛奶、蛋清、豆浆进行洗胃、导泻；尽早使用巯基类金属解毒剂进行驱汞治疗；防止与治疗肾衰竭。

四、砷中毒

1. 中毒原因

常见化合物有三氧化二砷（砒霜）、五氧化二砷、三氯化砷、砷酸、雄黄（AsS）、雌黄（As_2S_3）等。中毒原因包括误食含砷农药、他杀或自杀、做药物使用、饮用地下高砷水或砷污染水。

2. 中毒表现

食后数分钟出现急性肠胃炎；食后 24 h 内出现休克及急性肾衰竭；中毒 1~3 周内出现周围神经病、中毒性肝病、暴发性肝衰竭等。实验室检查可见尿砷含量明显增高，肝肾功能异常。

3. 处理原则

催吐，使用蛋清、牛奶、活性炭等洗胃，使用硫酸钠导泻；纠正休克；使用巯基类金属解毒剂解毒；治疗肝病及周围神经病。

五、金属解毒剂

金属解毒剂主要为络合剂，能与金属或类金属离子络合而解除其毒性。其包括巯基类金属解毒剂、多胺多羧类络合剂和特殊金属解毒剂。

1. 巯基类金属解毒剂

此类药物分子结构中的巯基，可与体内金属结合，形成稳定络合物，并能夺取已经和体内巯基酶结合的金属，将其排出体外。此外，还可恢复被抑制的巯基酶的活性，从而达到解毒的目的。临床上常用于治疗铅、汞、砷、铬、镉、铋、锑、铜、锌、钴、镍等中毒。

（1）二巯基丙醇：能结合 As^{3+}、Hg^{2+}、Cd^{2+}、Bi^{3+}、Ni^{2+}、Sb^{3+} 等，尤其对砷、汞的解毒作用较好。与铁可形成毒性复合物，故不宜用于铁中毒。

（2）二巯基丁二酸钠：主要用于锑、铅、汞等的中毒解救，对酒石酸锑钾的解救效力为二巯基丙醇的 10~15 倍。本品在体内不分解，以原型排出，4 h 可排出 80%，无蓄积性，毒性低。1 g/次，配成 5%~10% 的溶液，缓慢静脉注射。急性中毒病例，可视病情适当增加次数。慢性中毒，每日 1 次，连用 3 d，间歇 3~4 d 为一疗程，依病情可增加疗程。

（3）二巯基丙磺酸钠：急性中毒时肌内注射。第 1~2 天每 4~6 h 1 次，以后视病情，减少次数至每日 1~2 次，可持续用药 1 周左右。慢性中毒时，每次 2.5 mg/kg，每日 1~2 次，肌内注射，连续 3 d，间歇 4 d 为一疗程。视体内毒物含量可增加疗程。

（4）青霉胺：为含巯基氨基酸，其巯基在体内能与铜、汞、铅、铬、锌、金、砷等金属离子形成水溶性络合物，并由尿排出。可用于汞、铅、砷等金属或类金属中毒解救，但效果不及依地酸钙钠、二巯基丙磺酸钠、二巯基丁二酸钠等。目前多用于治疗肝豆状核变性病。口服，成人每次 1~1.5 g，分 3 次服用，一般需长期用药。

2. 多胺多羧类络合剂

（1）依地酸钙钠（EDTA·2Na·Ca）：EDTA 是一种螯合物，为防止血清钙降低，常用 EDTA·2Na·Ca。本品能与多种二价、三价金属（如铅、锰、铜等）和放射性物质（如钇、镭等）结合成既稳定又可溶于水的金属络合物，迅速由尿排出，从而发挥其解毒作用。因此适用于铅、钴、铬、镉、铜、锰、铁及放射性金属中毒，对铅中毒效果最好。

用法：1 g/d，加 5% 葡萄糖注射液 200 mL，静脉滴注，连续用药 3 d，间歇 3 d 为一疗程。可根据体内金属含量情况，使用不同疗程。

（2）二乙烯三胺五醋酸钠钙：解毒作用原理与依地酸钙相同，但与金属的络合力更强，络合后的稳定性也较大，为依地酸钙钠的 100 ~ 1 000 倍。主要用于铅中毒的治疗，对铁、锌、铬、钴等中毒也有效。此外，本品还可促使钚、钇、锶等放射性物质自体内排出，从而消除放射损害。

用法：0.5 ~ 1 g 溶于 250 mL 0.9% 氯化钠注射液，静脉滴注，每日 1 次，连续 3 d 为一疗程。间歇 3 ~ 4 d，根据病情决定是否进行下一疗程。亦可肌内注射。

3. 特殊金属解毒剂

去铁胺为冻干粉针剂。去铁胺是从毛链霉菌中分离出来的天然产物，药用其苯磺酸盐。去铁胺是一种特效的排铁络合物。在体内与铁相遇时，即络合成无毒的络合物，随尿排出。1 分子的去铁胺能络合 3 分子的三价铁离子。它只能络合铁蛋白和含铁血黄素中的铁离子，而不能络合血红蛋白或细胞色素 C 的铁离子，对其他金属的结合力极小。临床上用于急性铁中毒，成人每次 2 g，肌内、皮下、静脉、腹腔注射均可，视病情重复用药。

第三节　氰化物中毒

当吸入氰化氢气体或含氰化物盐类的粉尘，误食含氰苷的食物皆可引起氰化物中毒。氰化物种类甚多，常见及毒性高的无机氰化物有氰化氢（氢氰酸）、氰化钾、氰化钠、溴化氰等。有机氰化物（腈类）有乙腈、丙腈、丙烯腈等。某些植物如桃、杏、枇杷、李子、杨梅、樱桃的核仁及木薯等都含有氰苷，进食后在胃酸的作用下，可分解成氢氰酸，故不可多食。

一、中毒机制

人体正常的细胞生物氧化过程有细胞色素氧化酶参与，其起传递电子的作用。

氰化物进入人体后析出氰离子，迅速与氧化型细胞色素氧化酶的三价铁相结合，并阻碍其还原为带二价铁的还原型细胞色素氧化酶，从而抑制了细胞色素氧化酶的活性，使组织不能利用氧，因而产生细胞内窒息。中枢神经系统首先受累，呼吸中枢麻痹是氰化物中毒最严重的表现。

二、临床表现

吸入高浓度的氰化物或一次口服致死量（ > 100 mg）的氰化钾或氰化钠，可在数秒内突然出现强直性痉挛，呼吸困难，昏迷，2 ~ 3 min 呼吸停止，死亡。

急性中毒可分为以下 4 期。

刺激期：上呼吸道刺激症状，以及头痛、头晕、乏力、动作不协调、大便紧迫感等。

呼吸困难期：胸闷、心悸、呼吸困难、瞳孔先缩小后扩大、有恐慌感、意识模糊甚至昏迷、皮肤黏膜呈鲜红色。

痉挛期：阵发性或强直性痉挛，严重者角弓反张、牙关紧闭、冷汗、大小便失禁、血压下降、昏迷。

麻痹期：全身肌肉松弛、呼吸浅慢、大小便失禁、体温及血压下降，甚至呼吸中枢麻痹而死亡。

三、治疗

1. 一般处理

迅速将患者移至通风场所，脱去污染衣服。若呼吸停止，需立即进行人工呼吸；若心跳停止，需立即做心外按压，并吸入纯氧。皮肤接触中毒者，以 1 : 5 000 高锰酸钾溶液冲洗，然后用硫化铵溶液洗涤。口服中毒者，在给予解毒疗法后，立即用温水或大量 10% 硫代硫酸钠溶液洗胃。洗胃后再服硫酸亚铁溶液（5% ~ 35%，根据病情），每 15 min 一汤匙，使氰化物变为无毒的亚铁氰化物。

使用细胞色素 C、胞二磷胆碱、ATP 以改善脑细胞代谢，促进脑功能恢复。静脉注射肾上腺皮质激素，以提高机体应激能力，早期防止肺水肿。维持水电解质平衡，保护各脏器功能，预防感染。

2. 解毒药治疗

立即将亚硝酸异戊酯放在手帕中压碎给患者吸入。及早缓慢静脉注射 3% 亚硝酸钠溶液 10 ~ 20 mL，注射的同时停用亚硝酸异戊酯（注射中或注射后密切注意血压及血红蛋白变化）。待注射完毕随即注入 25% 硫代硫酸钠溶液 50 mL，必要时半小时后重复给药（半量）。

1% 亚甲蓝 50 mL 静脉注射可代替亚硝酸盐作为高铁血红蛋白形成剂。

氰化物中毒的解毒原理如下。

（1）将血红蛋白（Hb）氧化成高铁血红蛋白。

$$\text{Hb–Fe}^{2+} \xrightarrow[\text{NaNO}_2 \text{ 或高浓度亚甲蓝}]{\text{氧化}} \text{Hb–Fe}^{3+}$$

（2）高铁血红蛋白从氰化高铁细胞色素氧化酶中夺取 CN^- 而解毒。

$$\text{Hb–Fe}^{3+} + \text{Cyt–Fe}^{3+}\text{–CN} \longrightarrow \text{Hb–Fe}^{3+}\text{–CN 氰化高铁血红蛋白} + \text{Cyt–Fe}^{3+}$$

（3）利用 S 消除体内的 CN^-。

$$\text{Hb–Fe}^{3+}\text{–CN} \rightleftharpoons \text{Hb–Fe}^{3+} + \text{CN}^-$$

$$\text{Na}_2\text{S}_2\text{O}_3 + \text{CN}^- \xrightarrow{\text{转硫酶}} \text{Na}_2\text{SO}_3 + \text{SCN}^- \text{（无毒，随尿排出体外）}$$

四、特殊解毒剂

1. 亚硝酸钠

本品有氧化作用，能将血红蛋白氧化成高铁血红蛋白，竞争性夺取氰化细胞色素氧化酶中的 CN^-，使细胞色素氧化酶恢复活性，解除氰化物中毒。本品同时有扩张血管作用，使血压下降，注射速度宜慢。本品主要用于氰化物中毒，对硫化氢与硫化钠中毒也有效，因为这些毒物也能抑制细胞色素氧化酶。

2. 硫代硫酸钠

硫代硫酸钠属供硫剂，使 CN^- 转变成无毒的 CNS^-，后者毒性仅为 CN^- 的 1/200，随尿排出体外。先给亚硝酸钠，后给硫代硫酸钠，注射速度不能过快，否则也会引起血压下降。本品也可治疗砷、汞、铋、铅、碘等中毒。

3. 亚甲蓝

本品是氧化还原剂，低浓度时具有还原性，高浓度时具有氧化性，可将血红蛋白中的铁氧化成 $Hb-Fe^{3+}$，可争夺氰化细胞色素氧化酶中的 CN^- 而起解毒的作用。氧化型亚甲蓝为蓝色，还原型亚甲蓝为无色。

本品低浓度时，可将 $Hb-Fe^{3+}$ 还原为血红蛋白。可治疗如苯胺、硝基苯、硝酸甘油、亚硝酸盐类、醌类、氯酸盐等中毒引起的高铁血红蛋白症。

第四节　有机磷中毒

一、有机磷农药

有机磷农药绝大多数为杀虫剂，如常用的对硫磷、内吸磷、马拉硫磷、乐果、敌百虫及敌敌畏等，近几年来已先后合成杀菌剂、杀鼠剂等有机磷农药。有机磷农药多为磷酸酯类或硫代磷酸酯类。此类化合物多数为油状液体，具有类似大蒜样的特殊臭味，挥发性强，不溶于水，易溶于大多数有机溶剂，遇强碱能迅速分解、破坏。有机磷酸酯类农药可经皮肤、呼吸道和消化道吸收。

二、中毒机制

有机磷农药短时大量进入人体，抑制体内胆碱酯酶，使其失去活性，从而丧失分解乙酰胆碱的能力，使组织中的乙酰胆碱过量蓄积，出现胆碱能神经过度兴奋的临床表现，如毒蕈碱样、烟碱样及中枢神经系统症状。

三、临床表现和分级

1. 临床表现

消化道摄入中毒的潜伏期为 0.5 h，空腹更短；皮肤接触中毒的潜伏期为 8~12 h，呼吸道吸入中毒的潜伏期为 1~2 h。

急性中毒主要由乙酰胆碱积聚于胆碱能神经突触处所致。有机磷杀虫剂主要抑制机体胆碱酯酶活性而造成乙酰胆碱积聚，产生胆碱能神经过度兴奋的表现。

毒蕈碱样（M样）症状：食欲缺乏、恶心、呕吐、腹痛、腹泻、流涎、多汗、视物模糊、瞳孔缩小、支气管痉挛、呼吸道分泌增多、呼吸困难、肺水肿、大小便失禁。

烟碱样症状：肌束颤动、肌肉痉挛、肌力减退，严重者可因呼吸肌麻痹致死。

中枢神经系统症状：头痛、头晕、倦怠、无力、失眠或嗜睡、烦躁不安、意识模糊、言语不清、惊厥、昏迷癫痫样抽搐，甚至出现呼吸中枢麻痹而死亡。

2. 分级

结合患者接触史、临床表现，参考全血胆碱酯酶活性测定或尿中有机磷代谢产物分析结果，基本可确诊并进行分级。

轻度中毒：有毒蕈碱样症状及中枢神经系统症状，血胆碱酯酶活力降至 50% ~ 70%。

中度中毒：在轻度中毒症状的基础上出现烟碱样症状，如肌束颤动。血胆碱酯酶活力降至 30% ~ 50%。

重度中毒：有昏迷、肺水肿、呼吸麻痹或脑水肿。血胆碱酯酶活力降至 30% 以下。

四、中毒解救

（一）一般处理

1. 现场处理

脱离中毒环境，去除被污染的衣物，现场用大量清水、肥皂水或 1% ~ 5% 碳酸氢钠溶液反复冲洗皮肤。对于意识清醒的口服毒物者，应立即在现场反复催吐。

2. 洗胃

彻底洗胃是切断毒物继续吸收的最有效方法，可用清水、2% 碳酸氢钠溶液（敌百虫忌用）或 1 : 5 000 高锰酸钾溶液（对硫磷忌用）反复洗胃，直至洗清为止。由于毒物不易排净，故应保留胃管，定时反复洗胃。洗胃后让患者口服或胃管内注入活性炭，活性炭在胃肠道内不会被分解和吸收，但可减少毒物吸收，并能降低毒物的代谢半衰期，增加其排泄率。

3. 灌肠

可用 50% 硫酸镁溶液灌肠。但应注意重度中毒、呼吸抑制时，不能用硫酸镁导泻，避免镁离子大量吸收而加重呼吸抑制。

4. 血液净化

血液净化在治疗重度中毒方面具有显著效果，包括血液灌流、血液透析及血浆置换等，可有效清除血液中和组织中释放入血的有机磷农药，提高治愈率。

（二）特殊解毒剂

1. 抗乙酰胆碱药

阿托品是目前抢救有机磷中毒较有效的拮抗剂之一。能拮抗乙酰胆碱对副交感神经和中枢神经系统作用，还能兴奋呼吸中枢，消除或减轻恶心、呕吐、流涎、二便失禁、呼吸困难、抽搐等毒蕈碱样症状和中枢神经系统症状，但对烟碱样症状和使胆碱酯酶活性的恢复没有作用。本品静脉注射时作用迅速，对挽救生命具有重要意义。

阿托品的使用原则是剂量适当，快速阿托品化（能在 30 min 内达到者效果最佳），持续用药（维持阿托品化，延长用药时间）。阿托品化的临床表现为：瞳孔较前逐渐扩大、不再缩小，但对光反应存在，流涎、流涕停止或明显减少，面颊潮红，皮肤干燥，心率加快而有力，肺部啰音明显减少或消失。为防止阿托品中毒，建议其剂量和用法为：轻度中毒可 1 ~ 2 mg 肌内注射，必要时经 1 ~ 2 h 再给 0.5 ~ 1 mg。中度中毒可 3 ~ 6 mg 静脉注射，重度中毒可 7～14 mg 静脉注射，以后每 20～30 min 半量重复一次，直至达到阿托品化；阿托品化后，可改用 1 mg 剂量，每 4～6 h 肌内注射一次，此种阿托品化状态一般需要维持 1～2 d，危重患者可酌情延长；以后改为口服 0.6 mg，每日 2～3 次，直至症状完全消失。

应用阿托品的注意事项：①其作用仅在于拮抗乙酰胆碱的毒蕈碱样症状，不能破坏磷酸酯类物质，所以对烟碱样症状无效。②治疗轻度中毒时可单用，治疗重度中毒时必须与胆碱酯酶复活剂合用。③达到阿托品化后改为维持量。④严重缺氧患者使用阿托品时同时给氧。⑤体温升高患者慎用。⑥与胆碱酯酶复活剂合用时剂量适当减少。⑦出现阿托品中毒时可用毛果芸香碱，但不宜使用毒扁豆碱。

2. 胆碱酯酶复活剂

胆碱酯酶复活剂又称胆碱酯酶复能剂，其解毒原理是分子中的肟基团与磷原子有较强的亲和力，能夺取磷酰化胆碱酯酶的磷，使胆碱酯酶恢复活性。用药后肌肉颤动缓解最快，对减轻毒蕈碱样症状也有一定作用。但如果中毒时间长，胆碱酯酶与有机磷结合牢固，此时称酶已"老化"，使用胆碱酯酶复活剂解救效果不佳，故应早期给药。

肟类化合物的用药原则为早期（越早越好，中毒后 1～2 h 内使用效果最佳）、足量（首剂尤需足量）、重复（此类化合物的半衰期仅为 1.5 h，故需重复用药）、长程（需至肌肉颤动症状完全消失、病情至少稳定 48 h 后再停药）。

使用胆碱酯酶复活剂时需注意：①对烟碱样症状和使患者苏醒作用明显，对毒蕈碱样症状和防止呼吸中枢抑制作用差，故需与阿托品合用。②对内吸磷、乙硫磷、特普、对氧磷、甲基内吸磷、苯硫磷等急性中毒效果好；对敌百虫、敌敌畏等中毒疗效次之；对乐果、马拉硫磷、八甲磷等中毒效果较差；对二嗪农、谷硫磷等中毒效果不明显。③剂量过大、注射过快或不稀释可引起中毒。④用药过程中要随时测定血胆碱酯酶并将其作为用药监护指标，要求血胆碱酯酶维持在 50% 以上。⑤不能与碱性溶液合用。⑥对中毒超过 3 d 或慢性中毒无效。

（1）氯解磷定：一般中毒，肌内注射或静脉缓慢注射 0.5～1 g（1～2 支）；严重中毒，1～1.5 g（2～3 支）。以后根据临床病情和血胆碱酯酶水平，每 1.5～2 h 可重复 1～3 次。

（2）碘解磷定：成人常用量，静脉注射一次 0.5～1 g（1～2 支），视病情需要可重复注射。对碘过敏患者禁用。

（3）复方氯解磷定注射液：由阿托品 3 mg、氯磷定 0.4 g、苯那辛 3 mg 混合而成，轻症患者使用较方便，重症患者仍需使用肟类及阿托品类药物。表 11-1 为复方氯解磷定注射液的一般使用方法。

表 11-1　复方氯解磷定注射液的一般使用方法

中毒程度	首次给药	重复给药
轻度	0.5～1 支	—
中度	1～2 支 + 氯解磷定 0.5 g	1 支
重度	2～3 支 + 氯解磷定 0.75 g	1～2 支

第五节　醇类中毒

一、甲醇中毒

甲醇又称木醇、木酒精，为无色、易燃、易挥发液体，略带酒精气味，能与水、乙醇、乙醚等有机溶剂相溶。职业性甲醇中毒多见于甲醇的生产、搬运和以甲醇为原料或溶剂的工业，在通风不良或因意外事故泄漏时，经呼吸道吸入或经皮肤吸收引起中毒，生活中常因误服甲醇或饮假酒而引起中毒。

1. 甲醇的毒性作用

甲醇的水溶性很高，在体内的分布与组织含水量有关，吸入人体内的甲醇氧化和排泄比乙醇慢，有明显蓄积作用。甲醇在体内氧化生成甲醛，甲醛加重机体损害，可引起酸（甲酸）中毒、肺水肿、脑水肿、肝肾损害。其毒性主要有：中枢神经麻醉作用；眼部损害，甲酸盐可通过抑制细胞色素氧化酶引起轴浆运输障碍，导致中毒性视神经病；代谢性酸中毒；甲醇蒸汽对呼吸道黏膜有强烈刺激作用。图11-1为甲醇的代谢过程。

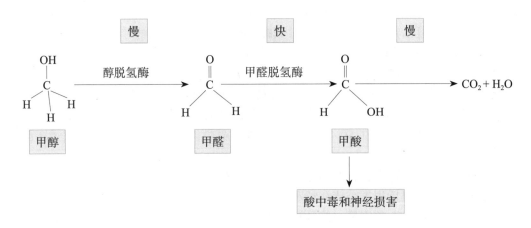

图 11-1　甲醇的代谢过程

2. 甲醇中毒的临床表现

甲醇中毒主要表现在中枢神经系统，如麻醉、中毒性视神经病及代谢性酸中毒。中枢神经系统损害轻者头痛、头晕、乏力，重者昏迷、癫痫样抽搐。眼部可有眼球疼痛、畏光、眼前黑影、视力模糊。重者视力急剧下降，甚至失明。代谢性酸中毒时，轻者无症状，重者呼吸困难。少数患者有心、肝、肾损害。

3. 救治

（1）一般处理。吸入性中毒者：立即离开现场，给氧。经皮肤中毒者：用清水彻底冲洗污染皮肤。经消化道中毒者：以10%乙醇、2%碳酸氢钠溶液或温水洗胃。

（2）血液净化疗法。血液净化在急性甲醇中毒的治疗中起十分重要的作用，不仅能及时有效地清除患者体内的毒物甲醇和甲酸，还能纠正代谢性酸中毒及电解质紊乱。血液透析或血液滤过指征：①严重代谢性酸中毒。②出现视力、眼底和精神异常。③积极支持治疗，病情仍然继续恶化。④肾功能衰竭。⑤血甲醇 > 15.6 mmol/L 或甲酸 > 4.34 mmol/L。当血甲醇 < 7.8 mmol/L 时，可停止透析。

（3）使用解毒剂。乙醇为甲醇的竞争性解毒剂。可口服 50% 乙醇或白酒，或将乙醇用 5% 葡萄糖注射液配成 10% 的浓度静脉滴注，每小时 10～200 mL，使用过程中要经常监测血液中的乙醇浓度，使其维持在 21.7～32.6 mmol/L（100～150 mg/dL）。当血液中甲醇浓度 < 6.24 mmol/L 时可停用。用乙醇作为解毒剂的不良反应较多，现国外已用甲吡唑代替乙醇，该药国内未上市。叶酸类药物可以促进甲酸氧化，减少甲酸蓄积。此外，CCB 如维拉帕米，对眼底有保护作用。

（4）纠正酸中毒。早期应用碱性药物。可用 5% 碳酸氢钠溶液静脉滴注，用量可根据血气分析结果调整。

（5）眼科治疗。不论患者视力如何，急性期均宜避免光线刺激，双眼应用纱布覆盖保护。皮质激素可减轻脑水肿和视神经损害，可用地塞米松 10～20 mg 或氢化可的松 200～500 mg 静脉滴注，每日 1 次。

二、乙醇中毒

乙醇为无色、易燃、易挥发液体，有芳香气味，易溶于水及大多数有机溶剂，属微毒类。乙醇在工业上可用作工业溶剂、防冻剂和燃料等，生产中意外吸入高浓度乙醇蒸气可引起中毒。生活性中毒多见于酗酒，一般成人乙醇中毒量为 75～80 g，相当于白酒 150～200 mL；致死量为 250～500 g，相当于白酒 500～1 000 mL。醉驾标准为血液乙醇浓度 ≥ 800 μg/mL。乙醇的急性效应不仅取决于吸收入血的浓度，也取决于所饮的量和速度，以及是否处于空腹状态。

1. 乙醇的体内代谢

经胃肠道吸收入血的乙醇，可分布到机体含水组织中，易透过血脑屏障和胎盘。乙醇主要在肝脏氧化代谢，其代谢过程受乙醇脱氢酶（alcohol dehydrogenase，ADH）和乙醛脱氢酶（aldehyde dehydrogenase，ALDH）催化。乙醇的代谢过程如下：

$$C_2H_5OH \xrightarrow{\text{ADH}} CH_3CHO \quad 乙醛$$

$$CH_3CHO \xrightarrow{\text{ALDH}} CH_3COOH \quad 乙酸$$

人对乙醇的耐受性有种族和个体差异。对乙醇敏感者体内的乙醇脱氢酶活性大，很快产生乙醛，引起面赤、皮温升高、脉率加快等症状，而乙醛氧化成乙酸的速度慢，导致乙醛蓄积。

乙醇对神经系统具有先兴奋后抑制的作用，大剂量可致呼吸中枢麻痹和心脏抑制。中毒机制可能与干扰细胞膜的离子转运有关。

2．乙醇中毒的临床表现

乙醇中毒的临床表现可分 3 期。

兴奋期：欣快、多语、面部潮红、呼气有酒味。

共济失调期：语无伦次、口齿不清、恶心、呕吐、动作不协调、步态蹒跚等。

昏迷期：虚脱、昏迷、面色苍白、皮肤湿冷、呼吸表浅；可因呼吸麻痹而死亡。

急性乙醇中毒尚可合并低血糖、酮症酸中毒、横纹肌溶解等。

3．救治

（1）一般处理：轻度醉酒不需治疗，注意保暖及防止吸入性肺炎；口服大量者可在 30 min 内催吐或洗胃。

（2）药物治疗：①促乙醇代谢药物：美他多辛是乙醛脱氢酶激活剂，能拮抗急慢性乙醇中毒引起的乙醇脱氢酶活性下降，加速乙醇及其代谢产物乙醛和酮体经尿排泄。②促醒药物：纳洛酮能解除酒精中毒的中枢抑制，缩短昏迷时间。可用 2 mg 加入 500 mL 5% 葡萄糖或 0.9% 氯化钠注射液内，以 0.4 mg/h 速度静脉滴注或微量泵注入，直至神志清醒。③胃黏膜保护剂：H_2 受体拮抗剂或质子泵抑制剂可常规应用于重度中毒特别是消化道症状明显的患者。

（3）血液净化疗法：血液透析可以直接将乙醇和乙醇代谢产物迅速从血中清除，需要时建议将血液透析作为首选，持续床旁血滤也是可行的选择。

（4）对症支持治疗：维持水、电解质、酸碱平衡，纠正低血糖；脑水肿者给予脱水剂，可以应用中药醒脑静脉注射液。

患者可能因误吸等合并呼吸道感染，应用抗菌药物时应注意其可诱发双硫仑反应，其中以 β 内酰胺类中的头孢菌素多见，其他尚有甲硝唑、呋喃唑酮等。

4．解救药物

纳洛酮为阿片受体拮抗剂，可用于乙醇中毒和其他多种中毒的解救。

（1）药理作用：近年来的研究发现中枢神经系统存在 3 种类型的阿片受体，其中活性最强的内源性物质是 β- 内啡肽。β- 内啡肽在痛觉的感知、镇痛、垂体分泌、心血管活动和呼吸调节方面起一定作用。β- 内啡肽抑制前列腺素和儿茶酚胺的心血管效应，构成了休克病理生理的重要环节。麻醉镇痛药过量、急性乙醇中毒、脑梗死、休克、婴儿窒息综合征等应激情况，亦伴有 β- 内啡肽释放增加。纳洛酮对 β- 内啡肽受体有拮抗作用，因此有相应的治疗作用。

（2）体内过程：血浆 $T_{1/2}$ 成人为 60～90 min，新生儿为 3 h，本品通过血脑屏障的速度是吗啡的 12 倍，脑内浓度比血浆浓度高 4.6 倍，作用持续时间为 45～90 min。本品在肝脏代谢，与葡萄糖醛酸结合，代谢物由尿排出。本品口服效果不佳，因口服后会经肝脏迅速代谢而失效。

（3）临床应用：对麻醉镇痛药过量中毒引起的呼吸抑制有明显的拮抗作用，对苯二氮䓬类、氯氮平等的中毒解救也有效。有催醒作用。常用剂量为 0.4～0.8 mg，静脉、肌内、皮下注射均可。

（4）用药监护：本品安全性较高。给药剂量应根据患者反应确定，大于必需剂量时可明显逆转痛觉缺失、升高血压，引起恶心、呕吐、出汗等。

第六节　药物中毒

成人最常见的药物中毒包括镇痛药、镇静剂、抗精神病药及抗抑郁药中毒，对乙酰氨基酚和抗组胺药中毒也有较多报道。和其他物质中毒的处理类似，应通过详细询问病史，了解患者可能摄入的药物、急性摄入还是慢性摄入、一种药物还是多种药物。初始处理应着重于急性期复苏，稳定生命体征，同时迅速采取措施，阻止毒物吸收，使用解毒剂，促进毒物清除。本节介绍几种药物中毒的解救。

一、三环类抗抑郁药中毒

从 20 世纪 50 年代后期至 80 年代后期，三环类抗抑郁药广泛用于治疗抑郁和其他精神障碍。目前国内品种有阿米替林、氯米帕明和多塞平。尽管 SSRIs 和其他药物已经取代三环类抗抑郁药而作为治疗抑郁的一线药物，但三环类抗抑郁药仍用于治疗抑郁及其他适应证。因此，可危及生命的三环类抗抑郁药中毒仍然是重要的临床问题。

1. 毒性作用

三环类抗抑郁药过量后，通过阻滞心脏快钠通道，拮抗中枢和外周 M 胆碱受体、外周 α_1 肾上腺素能受体、组胺 H_1 受体、中枢神经系统的 γ - 氨基丁酸（gamma-aminobutyric acid，GABA）受体，引起严重的临床后果。

2. 临床表现

（1）中枢神经系统表现：失眠、眩晕、头痛、震颤、感觉异常、肌肉痉挛、精神错乱、癫痫发作及攻击性行为等。

（2）外周抗胆碱能综合征：体温升高、皮肤干而红、瞳孔散大、呼吸抑制、尿潴留。

（3）心脏毒性：血压先升高后降低、心肌损害、心律失常、突然虚脱甚至心搏停止。心律失常以室上性为多，由于本类药物有奎尼丁样作用，有时可发生室性早搏、室性心动过速甚至室性颤动，并伴有传导阻滞。多数患者死于心动过速和传导阻滞。

3. 治疗

（1）初始复苏：三环类抗抑郁药过量患者初始处理的重点在于评估和保护患者的气道、呼吸和循环。危重患者需要气管插管以保护气道并进行通气。对于低血压患者，要避免使用可能加重低血压的药物。应根据需要辅助供氧。

（2）碳酸氢钠治疗心脏毒性：对于三环类抗抑郁药中毒引起的低血压或心律失常，碳酸氢钠是标准初始治疗药物。QRS 间期增宽至大于 100 ms 或出现室性心律失常的患者需要使用碳酸氢钠治疗。碳酸氢钠治疗期间应频繁检测动脉血液 pH，pH 目标值为 7.50～7.55。长时间输注碳酸氢盐可能导致容量超负荷、低血钾症、高钠血症和代谢性碱中毒，必须密切关注临床和实验室参数以避免这些并发症。

（3）抗癫痫发作治疗：苯二氮䓬类仍是三环类抗抑郁药诱发癫痫的首选治疗药物。成人初始治疗可选择地西泮 5 mg 静脉给药或劳拉西泮 2 mg 静脉给药。

（4）减少药物吸收：如果患者在摄入药物 2 h 内就诊，且意识清楚，可按 1 g/kg 的剂量口服或胃管给予活性炭治疗（最大剂量 50 g）。治疗前应确认患者不存在机械性肠梗阻、肠麻痹或肠穿孔。

由于三环类抗抑郁药的分布容积较大，旨在增强药物清除的干预措施不太可能有效，因此不推荐血液净化治疗。尽管某些三环类抗抑郁药中毒患者具有明显的抗胆碱能毒性，但一般不需用新斯的明等胆碱酯酶抑制剂对抗。

二、苯二氮䓬类药物中毒

此类药物主要有地西泮、氯硝西泮、咪达唑仑等。临床常用于治疗烦躁、失眠、焦虑等，兼有抗惊厥和松弛肌肉的作用。

如果没有同时摄入其他物质，则口服苯二氮䓬类药物过量一般不会引起显著毒性。单纯性苯二氮䓬类药物过量患者的典型表现包括中枢神经系统抑制，但生命体征正常。值得注意的是，大多数故意摄入苯二氮䓬类药物的病例都会同时摄入其他物质，其中酒精最常见。

1. 临床表现

轻度中毒反应为嗜睡、眩晕、语无伦次、定向力障碍、运动失调；重症中毒时则出现昏迷、呼吸抑制、心动过缓、血压降低、四肢肌肉软瘫。可因心衰、周围循环衰竭或呼吸中枢麻痹而危及生命。

2. 治疗

（1）早期复苏：治疗苯二氮䓬类药物过量的第一步是快速评估患者的气道、呼吸和循环。需要气管插管时应立即实施。应给氧、建立静脉通路并连续监测心脏。需立即监测血糖。对苯二氮䓬类药物严重过量患者，需注意通气不足风险。

（2）清除胃肠道毒物：服药剂量小、意识清醒且合作的患者，先喝下 300～500 mL 清水或温水，然后用压舌板或手指刺激咽喉催吐，可反复几次。需要注意的是，严重中毒者严禁催吐。对于不合作或无法合作的患者，可通过胃管反复冲洗，直至液体清亮为止。可使用硫酸钠或甘露醇导泻。

（3）特效解毒剂：氟马西尼是苯二氮䓬类药物受体的非特异性竞争性拮抗剂，可用于逆转苯二氮䓬类药物过量导致的镇静状态。但对于长期使用或滥用苯二氮䓬类药物而出现药物耐受的患者，使用氟马西尼可诱发戒断性癫痫发作。氟马西尼的作用时间较短（0.7～1.3 h），而长效苯二氮䓬类药物或大剂量苯二氮䓬类药物的作用时间可能更长，因此可能需要反复用药（最大总剂量为 1 mg），直至获得满意的效果。

（4）摄入量过大、病情危重者，可采用血液透析治疗。

三、H_1 受体阻断药中毒

H_1 受体阻断药包括第一代 H_1 受体阻断药和第二代 H_1 受体阻断药，引起中毒的主要为第一代 H_1 受体阻断药，包括苯海拉明、异丙嗪、氯苯那敏、阿司咪唑等。

1. 毒性作用

第一代 H_1 受体阻断药具有中枢抑制作用，可使患者产生镇静、嗜睡症状。多数品种尚有中枢抗胆碱作用、局部麻醉作用和烟碱样作用。

2．临床表现

急性中毒反应主要表现在中枢神经系统及抗胆碱毒性症状。

（1）中枢神经系统：中枢抑制是成人的主要表现，轻者头晕困倦、视力模糊、耳鸣，重者定向力障碍、共济失调、深睡、昏迷。少数发生惊厥、中毒性精神病和锥体外系症状。儿童则以中枢刺激症状为突出表现，可出现兴奋、激动、震颤、幻觉、谵妄、反射增强和惊厥等。惊厥可于摄药后 30 min 迅速出现。由于惊厥剂量与致死剂量接近，故发生惊厥者预后不良。

（2）抗胆碱毒性：口干、面色潮红、瞳孔扩大、心动过速和尿潴留等。过高热多见于小儿，体温可高达 40 ℃以上。

（3）心血管系统：血压波动、心动过速；可发生室性及室上性快速心律失常、房室和室内传导阻滞、肺水肿。

（4）消化道系统：厌食、上腹痛、恶心、呕吐、腹泻、便秘、口干。

3．治疗

（1）监护并稳定生命体征：对惊厥和呼吸抑制者应及时气管插管，人工通气供氧。低血压者首先静脉输液，扩充血容量。必要加用升压药如多巴胺、去甲肾上腺素等。

（2）控制惊厥发作：地西泮 10 mg 缓慢静脉注射，30 d 至 5 岁的儿童每次不超过 5 mg，5 岁以上每次不超过 10 mg；苯巴比妥钠 6～8 mg/kg 体重，肌内注射。应用此类药物时应警惕惊厥后呼吸抑制的发生。

（3）控制心律失常：室上性快速心律失常者，如血液流动学稳定，可密切观察，不做处理。必要时选用普萘洛尔，成人 1 mg/ 次，缓慢静脉注射，总量不超过 5 mg；儿童 0.01～0.1 mg/ 次，总量不超过 1 mg。亦可用同步直流电转复。室性心律失常首选利多卡因。不宜选用奎尼丁、普鲁卡因酰胺。

（4）对症、支持治疗：保持环境安静，避免声、光刺激而诱发惊厥；维持水、电解质、酸碱平衡；高热者用冰帽、冰毯降温，不宜用水杨酸类药物降温。

（5）胆碱酯酶抑制剂新斯的明不良反应较大，一般不主张使用。

（6）禁用中枢兴奋药物。

四、对乙酰氨基酚中毒

对乙酰氨基酚是应用较广泛的解热镇痛药，其常规治疗剂量具有较好的安全性，但过量会导致致命性和非致命性肝损伤。由于对乙酰氨基酚处方量大，因此在世界范围内对乙酰氨基酚中毒是药物相关性中毒和死亡的常见原因之一。单次急性摄入或反复摄入超治疗量，都可能引起对乙酰氨基酚中毒。

1．毒性作用

对乙酰氨基酚在肝微粒体中代谢。使用治疗剂量时，90% 的对乙酰氨基酚在肝脏代谢为硫酸盐和葡萄糖醛酸结合物，之后随尿液排泄；大约 2% 的药物以原型随尿液排泄；其余对乙酰氨基酚经肝细胞色素 P450（CYP2E1、CYP1A2 和 CYP3A4）酶的氧化作用，代谢为有毒的高活性亲电子中间体 N- 乙酰基 – 对苯醌亚胺（N-acetyl-p-benzoquinoneimine，NAPQI）。少量 NAPQI 迅速与肝脏的谷胱甘肽结合，形成无毒的半胱氨酸和硫醇化合物，之后随尿液排泄。然而，摄入中毒剂量的对乙酰氨基酚时，其硫酸化和葡萄糖醛酸化途径逐渐饱和，更多的对乙酰氨基酚通过细胞色素 P450 酶途径代谢为 NAPQI。肝脏的谷胱甘肽储备量被消耗 70% ~ 80% 时，NAPQI 开始与细胞蛋白反应，随即发生损伤。

2. 临床表现

第 1 期：0.5 ~ 24 h，可很快出现恶心、呕吐、腹痛、腹泻、厌食、多汗等症状。

第 2 期：24 ~ 72 h，上述症状可减轻，出现肝脏损害症状、肝区疼痛、转氨酶升高、凝血酶原时间延长等，经治疗后可稳定或好转。

第 3 期：72 ~ 96 h，出现明显的肝脏损伤症状体征，以肝细胞坏死表现为特点，患者肝酶水平显著升高、高血氨、有出血倾向。死亡最常发生于该期。

第 4 期：5 ~ 14 d，病情好转或痊愈。重症患者的恢复更慢，症状和实验室检查值可能持续几周才恢复正常。

3. 治疗

对乙酰氨基酚中毒解救的关键在于早期确定服用剂量和测定血清浓度，晚期进行肝损伤相关的实验室检查。

（1）减少吸收：在确定或怀疑摄入对乙酰氨基酚后 4 h 内就诊的患者，均应口服药用炭 1 g/kg（最大剂量 50 g）进行治疗，除非患者存在禁忌证。对于单次摄入量 ≥ 7.5 g 后立即就诊的成人患者效果明显。催吐和洗胃能减少对乙酰氨基酚的吸收，但不如药用炭有效，因此不作为常规推荐。

（2）使用解毒剂：乙酰半胱氨酸是公认的对乙酰氨基酚中毒的解毒剂，其通过恢复肝脏的谷胱甘肽储备量来阻止对乙酰氨基酚诱导的肝脏损伤。用于所有肝毒性风险显著升高的患者，包括：单次摄入量可能超过 150 mg/kg（或总剂量 > 7.5 g）；血清对乙酰氨基酚浓度 > 10 μg/mL（66 μmol/L）；有对乙酰氨基酚摄入史且存在肝损伤证据。如果在对乙酰氨基酚用药过量后 8 h 内应用乙酰半胱氨酸，则严重肝毒性不常见，死亡也极罕见。对于大多数患者，口服或静脉途径给药都是可以接受的。存在呕吐、有口服给药的禁忌证（胰腺炎、肠蠕动消失或肠梗阻、肠损伤）、肝衰竭、拒绝口服用药的患者，倾向于选择静脉给药途径。

（3）血液透析：对乙酰氨基酚可通过血液透析清除，但如果乙酰半胱氨酸可用，由于其安全性和有效性较好，则一般不需进行血液透析，除非患者为严重对乙酰氨基酚中毒合并急性肾衰竭。

处方分析和用药咨询

病例：患者，女，21 岁，因和家人争吵，10 min 前服用半瓶晕车药。家人来电咨询如何处理。

药师解答

（1）首先简要询问病史。经了解患者服用苯海拉明 25 mg 片剂约 40 片，目前无明显不适，无其他合并用药或物质，无烟酒、物质滥用史，平素健康，无其他疾病史。

（2）建议立即用手指或牙刷刺激患者咽腔，使其呕吐出胃内容物。之后饮用温水 500 mL，再次催吐，可反复多次，直到呕吐物清亮为止。嘱患者呕吐时头部放低，以防呕吐物进入气管。

（3）如催吐不成功，应尽快来医院就诊。

自测题

单项选择题

1. 中毒急救的核心是（　　　）。

A. 清除未吸收的毒物，阻止毒物吸收

B. 对患者的呼吸、中枢神经系统和心血管状态的评价和支持

C. 使用特异性解毒剂

D. 使用肾上腺皮质激素

2. 洗胃时应注意（　　　）。

A. 挥发性烃类化合物口服中毒适宜洗胃

B. 洗胃过程中如发生惊厥，应一边洗胃一边进行对症治疗

C. 每次灌入的洗胃液越多越容易将胃内毒物清洗干净

D. 强腐蚀性中毒患者洗胃有可能造成食道及胃穿孔

3. 下列药物中不用于金属中毒解救的是（　　　）。

A. 亚甲蓝　　　　　　　　　　　B. 二巯基丁二钠

C. 依地酸钙钠　　　　　　　　　D. 硫代硫酸钠

4. 可治疗氰化物中毒的药物不包括（　　　）。

A. 亚硝酸钠　　　　　　　　　　B. 硫代硫酸钠

C. 普鲁士蓝　　　　　　　　　　D. 亚甲蓝

5. 有机磷农药中毒症状不包括（　　　）。

A. 毒蕈碱样症状　　　　　　　　B. 烟碱样症状

C. 中枢神经系统症状　　　　　　D. 阿托品样症状

6. 有机磷农药中毒应用阿托品解救时不正确的表述是（　　　）。

A. 阿托品仅对毒蕈碱样症状有效

B. 阿托品应用原则是达到阿托品化后改为维持量

C. 对伴有体温升高的中毒患者，应物理降温并慎用阿托品

D. 一旦发生阿托品中毒，立即停药，并用毒扁豆碱解毒

7. 在应用碘解磷定时需注意（　　　）。

A. 对毒蕈碱样症状和防止呼吸中枢抑制的作用较好

B. 对乐果中毒的解毒疗效好

C. 用量过大、注射过快或未经稀释直接注射均可引起中毒

D. 对有机磷农药急性中毒、慢性中毒均有效

8. 下列关于甲醇中毒解救的说法，错误的是（　　　　）。

A. 可口服 50% 乙醇或白酒作为解毒剂

B. 血液透析或血液滤过不能有效清除甲醇

C. 可用 5% 碳酸氢钠溶液静脉滴注纠正碱中毒

D. 可用地塞米松或氢化可的松减轻脑水肿

9. 对于三环类抗抑郁药中毒引起的心律失常，标准的初始治疗是（　　　　）。

A. 阿托品　　　　　　　　　　　　B. 碳酸氢钠

C. 胺碘酮　　　　　　　　　　　　D. 普罗帕酮

10. 苯二氮䓬类药物中毒的特异性治疗药物为（　　　　）。

A. 氟马西尼　　　　　　　　　　　B. 去甲肾上腺素

C. 纳洛酮　　　　　　　　　　　　D. 醒脑静

11. 下列关于氟马西尼的说法，错误的是（　　　　）。

A. 是苯二氮䓬类药物过量的特效解毒剂

B. 作用时间较短，用于长效苯二氮䓬类药物中毒需反复用药

C. 对于长期使用或滥用苯二氮䓬类药物而出现药物耐受的患者可安全使用

D. 可逆转苯二氮䓬类药物过量导致的镇静状态

12. 下列关于乙酰半胱氨酸用于对乙酰氨基酚中毒解救的说法，正确的是（　　　　）。

A. 通过恢复肝脏的谷胱甘肽储备量来阻止对乙酰氨基酚诱导的肝脏损伤

B. 用于无法进行血液透析的患者

C. 患者使用的对乙酰氨基酚剂量大于 4 g 即应使用

D. 在对乙酰氨基酚用药过量 4 h 后应用效果不佳

自测题答案：

1. B　2. D　3. A　4. C　5. D　6. D　7. C　8. B　9. B　10. A　11. C　12. A

参考文献

[1] 葛均波, 徐永健. 内科学. 8版. 北京: 人民卫生出版社, 2015.

[2] 朱依谆, 殷明. 药理学. 8版. 北京: 人民卫生出版社, 2016.

[3] 丁选胜. 药学服务概论. 北京: 人民卫生出版社, 2016.

[4] 康德英, 许能锋. 循证医学. 3版. 北京: 人民卫生出版社, 2015.

[5] 王育琴, 李玉珍, 甄建存. 医院药师基本技能与实践. 北京: 人民卫生出版社, 2013.

[6] 布鲁顿. 古德曼·吉尔曼治疗学的药理学基础. 金有豫, 李大魁, 译. 北京: 人民卫生出版社, 2015.

[7] 陈新谦, 金有豫, 汤光. 陈新谦新编药物学. 18版. 北京: 人民卫生出版社, 2018.

[8] 中国高血压防治指南修订委员会, 高血压联盟 (中国), 中华医学会心血管病学分会, 等. 中国高血压防治指南 (2018年修订版). 中国心血管杂志, 2019 (1): 24-56.

[9] 中国成人血脂异常防治指南修订联合委员会. 中国成人血脂异常防治指南 (2016年修订版). 中华心血管病杂志, 2016 (10): 833-853.

[10] 中华医学会心血管病学分会介入心脏病学组, 中华医学会心血管病学分会动脉粥样硬化与冠心病学组, 中国医师协会心血管内科医师分会血栓防治专业委员会. 稳定性冠心病诊断与治疗指南. 中华心血管病杂志, 2018, 46 (9): 680-694.

[11] 中华医学会心血管病学分会心力衰竭学组, 中国医师协会心力衰竭专业委员会, 中华心血管病杂志编辑委员会. 中国心力衰竭诊断和治疗指南 2018. 中华心力衰竭和心肌病杂志 (中英文), 2018 (4): 196-225.

[12] 中国医师协会呼吸医师分会, 中国医师协会急诊医师分会. 普通感冒规范诊治的专家共识. 中华内科杂志, 2012 (4): 330-333.

[13]《抗菌药物临床应用指导原则》修订工作组. 抗菌药物临床应用指导原则: 2015年版. 北京: 人民卫生出版社, 2015.

[14] 中华医学会呼吸病学分会哮喘学组. 支气管哮喘防治指南 (2016年版). 中华结核和呼吸杂志, 2016 (9): 675-697.

[15] 中华医学会, 中华医学会杂志社, 中华医学会全科医学分会. 慢性阻塞性肺疾病基层诊疗指南 (2018年). 中华全科医师杂志, 2018 (11): 856-870.

[16] 中华医学会神经病学分会, 中华医学会神经病学分会脑血管病学组, 王拥军, 等. 中国缺血性脑卒中和短暂性脑缺血发作二级预防指南 2014. 中华神经科杂志, 2015 (4): 258-273.

[17] 丁晶, 汪昕. 癫痫诊疗指南解读. 临床内科杂志, 2016 (2): 142-144.

[18] 中华医学会神经病学分会脑电图与癫痫学组. 抗癫痫药物应用专家共识. 中华神经科杂志, 2011 (1): 56-65.

［19］中华医学会神经病学分会帕金森病及运动障碍学组．中国帕金森病治疗指南（第三版）．中华神经科杂志，2014（6）：428-433．

［20］中国痴呆与认知障碍写作组，中国医师协会神经内科医师分会认知障碍疾病专业委员会，首都医科大学宣武医院神经疾病高创中心神经内科．2018 中国痴呆与认知障碍诊治指南（二）：阿尔茨海默病诊治指南．中华医学杂志，2018（13）：971-977．

［21］中华医学会神经病学分会，中华医学会神经病学分会睡眠障碍学组．中国成人失眠诊断与治疗指南（2017 版）．中华神经科杂志，2018（5）：324-335．

［22］胡昌清，朱雪泉，丰雷，等．中国抑郁障碍防治指南（第二版）解读：药物治疗原则．中华精神科杂志，2017（3）：172-174．

［23］张明园．精神分裂症需要长期治疗．中华精神科杂志，2018（1）：65-66．

［24］中华医学会消化病学分会幽门螺杆菌和消化性溃疡学组，全国幽门螺杆菌研究协作组．第五次全国幽门螺杆菌感染处理共识报告．中华消化杂志，2017（6）：364-378．

［25］中华医学会消化病学分会炎症性肠病学组，钱家鸣，吴开春．炎症性肠病诊断与治疗的共识意见（2018 年，北京）．中华消化杂志，2018（5）：292-311．

［26］中华医学会消化病学分会．2014 年中国胃食管反流病专家共识意见．中华消化杂志，2014（10）：649-661．

［27］中华医学会糖尿病学分会．中国 2 型糖尿病防治指南（2017 年版）．中华糖尿病杂志，2018（1）：4-67．

［28］关海霞．2016 版美国甲状腺协会《甲状腺功能亢进症和其他原因所致甲状腺毒症诊治指南》解读：诊断和内科治疗．中华核医学与分子影像杂志，2018（5）：311-315．

［29］中国临床肿瘤学会肿瘤相关性贫血专家委员会．肿瘤相关性贫血临床实践指南（2015—2016 版）．中国实用内科杂志，2016（S1）：1-21．

［30］徐建国．疼痛药物治疗学．北京：人民卫生出版社，2007．

［31］中华医学会麻醉学分会．成人手术后疼痛处理专家共识．临床麻醉学杂志，2017，33（9）：911-917．

［32］卫生部．糖皮质激素类药物临床应用指导原则．实用防盲技术，2012（1）：38-45，19．

［33］吴阶平．吴阶平泌尿外科学．济南：山东科学技术出版社，2004．

［34］中华医学会．临床诊疗指南肾脏病学分册．北京：人民卫生出版社，2011．

［35］中国成人肾病综合征免疫抑制治疗专家组．中国成人肾病综合征免疫抑制治疗专家共识．中华肾脏病杂志，2014（6）：467-474．

［36］KDIGO．KDIGO clinical practice guideline for glomerulonephritis．Kidney International，2012，2：139-274．

［37］尿路感染诊断与治疗中国专家共识编写组．尿路感染诊断与治疗中国专家共识（2015 版）：复杂性尿路感染．中华泌尿外科杂志，2015（4）：241-244．

［38］安徽省良性前列腺增生分级诊疗指南（2016 版）．安徽医学，2018，39（3）：231-250．